FUNDUS 149

Fundus-Bücher, herausgegeben von
Gerti Fietzek und Michael Glasmeier

»Neger im Louvre«

Texte zu Kunstethnographie
und moderner Kunst

Herausgegeben von Margrit Prussat
und Wolfgang Till

Verlag der Kunst

Die Deutsche Bibliothek – CIP-Einheitsaufnahme

»Neger im Louvre«:
Texte zu Kunstethnographie und moderner Kunst /
hrsg. von Margrit Prussat und Wolfgang Till. –
Amsterdam; Dresden: Verl. der Kunst, 2001
(Fundus-Bücher; 149)

ISBN 90-5705-067-6

Gestaltung: Sonja Hennersdorf
Lektorat: Kirsten Thietz
Reproduktion und Satz: psb, Berlin
Gesetzt aus Janson text
Titelabbildung: Isé, Tête en terre cuite. Paris, musèe national des Arts d'afrique et d'Ocèanis (provenance: collection Barbier-Mueller, Genève)
»Neger im Louvre« – André Malraux in einer Rede, 1976
in: Le Monde, 23.06.2000
Druck und Bindung: Salzland Druck GmbH, Staßfurt

Inhalt

Vorwort

Das Erkennen, die Deutung und die sich daran anschließende allmähliche Wertschätzung von Zeugnissen außereuropäischer Kulturen ist ein überaus spannendes Kapitel der Kunst- und Geistesgeschichte des 20. Jahrhunderts. Wenn demnächst auf Veranlassung des französischen Staatspräsidenten Chirac Dogon-Masken und polynesische Bastarbeiten für immer in den Louvre einziehen, mag das zunächst nur ein Politikum sein. Der für diese Abteilungen vorgesehene Name »Erste Kunst« verrät etwas von dem Bemühen um sprachliche Korrektheit, während frühere Bezeichnungen wie »primitive Kunst«, »Kunst der Naturvölker«, »Negerkunst« oder – neuerdings – auch »Stammeskunst« ins Wörterbuch des Unmenschen verwiesen wurden. Doch zuallererst ist es sichtbares Resultat einer etwa hundert Jahre währenden Diskussion, die Kunstbemühungen aller Menschen als gleichrangig anzusehen.

Was als Gegenstand der »Kunst« erkennbar sein soll, wurde – und wird nach wie vor – in starkem Maße durch seine Präsentation definiert. Der Institution Museum steht hier von Beginn an als Ausdrucksmittel der Sockel, die Vitrine, die besondere Hängung und Ausleuchtung zur Verfügung. Das ethnographische Museum, das kann hier nur stark vereinfacht skizziert werden, hat wenig zur Erweiterung des Kunstbegriffs beigetragen. Es war befangen in Traditionen, die mit prämuseologischen Begriffen wie Wunderkammer oder Naturalienkabinett umschrieben werden können, oder wandte sich in den 60er und 70er Jahren dieses Jahrhunderts vor allem der Darstellung sozio-ökologischer Zusammenhänge zu. Häuser wie das Münchener Staatliche Museum für Völkerkunde galten unter Studierenden dieser Generation wegen ihrer erkennbar »erhabenen« Präsentation ethnographischer Artefakte als schlechte Adressen. Das hat sich auf ganz rasante Weise geändert, und heute zeigen alle »Fine-Arts«-Häuser dieser Welt gerne »Afrikanische Sitze«, »Kunst aus Tansania« und dergleichen. Das ist allemal überfällig, läßt aber manche herkömmliche völkerkundliche Institution »alt« aussehen. Die Vision André Malraux' vom »Imaginären Museum« ist also inzwischen fast Wirklichkeit geworden. »Botschafter der Fremde« waren Ethnographika einst, heutigen Betrachtern ist ein Bild von Ludwig Richter ferner als eine Zeremonialmaske aus dem Kamerun. Im Brennpunkt des Streites der Institutionen um Zuständigkeit steht heute die Frage nach Kunst und deren Kontext.

Die Beschäftigung mit Kunst aus anderen Teilen der Welt wird auf besondere Weise von ethischen Dimensionen berührt. Ein Problem sei hier angesprochen, und zwar das der »Restitution«, der Rückgabe aller irgendwie erworbenen Kunstschätze an ihren Ursprungsort. Insbesondere der International Council of Museums, eine fast nach Art der UNO zusammengesetzte internationale Gemeinde von Museumsleuten, verfolgt diese Idee mit Andacht und Ausdauer. Hier zählen Politik und politische Korrektheit mehr als konservatorische Bedenken oder die Vision von einer allerorten gleichermaßen verstandenen Sprache der Weltkunst. In der guten alten europäischen Tradition des Sammelns und Bewahrens ist man bemüht, den ehemals Kolonisierten mittels einer Holzstatuette kulturelle Identität zurückzugeben – und übersieht dabei, daß längst der internationale Kunstmarkt zum Maß jener Dinge geworden ist.

Raub in Zaire
Unersetzliche Kunst gestohlen
Der Bürgerkrieg in Zaire könnte Spuren auch auf dem Kunstmarkt hinterlassen. Unmittelbar vor dem Einmarsch der Kabila-Truppen wurden in Kinshasa die Bestände der Zairischen Nationalmuseen geplündert. [...] Der Verdacht, korrupte Funktionäre könnten die Kunstdiebe angestiftet haben, liegt nahe, da beim Raub der Kunstwerke große Sachkenntnis im Spiel war. In Zaire jedoch wird ein anderer Hinweis favorisiert: Eine Gruppe amerikanischer Kunstkenner, heißt es dort, habe sich unlängst in verdächtiger Weise gerade für diese Werke interessiert. Das Nationalmuseum in Kinshasa wurde erst 1970 gegründet, die Bevölkerung kannte bis dahin nur Kolonialmuseen. Belgien half bei der Ausbildung von Fachpersonal, außerdem trennte es sich von 143 hochrangigen Werken des Museums in Tervuren bei Brüssel, die 1977 an die einstige Kolonie zurückgegeben wurden. [...] Jetzt ist eines der kostbarsten Stücke, die damals Belgien verlassen hatten, gestohlen worden, eine Kuba-Königsstatue, von deren Typus weltweit nur zwölf Exemplare bekannt sind, davon nur noch dieses eine im Ur-

> sprungsland. [...] Es muß damit gerechnet werden, daß die Beute irgendwann in Europa oder Amerika auftaucht, möglicherweise im Kunsthandel, vielleicht aber auch nur auf dem grauen oder schwarzen Markt. Denn wegen ihrer Bekanntheit sind die häufig abgebildeten Meisterwerke aus Kinshasa im Prinzip schwer verkäuflich. Im illegalen Handel hingegen können Herkunftsnachweise aus bedeutenden Museen oder Sammlungen sogar wertsteigernd sein. [...]
> (*FAZ*, 12.07.1997)

Kunst als Abenteuer, Sammeln aus Leidenschaft, der Europäer beobachtet die Fremde heute auf eine Weise, wie sie Schriftsteller wie Hubert Fichte oder Bruce Chatwin in ihren Büchern propagiert haben. Der Schlüsselbegriff, vor allem auf dem Gebiet der Ethnokunst, heißt Authentizität. »Authenticity [...] is produced by removing objects and customs from their current historical situation – a present-becoming-future.« (James Clifford, 1988) Europäische Sammlerfreuden und Kuratorensorgen hat auf sehr erfinderische Art der aus Kinshasa stammende Künstler Chéri Samba beschrieben:

> Nachdem ich gebeten worden war, den Ausstellungsraum des Völkerkundemuseums der Universität Zürich zu besuchen, war ich völlig überrascht von der großen Zahl der dort befindlichen antiken Gegenstände: Masken, Textilien, Statuen ... Alles von sehr hoher Qualität. Beim Anblick einiger der Objekte lief es mir kalt über den Rücken. Mir wurde bewußt, daß diese Exponate immer noch ihre übernatürlichen Kräfte besaßen, und

daß sie echt waren. Denn weil es früher noch gar keinen Markt für so was gab, wurde auch noch nicht gefälscht. Erstaunt war ich, als ich hörte, daß der Mann, der dies alles so beeindruckend gesammelt hat, Afrika – woher die Werke seiner Kollektion kamen – gar nicht kannte und nie den dazugehörigen Künstlern begegnet ist. Der heute Verantwortliche betreibt eine Politik der Wiedergutmachung, indem er von Fall zu Fall Afrikanern die Besichtigung ermöglicht und auf diese Weise die Qualitäten der früheren Künstler wiedererstehen läßt.
(Chéri Samba, Ausstellungskatalog, Musée national des Arts d'Afrique et d'Océanie, Paris 1997)

Großangelegte Ausstellungsprojekte haben in den letzten Jahren die Diskussion zu dem Thema, um das die hier versammelten Texte kreisen, vorangetrieben; allen voran die Schau *Primitivism in 20th Century Art*, die 1984 im New Yorker Museum of Modern Art stattfand. Hier wurden Meisterwerke der Moderne und Beispiele von »Stammeskunst« in einem unmittelbaren Nebeneinander gezeigt. Zum Teil waren Begegnungen dokumentiert, die tatsächlich stattgefunden haben, etwa bei Picasso, Derain, Kirchner oder Nolde, oft ging es jedoch in den Gegenüberstellungen darum, Konvergenzen von »primitiven« Gegenständen und Bildlösungen der europäischen Avantgarde darzustellen, die lediglich beweisen, daß man auf verschiedenen Wegen zum gleichen Ergebnis kommen kann. »Magiciens de la Terre«, eine Ausstellung des Pariser Centre Pompidou, setzte 1989 zum ersten Mal auf vollkommen gleichberechtigte Präsentation von Künstlerpersönlichkeiten, welcher Herkunft auch immer.

Der Blick auf die Geschichte der Ethnologie lehrt, daß eine Ideologie des Verstehens das Verstehen behindern kann. Manche der hier vorgelegten Texte beweisen das. Aber bedürfen Interpretationen außereuropäischer Kunst einer besonderen Zugangsberechtigung? Einer Initiation? Wen soll man fragen? In einem allerdings sind Texte über »andere«, über das »Fremde« stets verläßlich: in den (ungewollten) Aussagen über die eigene Kultur, über uns selbst. Das wäre der Ansatzpunkt für eine historische Analyse der europäischen Theorien über »primitive Kunst«, wie sie Jean Laude in seinem 1985 erschienenen Essay gefordert hat. Eine solche Darstellung fehlt nach wie vor.

München 1999 Margrit Prussat, Wolfgang Till

Felix von Luschan

Altertümer von Benin

Vor etwa Jahresfrist haben die Engländer die Hauptstadt von Benin durch Sturm erobert, nachdem die Stadt eine Reihe von Generationen hindurch für Europäer so gut wie unzugänglich gewesen war. Ähnlich wie im Aschanti-Kriege und im Abessinischen Feldzuge fiel auch hier wieder den Siegern reiche Beute in die Hände und auch diesmal wieder eine durchaus eigenartige und völlig unerwartete. Das wichtigste darunter ist einerseits eine große Menge von zierlich mit breiten Flechtbändern umfangenen oder ganz mit figuralem Bildwerk bedeckten Elefanten-Zähnen, teilweise von enormen Dimensionen, mannsgroß und darüber, andererseits eine Anzahl von in Bronze gegossenen, höchst eigenartigen Kunstwerken. Daneben sind allerhand Waffen und Geräte, Zepter, Glocken und sonst noch verschiedene bemerkenswerte Stücke gefunden und nach Europa verschifft worden. Von allen diesen Dingen ist natürlich ein großer Teil in das Britische Museum gelangt, ein anderer Teil nach Hamburg, ein dritter nach Berlin – wie das ja durch die politische, kommerzielle und wissenschaftliche Bedeutung dieser drei Hauptstädte von vornherein gegeben war.

Eine ausführliche Monographie der sämtlichen nach Berlin gelangten Altertümer ist in Aussicht genommen und befindet sich in Vorbereitung; einstweilen möchte ich hier nur einige vorläufige Mitteilungen über diese Erwerbung machen, die eine der bedeutendsten seit der Gründung unseres Museums ist und dauernd zu seinem Ruhme beitragen, aber auch für lange Jahre hinaus der Gegenstand gelehrter Studien sein wird. Schon ist fast ein Jahr vergangen, seit die ersten Nachrichten von diesen Funden nach Europa gelangt sind, und doch ist es heute noch nicht möglich, etwas Abschließendes über ihre Bedeutung zu sagen.

Zunächst hatten viele Menschen, ja sogar viele Fachleute den Eindruck, daß es sich um Dinge handle, die völlig ohne jede Analogie seien; andere wieder sprachen von phönizischem und assyrischem Einfluß, ja einzelne erklärten die Dinge direkt für altassyrisch oder altphönizisch und gaben ihnen ein Alter von mehreren Jahrtausenden. Bei näherer Betrachtung zeigt sich aber, daß es doch nicht nötig war, zur Erklärung dieser Kunstwerke so weit zurückzugehen, und besonders die assyrischen oder phönizischen Beziehungen erweisen sich als völlig haltlos. Auf die ersteren scheint man hauptsächlich deshalb verfallen zu sein, weil die Mehrzahl der geschnitzten Zähne an der Spitze den Kopf eines bärtigen Mannes zeigt, der eine freilich nur höchst oberflächliche und rein zufällige Ähnlichkeit mit assyrischen Köpfen aufweist.

Will man der Frage nach dem wirklichen Ursprunge

dieser Köpfe ernsthaft näher treten, so muß das von verschiedenen Gesichtspunkten aus geschehen; auch ist es zweckmäßig, hierbei die Elfenbein-Skulpturen, die verschiedenen kleineren Geräte und Bronzen zunächst ganz zu trennen. Beginnen wir mit den letzteren, so interessieren uns an ihnen hauptsächlich: A. die dargestellten Gegenstände; B. der Stil; C. die Technik; D. das Material; und E. die Erhaltung.

A. Unter den dargestellten Gegenständen findet sich eine Anzahl von lebensgroßen Neger-Köpfen, von gleichfalls lebensgroßen Hähnen, zwei Panthern, und verschiedene Gruppen, alles in runder Behandlung, und dann eine große Zahl von rechteckigen Platten in Hoch-Relief, mit ganzen Figuren, fast stets genau von vorn gesehen, und meist Neger darstellend; aber auch einzelne Europäer erscheinen auf diesen Platten, in europäischer Kleidung und mit europäischen Waffen. Die weitaus größte Mehrzahl der Platten trägt nur eine einzige Figur; es gibt aber mehrere mit zwei solchen, und einzelne Platten zeigen auch ganze Gruppen von fünf und mehr Figuren. Schließlich gibt es Platten, auf denen nur Tiere abgebildet sind, so Schlangen, Krokodile, Fische und Panther; auf anderen Platten erscheint nur der Kopf eines Krokodils oder eines Rindes. Eine Anzahl von Platten ist an den vier Enden mit Rosetten oder sternartigen Figuren geschmückt, andere haben an deren Stelle Halbmonde oder auch Fische oder Köpfe von Krokodilen – alles in recht hohem Relief.

Natürlich interessieren uns in all diesem großen Reichtum von Darstellungen am meisten die Menschen, vor allem, aus rein ethnographischen Gründen, die Neger; aber auch die Europäer sind uns wichtig, besonders wegen der Zeitbestimmung, die durch ihre Tracht und Bewaffnung mit großer Sicherheit gewährleistet wird. Bei den Neger-Darstellungen möchte ich hier nur kurz auf Kleidung, Kopftracht, Bewaffnung, Tätowierung, Schmuck sowie auf einige Musikinstrumente aufmerksam machen, um wenigstens andeutend auf die unendlich reiche Quelle von ethnographischer Belehrung hinzuweisen, die uns durch diese Bildwerke erschlossen ist.

Unter den dargestellten *Kleidungsstücken* sind gemusterte Schurze am häufigsten; sie lassen den ganzen Oberkörper frei und reichen von der Hüfte bis etwa zu den Knien; ihre Musterung ist höchst eigenartig und kann kaum als einheimisch bezeichnet werden; ich glaube, daß wir im Gegenteil mit einiger Sicherheit diese Schurze als importiert betrachten können, in ähnlicher Weise, wie wir heute z. B. die Kattune der Sswahîli auf den ersten Blick als importiert erkennen. Andere Benin-Neger sind mit mächtigen Panzern aus Pantherfell bekleidet, andere wiederum mit sehr eigenartigen langen, gemusterten Gewändern; auf einer der Platten erscheint auch ein Mann in einem ganz enganliegenden hemdartigen Kleid, das anscheinend in der Art gestrickt ist, die unsere Damen als »zwei gerad', zwei verkehrt« bezeichnen, oder vielleicht auch in der bei uns jetzt als »patent« bezeichneten, etwas einfacheren Art, die wir übrigens auch aus dem modernen Afrika, und zwar von Fetisch-Kleidern aus Kamerun, kennen. Nur ganz junge Knaben erscheinen völlig unbekleidet oder nur mit einer dünnen Lendenschnur.

Von einer schier unermeßlichen Mannigfaltigkeit ist die *Kopftracht.* Wir haben da vier oder fünf verschiedene Formen von Helmen, einige mit großer sagitaler Kammleiste, andere korbartig geflochten, und teilweise von ganz ungewöhnlichen Dimensionen und von zuckerhutähnlichen Formen. Bei manchen dieser Helme zeigt sich das Flechtwerk mit großen Perlen geschmückt, die wir uns wohl aus Achat und anderen Steinen, aber auch aus echten Korallen und aus Glas bestehend zu denken haben; auch die berühmten Akori-Perlen werden uns von alten Reisenden gerade im Zusammenhang mit Benin genannt; so berichtet schon der alte Dapper 1670, daß europäische Kaufleute Akori in Benin aufkaufen und nach der Goldküste verhandeln – »Akori, welches ein blaues Koral ist, das man mit Tauchen aus dem Grunde hohlet, denn es wachset, eben wie anderes Koral auf einem steinichten Grunde im Wasser. Dieses Akori, davon die Einwohner länglich-runte Korallen zu schleifen wissen, führen die Holländer an den Goldstrand und verhandeln sie alda den Schwarzen, deren Frauen sie zur Zierde in den Haaren tragen.«

Eine andere Art von Kopfbedeckung mit einem großen Tutulus scheint nur zusammen mit enganliegenden Röcken vorzukommen, wobei vorläufig noch nicht klar ist, ob es sich um die Tracht eines besonderen Stammes oder etwa um Neger aus einer anderen Landschaft handelt. Viele sind auch ganz ohne Kopfbedeckung dargestellt; dann erscheint das Haupthaar meist kurz mit kleinen Fil Al-Körnern oder kurzen Spiralen, nur selten, und auch da nur wieder bei Leuten, deren sonstiges Äußeres den Gedanken an auswärtige Herkunft nahelegt, in langen Zotteln, wie wir solche noch jetzt von manchen Sudanesen kennen, die als Musikanten und Gaukler im Lande umherziehen.

Unter den *Waffen* sind Schild und Speer sichtlich die vornehmsten. Die Schilde scheinen aus Flechtwerk hergestellt, mit Fell bespannt und mit einem Stück Eisenblech beschlagen gewesen zu sein; doch dürfte es sich empfehlen, diese Auffassung wenigstens vorläufig noch nicht als völlig gesichert zu betrachten. Die Speere sind kurze, starke Stoß-Speere mit langen, schmalen, schilfblattförmigen, oft reich verzierten Klingen. Von Schwertern sind zwei ganz verschiedene Typen mehrfach vertreten; die häufigere Form ist sehr breit, genau symmetrisch, mit bauchigen Schneiden, etwa in der Art, die wir von den Baluba und Bakuba kennen, aber mit langem dünnem Griff und einer großen kreisrunden Schlinge am Ende desselben; seltener ist die zweite Form, lang, am Griffende dick und schmal, oben breiter, meist ganz unsymmetrisch geschweift, nur an einer Seite schneidend.

Ganz besonders merkwürdig sind die Bogen; sie kommen zwar nur auf wenigen Stücken überhaupt zur Beobachtung, aber sie scheinen ausnahmslos »zusammengesetzt« zu sein. Das Vorkommen solcher zusammengesetzter, also asiatischer Bogen in Afrika ist zwar nicht völlig ohne Analogie. Schon aus dem alten Ägypten sind zwei solcher Bogen bekannt[1] und auch in neuerer Zeit sind solche Bogen mit den Arabern nach der Nordküste von Afrika gelangt – aber für die Guinea-Küste erscheint das Auftreten zusammengesetzter Bogen doch im hohen Grade auffallend; natürlich werden wir da in erster Linie an fremden Import denken müssen, der anscheinend nur kurze Zeit bestanden hat und bald ohne Hinterlassung irgendeiner anderen Spur wieder aufgehört hat; wenigstens sind die Bogen, die wir heute von der Guinea-Küste kennen, ausnahmslos einfach. Das linke Handgelenk wurde durch ein großes rundliches Kissen gegen den Rückschlag der Bogenschnur geschützt, was bei dem straffen und stark gekrümmten asiatischen Bogen vielleicht kaum nötig war und möglicherweise auch als ein Überrest aus der Zeit der einfachen einheimischen Bogen angesehen werden könnte.

Unter dem *Schmuck* sind ganz ungeheure Mengen von Hals-Schnüren mit Perlen an erster Stelle zu nennen. Bei der Mehrzahl der Bildwerke hüllen sie den ganzen Hals und das Kinn ein, ja sie bedecken oft, wie ein Litham, den Mund und lassen kaum die Nasenlöcher für die Atmung frei. Als Material für diese Perlen ist in erster Linie wohl Glas zu denken, und daß es sich dabei um europäische Fabrikate handelte, ist mehr als wahrscheinlich, wenn auch teilweise einheimische Herstellung, z. B. für die »Akori«, vielleicht nicht ganz ausgeschlossen ist. Gerade die Akori-Frage wird, in Zusammenhang mit den Benin-Altertümern gebracht, vielleicht noch in neues Licht treten. Inzwischen steht aus alten Angaben fest, daß auch echte rote Korallen nach der Guinea-Küste eingeführt wurden, und auch von Achat- und anderen harten Stein-Perlen wissen wir, daß sie sowohl importiert als auch mehrfach in West-Afrika selbst hergestellt wurden.

Neben den Perlen-Schnüren, die aber nicht nur den Hals einhüllten, sondern oft auch um die Schultern und um die Hüften getragen wurden, sind unter den

Schmuck-Gegenständen Arm- und Fußbänder am meisten auffallend. Beide sind von ganz ungewöhnlicher Breite. Wie mehrfach erhaltene Originale zeigen, waren sie aus Bronze oder Messing gegossen oder auch aus Elfenbein geschnitzt und nicht selten mit einem höchst bemerkenswerten Aufwand von Kunst und Geschicklichkeit hergestellt.

Die Tätowierung beschränkte sich bei den meisten Leuten, ähnlich wie noch heute in Benin, auf einige lange, schmale, vertikale Linien auf der Vorderseite des Rumpfes und auf je drei Linien über der Brauengegend auf der Stirn; nur bei einer kleinen Minderzahl erscheint eine reichere Tätowierung und fast stets nur bei Leuten, für die auch aus anderen Umständen auf fremde Stammeszugehörigkeit geschlossen werden kann.

Sehr einfach scheinen die *Musik-Instrumente* der alten Benin-Leute gewesen zu sein; Signal-Hörner, von denen mehrfach Originale erhalten sind, sind wohl die einzigen wirklich musikalischen Instrumente im engeren Sinn gewesen, sonst waren noch Glocken in sehr großer Zahl verbreitet, die meist um den Hals getragen wurden und gewöhnlich reich verziert waren; andere Darstellungen sind vielleicht auf Tschinellen, andere möglicherweise auf Rasselbretter zu beziehen, wie uns solche allerdings bisher nur aus Ost-Afrika in Originalen bekannt geworden sind. Vorsicht in der Deutung ist da also noch sehr geboten.

Von der Tracht der Europäer will ich hier nur soviel sagen, daß alles, was mir bisher von solchen an Benin-Bronzen bekannt geworden ist, auf die westeuropäische Kleidung des 16. und 17. Jahrhunderts zu beziehen ist. Auch die Bewaffnung (Steinschloß-Gewehre, Degen, Piken usw.) kann nur auf diese Zeit zurückgeführt werden. Da nun die Bronze-Platten mit Europäern zweifellos völlig gleichartig und gleichalterig sind mit denen, welche Darstellungen von Negern tragen, und da sogar ab und zu auf einem und demselben Kunstwerk sowohl Europäer als Neger dargestellt sind, so geben uns die Europäer – wie typische Leit-Fossilien – einen absolut zuverlässigen Anhalt für das Alter der Benin-Kunst. Allerdings sind die Darstellungen mit Europäern relativ sehr spärlich, und es ist von vornherein klar, daß eine so hochentwickelte Kunst nicht fertig aufgetreten sein kann; auch daß sie, immer schlechter werdend, sich bis auf den heutigen Tag erhalten hat, will ich hier nur andeuten. Aber es ist, von mehreren anderen Verhältnissen ganz abgesehen, allein schon durch die Tracht und Bewaffnung der auf den Benin-Altertümern erscheinenden Europäer einwandfrei festzustellen, daß die Kunst von Benin ihren Höhepunkt im 16. und 17. Jahrhundert erreicht hat.

B. Der *Stil* der Kunstwerke ist rein afrikanisch, durchaus und ausschließlich ganz allein afrikanisch. Hier von assyrischen oder phönizischen Formen reden, heißt einfach beweisen, daß man weder diese noch die moderne afrikanische Kunst kennt. Die Berliner Sammlung besitzt bekanntlich eine große Reihe von modernen afrikanischen Köpfen und Figuren; unter diesen ist vielleicht die schönste von allen die bereits mehrfach abgebildete Porträt-Figur eines Baluba-Herrschers, die Stabsarzt Wolf, der Genosse v. Wissmanns, eingesandt hat. Betrachtet man an dieser Figur alles, was an ihr eigentümlich ist, vor allem auch ihre Fehler, die völlig falschen Verhältnisse, das zwar besonders liebevolle, aber auch durchaus übertriebene Betonen der dem europäischen Künstler unwesentlich erscheinenden Details der Kleidung, Bewaffnung und Tätowierung, und dagegen die völlig schematische Behandlung der Gesichtszüge sowie die flüchtige, rohe Behandlung der Füße und Hände, so wird man an dieser einen Figur mehr über das Wesen der Neger-Kunst lernen können, als aus langen theoretischen Abhandlungen. Aber sobald wir diese eine Figur und die vielen Hunderte, die ihr verwandt sind, ohne sie ganz zu erreichen, als afrikanisch erkennen, müssen wir auch den Stil aller Benin-Kunstwerke als durchaus afrikanisch bezeichnen. Ich kann das hier nicht weiter ausführen, aber ich möchte dies hier wenigstens als meinen persönlichen Standpunkt feststellen, weil ich täglich sehe, daß andere anderer Meinung sind.

C. Wenden wir uns nun zur Betrachtung der *Technik* dieser Bronzen, so gelangen wir zu einem der wichtigsten Abschnitte unserer Untersuchung. Unsere Benin-Bronzen stehen nämlich auf der höchsten Höhe der europäischen Guß-Technik. Benvenuto Cellini hätte sie nicht besser gießen können und niemand, weder vor ihm noch nach ihm, bis auf den heutigen Tag. Diese Bronzen stehen technisch einfach auf der höchsten Höhe des überhaupt Erreichbaren. Es handelt sich bei sämtlichen mir bekannt gewordenen Stücken – mit einer einzigen Ausnahme – um sogenannten Guß in verlorener Form, also um das, was die Italiener *cera perduta*, die Franzosen *cire perdue* nennen. Vielen der

Anwesenden wird dieses bei uns übrigens bereits in prähistorischer Zeit ab und zu geübte Verfahren bekannt sein, wenn nicht aus praktischer Erfahrung, so doch aus Goethes Benvenuto *Cellini.* Gleichwohl sei hier kurz angegeben, daß bei dieser Technik zuerst ein Wachs-Modell hergestellt werden muß, das genau so aussieht, wie der später zu gießende Gegenstand. Wo es sich nicht um Flächen, sondern um große massive Gegenstände handelt, wird zuerst ein Kern aus Ton geformt und erst um diesen herum die dünne Wachs-Schicht des Modells; in der unverrückbaren Sicherung dieses Kerns liegt eine der größten Schwierigkeiten des Verfahrens. Auch überall da, wo aus der Fläche größere Figuren halbrund vortreten, sehen wir sie in Benin hohl gegossen, nicht etwa um Wachs oder Bronze zu sparen, sondern nur, um eine möglichst gleichmäßige Dicke der ganzen Bronze-Schicht, also damit eine gleichmäßige Erkaltung der Masse zu sichern und dadurch ungleichmäßiges Zusammenziehen und die Bildung von Rissen zu vermeiden. Ist das Wachs-Modell fertig, so wird es ganz mit einem Mantel aus einer möglichst feinkörnigen geschlemmten Masse umgeben, die bei uns gegenwärtig im wesentlichen aus Ziegelmehl und Gipsbrei besteht. Jedenfalls muß sie starr werden und ganz austrocknen können. Dann werden Luftlöcher und trichterförmige Stellen für den Einguß angebracht, und zwar tunlichst immer an solchen Stellen, die später nicht sichtbar sind, also zunächst auf der Rückseite der Platten oder auf der Unterseite der runden Bildwerke. Läßt man dann das Wachs am Feuer ausschmelzen, so erhält man eine völlig nahtlose Hohlform, die man nur mit flüssiger

Bronze auszugießen und dann nach dem Erkalten zu zerschlagen braucht, um einen wirklichen Bronze-Guß nach dem Wachs-Modell zu erhalten. Es liegt in der Natur der Sache, daß die Praxis dieses Verfahrens nicht so einfach ist, als die Theorie, und daß selbst jahrelange Erfahrung nicht immer ausreicht, vor Fehlgüssen zu sichern. Wie groß und fast unberechenbar die Schwierigkeiten dieser Technik sind, ist in weiteren Kreisen durch Cellinis Gespräche mit dem Herzog bekannt geworden, würde aber auch durch bloßes Nachdenken oder etwa durch Betrachtung der Preise zu erschließen sein, die heute für Arbeiten aus Bronze-Guß gefordert und bezahlt werden.

Im übrigen ist das Kunstwerk mit dem Gusse noch lange nicht beendet; so wie es aus den Trümmern der Form herausgeschält wird, ist es mit der rauhen Gußhaut bedeckt und mit zahlreichen Unregelmäßigkeiten behaftet, die auch bei sonst tadellos gelungenem Gusse eigentlich so gut wie unvermeidlich sind. Außerdem werden gewisse feinere Details und Flächen-Verzierungen niemals schon im Wachs-Modell zum Ausdruck gebracht, weil sie im Gusse viel zu ungleichmäßig kommen würden – es beginnt also nach Vollendung des Rohgusses erst die weitere Arbeit des Ziselierens und die Behandlung mit Feilen, Hämmern und Punzen aller Art. Auch diese Arbeiten sind bei den Benin-Bronzen mit größter Sorgfalt und Virtuosität durchgeführt, und von einigen unserer Platten sagt mir ein kompetenter Fachmann, daß er sechs, acht Monate und länger an einem Stücke zu tun gehabt haben würde. Außerdem bezeichnen die Fachleute den oft fast runden Charakter der Reliefs als besonders auffallend und wundern sich über die üppige, oft geradezu phantastisch ausschweifende Anwendung von unterschnittenen Details, die natürlich auch schon den Guß selbst wesentlich erschwert. Aber immer ist es die mühevolle Durchführung der Ziselier-Arbeit, die uns mindestens ebenso erstaunlich erscheint, als die absolute Meisterschaft in der Beherrschung der Guß-Technik. Unter den etwa 100 Benin-Bronzen, die ich bisher gesehen habe, ist nur eine völlig ohne jede Ziselierung; das Stück ist im Gusse mißlungen, anscheinend weil das Metall nicht reichte, die Form ganz zu füllen, und ist deshalb unvollendet geblieben und wohl zum Wiedereinschmelzen bestimmt gewesen; bei einigen anderen Stücken, besonders bei mehreren großen Köpfen, ist die Ziselierung nicht ganz durchgeführt und beschränkt sich mehr auf die vorderen Partien, während die Hinterseite noch die ursprüngliche Gußhaut behalten hat; aber auch das sind Ausnahmen und außerdem Stücke, die schon einer etwas späteren Zeit anzugehören scheinen – bei der großen Mehrzahl der Stücke ist die Ziselierung durchaus gleichmäßig zu Ende geführt und spricht für ein sehr verfeinertes Kunstgefühl.

Bei sämtlichen Platten, die ich überhaupt kenne, ist zunächst der flache Grund, von dem sich die Figuren abheben, nachträglich, nach dem Gusse, durch Behandlung mit Punzen mit einer Art von Blumen-Muster bedeckt worden. Ebenso ist auf die Lenden-Schurze häufig ein sehr reiches Muster gepunzt, in dem merkwürdige gekrönte Köpfe, immer von vorn gesehen, ganz besonders auffallend sind. Aber auch die ganze Oberfläche der Figuren selbst ist höchst sorgfältig überarbeitet, und besonders in den Gesichtern ist ein hoher Grad von Vollendung erreicht. Dasselbe gilt von der Bearbeitung der Rund-Figuren und auch von den Hähnen und Panthern; bei diesen ist das Gefieder und die Zeichnung der Flecken lediglich durch Punzierung zum Ausdruck gebracht. Daß zu alledem Punzen und andere Werkzeuge aus Stahl nötig waren, wird mir von Technikern, die ich darüber befragen konnte, mit der allergrößten Sicherheit angegeben. Das Material der meisten Stücke ist, wie ich mich selbst überzeugt habe, so hart, daß selbst ganz harte Stahl-Punzen nur ein sehr langsames Arbeiten gestatten; persönlich habe ich in dieser Sache keine eigene Erfahrung, ich darf aber gerade an dieser Stelle auf die vielen Kontroversen verweisen, welche die Prähistoriker durchgefochten haben, als es sich darum handelte zu entscheiden, ob die feinen Verzierungen an alten Bronzen mit oder ohne eiserne Punzen hergestellt werden konnten.

Die Geschichte dieser Technik, sowohl des *cire perdue*-Gusses als des Ziselierens, kann ich an dieser Stelle nicht erörtern; ich darf aber daran erinnern, daß sie jedenfalls in Europa schon in prähistorischer Zeit bekannt war, daß sie durch Cellini vielleicht zu ihrer größten Blüte kam, daß sie aber um diese Zeit auch sonst in Italien, Deutschland und Frankreich zu großer Meisterschaft entwickelt wurde. Weniger allgemein bekannt ist aber, daß dieselbe Technik heute noch in ganz Guinea geübt wird. Jedes größere ethnographische Museum besitzt Proben von Aschanti-Goldgewichten oder größere Figuren und ganze Gruppen, die in der gleichen Art aus Messing gegossen und dann, allerdings meist sehr roh, mit Feilen oder Punzen überarbeitet sind. Es ist freilich richtig, daß diese größeren Figuren und Gruppen nicht viel Anziehendes haben, aber es gibt doch auch unter ihnen wenigstens einige Stücke, die einen feineren Formensinn verraten und sowohl künstlerisch als technisch über die große Masse der ähnlichen Stücke weit emporragen. Andererseits sind gerade unter den kleineren sogenannten Goldgewichten der Aschanti zahlreiche ganz vorzüglich gearbeitete Stücke bekannt, wenn sie bisher auch nirgends ausführlich veröffentlicht sind. Die Berliner Stücke sollen gleichzeitig mit den Benin-Altertümern publiziert werden; ich möchte aber schon jetzt mit großer Bestimmtheit erklären, daß ein direkter Zusammenhang der neuen Bronze- oder Messing-Technik von Ober-Guinea mit der alten Benin-Kunst als eine völlig ausgemachte Sache zu gelten hat. Die moderne Guß-Technik in West-Afrika ist gegenwärtig völlig unabhängig von irgendwelchem europäischen Einflusse; nur das Material, Kupfer, Messing, Blei und allerhand mehr oder weniger ungleichmäßige und willkürliche Legierungen werden heute noch, ebenso wie schon seit Jahrhunderten aus Europa, meist aus Deutschland, früher meist wohl aus Spanien, eingeführt – als Draht, als Stangen und Barren, aber auch in der Form von »Geldringen«, den sogenannten *manillas*.

Die alte Benin-Kunst, so wie wir sie jetzt aus den neuesten Erwerbungen kennenlernen, hat also ihre letzten Ausläufer zweifellos in den modernen Arbeiten der Aschanti und von Dahomey; auch an überleitenden Stücken fehlt es nicht, so daß wir wohl eine ununterbrochene Übung durch mehrere Jahrhunderte annehmen müssen; ebenso unterliegt es gar keinem Zweifel, daß auch die eigentliche große Kunst von Benin selbst nicht die Leistung einiger weniger Jahre gewesen sein kann. Sowohl die sehr große Zahl der erhaltenen Kunstwerke, als auch ihr höchst ungleicher Wert lassen es durchaus ausgeschlossen erscheinen, daß wir es hier mit der Arbeit eines einzelnen Mannes, etwa gar eines einzelnen Europäers zu tun haben, der zufällig an den Hof des Königs von Benin gekommen wäre; es geht vielmehr aus einer einfachen Betrachtung der vorhandenen Kunstwerke hervor, daß es sich um eine lange Entwicklung handelt, um die Arbeit einer ganzen Schule, die vielleicht mehrere Menschenalter hindurch tätig war. Nur über die früheren Stadien dieser Entwicklung möchte es geraten erscheinen, sich gegenwärtig mit großer Vorsicht zu äußern. Hat sich die Guß-Technik von Benin aus eigenen, unscheinbaren Anfängen zu der großartigen Höhe erhoben, die wir jetzt anstaunen? Oder liegt hier eine fremde, etwa eine portugiesische oder italienische, vielleicht gar eine deutsche Anregung vor? Ich bin sehr weit davon entfernt, mich jetzt und hier nach der einen oder nach der anderen Richtung öffentlich entscheiden zu wollen, aber ich möchte doch nicht unterlassen, hier ganz nebenbei an unseren Nürnberger Landsmann Beheim zu erinnern, den Freund von Columbus, der 1484 Diego Oao als »Königlicher Kosmograph« nach Ober-Guinea begleitete. Wir wissen, daß diese Reise bis an die Kongo-Mündung führte und daß am südlichen Kongo-Ufer eine Stein-Säule aufgestellt wurde mit dem portugiesischen Wappen und dem Wahlspruch des Prinzen Heinrich des Seefahrers: »Talent de bien faire.« Seit 1485 führt denn der König von Portugal auch den Titel Herr von Guinea. Deutsche Beziehungen könnten auch in dem häufigen Vorkommen des Nürnberger Fischweibchens gefunden werden, jener bekannten heraldischen Figur mit in Fischschwänze ausgehenden Beinen, die in Benin eine so große Rolle spielt. Aber mit demselben Recht könnte die heraldische Lilie, die wir oft genug im Formenschatz von Benin finden, für Spanien und Portugal in Anspruch genommen werden. Jedenfalls werden die großen und kühnen Unternehmungen, die im 15. Jahrhundert von Portugal aus eingeleitet wurden, reiche Gelegenheit geboten haben, an der Guinea-Küste westeuropäische Motive zu verbreiten oder auch eine westeuropäische Technik einzuführen.

Jedenfalls muß die Frage nach dem wirklichen Ursprung der Guß-Technik von Benin einstweilen noch offenbleiben; in der Tat scheint es mir auch zunächst nur von untergeordneter Bedeutung zu sein, ob sie sich unter fremdem Einflusse oder aus sich selbst heraus entwickelt habe – unendlich viel wichtiger scheint mir die Erkenntnis, daß wir überhaupt in Benin für das 16. und 17. Jahrhundert eine einheimische große und monumentale Kunst kennengelernt haben, welche wenigstens in einzelnen Stücken an die zeitgenössische europäische Kunst ebenbürtig heranreicht und dabei mit einer Technik vergesellschaftet ist, die überhaupt auf der Höhe des Erreichbaren steht. Gerade gegenüber der jetzt, besonders in manchen der sogenannten »kolonialen« Kreise herrschenden Geringschätzung des Negers als solchen, scheint mir ein derartiger

Nachweis auch eine Art von allgemeiner und moralischer Bedeutung zu haben. Daß es sich aber hier wirklich um eine einheimische Kunst handelt und daß die uns gegenwärtig vorliegenden Benin-Bronzen wirklich von afrikanischen Negern entworfen und ausgeführt wurden, das halte ich schon jetzt für völlig ausgemacht.

Ich habe diese Überzeugung vom ersten Augenblicke meiner Bekanntschaft mit diesen Bronzen gehabt, und sie hat sich seither, trotz mehrfach auch aus den Kreisen der anthropologischen Gesellschaft geäußerter Bedenken, immer mehr und mehr gefestigt. Besonders zwei Einwürfe, die mir in den letzten Tagen wiederholt gemacht wurden, kann ich hier nicht unerwähnt lassen. Der eine betrifft das Vorhandensein von Europäer-Darstellungen auf einzelnen Benin-Bronzen, der andere betont die zweifellos europäischen und sogar direkt heraldischen Motive, die an einigen Benin-Altertümern zur Verwendung gekommen sind. Ich kann diese beiden Einwürfe als berechtigt nicht gelten lassen. Mit genau demselben Rechte könnte Einer die Darstellung eines holländischen Admirals auf einem alten japanischen Lackkasten herausgreifen und aus ihr nachweisen, daß die japanische Lack-Technik aus Holland stammt; mit demselben Rechte auch würde ein Zweiter nachweisen können, daß die Porzellan-Technik aus Brandenburg stammt, weil er zufällig auf einem alten chinesischen Teller das Wappen einer Brandenburger Familie gesehen hat. In beiden Fällen würden unwesentliche Beeinflussungen für wesentliche gehalten und dadurch an und für sich einfache und leicht zu erklärende Tatsachen völlig mißverstanden sein. In gleicher Weise liegt auch für Benin die Gefahr von Trugschlüssen sicher nahe genug, aber ich glaube, daß auch da die genauere Erwägung der tatsächlich vorhandenen und bekannten Beziehungen die Gefahr beseitigen oder wenigstens verringern würde.

Im Anschluß hieran möchte ich noch einen weiteren Trugschluß erwähnen und als solchen bezeichnen, der gleichfalls mit Bezug auf gewisse Benin-Bronzen für den unkundigen Laien naheliegt und tatsächlich schon mehr als einmal gezogen wurde. Auf den Plinthen der großen Benin-Köpfe und auch in den Händen der in runder Figur hergestellten Herrscher finden sich häufig richtige Steinbeile dargestellt. Es ist nicht zu verwundern, wenn ein Laie sich dadurch zu der Anschauung drängen läßt, die Benin-Bronzen seien sehr alt und stammten aus einer Zeit, in der die Erinnerung an den wirklichen Gebrauch von Steinbeilen noch lebhaft erhalten war. In diesem Zusammenhange hörte ich kürzlich sogar von einer Bronze-Zeit reden, die auch in Benin unmittelbar auf die Steinzeit gefolgt sei. Ein solcher Schluß ist durchaus unstatthaft. Wir wissen nämlich aus den Mitteilungen von Bosman, Monrad, Winwood Reade u. a. mit absoluter Sicherheit, daß auch an der Guinea-Küste, ebenso wie an vielen anderen Orten, das Volk zufällig in der Erde gefundene Steinbeile mit den Erscheinungen von Blitz und Donner in Beziehung bringt. Schon im zweiten Bande von R. Andrees ethnographischen Parallelen ist zu lesen, daß Bosman 1709 einen solchen Donnerkeil erwähnt, der nach der Überzeugung der Neger während eines Gewitters einen Flaggenstock zersplittert habe. Monrad erzählt 1824, daß die an der Guinea-Küste zufällig gefundenen Steinkeile von den Einheimischen als mächtige »Fetische« geschätzt und zugleich gefürchtet werden, und teilt speziell mit, gehört zu haben, daß die Neger davor zittern, wenn sie angesichts solcher Steine aufgefordert werden, die Wahrheit zu sagen oder zu schwören. Es ist daher selbstverständlich, daß es sich in unserem Falle nicht um einen direkten Zusammenhang mit der Steinzeit handeln kann, sondern ganz im Gegenteil um eine vollständige und unüberbrückte Kluft und um ein Stadium, in welchem dem Volke jede Spur von Erinnerung an die einst benutzten Stein-Geräte völlig verlorengegangen ist. Das Steinbeil in der Hand der Könige von Benin ist einfach ein Attribut ihrer Macht, es ist der ihnen vom Himmel überkommene große Fetisch, mit dem sie das Herz ihrer Feinde erzittern machen, es ist dem Blitzbündel in der Hand des Zeus zu vergleichen – aber wir können mit großer Sicherheit annehmen, daß jede Erinnerung an seinen eigentlichen alten Zweck längst geschwunden war.

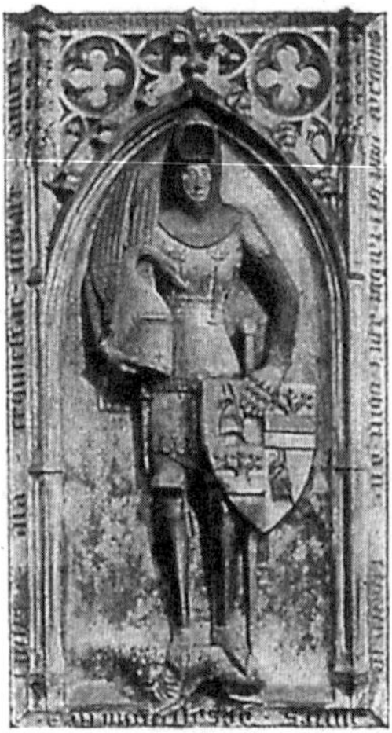

Deutsch

D. Das *Material* der »Bronzen« von Benin ist dem äußeren Ansehen nach ein sehr wechselndes. Es ist sicher, daß die Legierungen hergestellt wurden, wie es sich eben traf, entweder ungleichmäßig, willkürlich und unordentlich, oder doch in einer Art von hilflosem Anschluß an die im Tauschhandel eingehenden Barren und Ringe von stets wechselnder Beschaffenheit. Genaue Analysen[2] liegen bisher nur aus England vor; ob der mehrfach nachgewiesene Gehalt an Antimon und Arsen einen sicheren Schluß auf die Iberische Halbinsel als Quelle für das Material gestattet, möchte ich einstweilen lieber noch offen lassen.

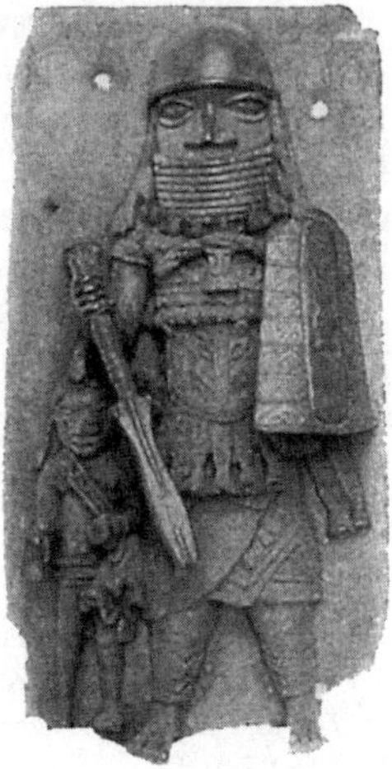

BENIN

E. Die *Erhaltung* fast sämtlicher Bronzen muß als eine tadellose bezeichnet werden. Viele haben eine gute grüne Patina, die meisten über der eigentlichen Patina noch einen überaus zarten und duftigen Überzug von Laterit-Staub. Die Mehrzahl der Platten ist allerdings einmal in sehr brutaler Weise mit groben Nägeln durchstoßen und anders befestigt worden, als ursprünglich für sie in Aussicht genommen war; aber von dieser einmaligen Mißhandlung abgesehen, scheinen sämtliche Bronzen, denen wir doch zum Teil ein Alter von mehr als zwei Jahrhunderten zuschreiben müssen, stets mit ungewöhnlicher Sorgfalt und mit großer Pietät behandelt worden zu sein. Ein Teil der Bronzen soll übrigens, wie aufeinandergehäuft, in einem verödet aussehenden Gemache des Königlichen Palastes gefunden worden sein; er ist dort, vielleicht in einer Art von vergessener Kunstkammer, den schädlichen Einflüssen der Außenwelt schon während mehrerer Generationen entrückt gewesen. (...)

(1898)

---

1 F. v. Luschan, »Über einen zusammengesetzten Bogen aus der Zeit Rhamses II«, *Zeitschr. F. Ethnol.*, Verhandl. 1893, S. 266, und *H. Balfour*, On a remarkable ancient bow, J. A. I. XXVI. P. 210 ff.

2 Vgl. Read and Dalton, *Journal Anthr. Inst.* 1898, XXVII, mit einem überaus dankenswerten vorläufigen Bericht über die an das Britische Museum gelangten Benin-Altertümer.

Victor Segalen

Gauguin in seiner letzten Umgebung

Diese Umgebung war üppig und begräbnishaft, wie es zu einem solchen Sterben gehört; sie war glanzvoll und traurig zugleich, ein wenig widersprüchlich, und sie umgab diesen letzten Akt mit der angemessenen Stimmung, weit entfernt von einem unsteten Leben, auf das nun dieser letzte Akt sein erhellendes Licht wirft. Umgekehrt beleuchtet auch die starke Persönlichkeit Gauguins den gewählten Rahmen, den zuletzt erwählten Ort, und füllt ihn, belebt ihn, überströmt ihn; so, daß sich in einem einzigen Bild zusammenfassen läßt: er in der Hauptrolle; die Eingeborenen als seine Komparsen; das dekorative Milieu.

Gauguin war ein Ungetüm. Das heißt, man kann ihn keiner der moralischen, intellektuellen oder sozialen Kategorien zuordnen, die zur Bestimmung der meisten Persönlichkeiten ausreichen. Für die Menge ist urteilen gleich etikettieren. Man kann »ehrenwerter Kaufmann«, »aufrechter Beamter«, »begabter Maler«, »arm und ehrlich«, »wohlerzogenes Mädchen« sein, man kann »Künstler«, ja sogar »großer Künstler« sein. Aber das ist schon weniger genehm, und es ist unverzeihlich, etwas anderes zu sein als alles dies; denn dann würde das erforderliche Klischee fehlen, um sich einordnen zu lassen.

Gauguin war also ein Ungetüm, und er war es vollkommen und auf eine zwingende Weise. Manche Menschen sind nur in einer Beziehung außerordentlich, in Richtung auf eine Achse, um die herum die Gesamtheit ihrer Lebenskräfte zu kreisen scheint, und im übrigen, täglichen Leben (Haushalt, Höflichkeitsbesuche, Pflichtgefühl) können sie bürgerlich, normal sein. Das ist Sache des Temperaments, der körperlichen Verfassung: ein großartiger und besessener Schriftsteller kann die Statur eines mageren Kirchendieners haben; das Genie schließt ein ehrbares, zurückhaltendes Äußeres, ein Leben als Geschäftsmann oder in Pünktlichkeit keineswegs aus. Und Gauguin war immer noch nichts davon: er schien in seinen letzten Jahren ein doppelseitiges und leidendes Wesen zu sein: voll Herz und undankbar; den Schwachen dienstbar, auch bei Gegensätzlichkeiten; hochmütig, dabei empfindlich wie ein Kind gegenüber den Urteilen der Menschen und ihren Strafen: primitiv und rauh; er war anders, und in allem übermäßig.

Vom Künstler zu seiner Bleibe, doch ist diese nur ein szenischer Gestus des ersteren. Ein nüchterner Gestus und ein harmonischer und maßvoller Ton in der überwältigenden natürlichen Dekoration. Dieses Dach, braun und rot vom aufgezogenen Blattwerk, das sich mit zwei langen Schrägen der gelben Seitenwand zuneigt, die aus ebenfalls pflanzlichem Mattengeflecht besteht, eckt an keinem umgebenden Detail an, sondern verbindet sich dem grasigen Boden mit starkem, rohem Gebälk, das unbearbeitet ist, wie es hier der Erde entwächst. Gegenüber der kurzen Treppe, die zum erhöhten Fußboden führt, birgt ein kleines, naives Häuschen eine ausgetrocknete, im Regen verwitterte Tonfigur. Es ist ratsam, anzuhalten, denn es ist das Bild eines Gottes, und die alten Riten gemahnen an das Gebet der Fremden:

> Ich komme an diesen Ort, wo die Erde unbekannt ist unter meinen Füßen.
> Ich komme an diesen Ort, wo der Himmel neu ist über meinem Haupt.
> Ich komme zu dieser Erde, die meine Bleibe sein wird …
> O Geist der Erde, dir zur Nahrung gibt der Fremde sein Herz.

Und es ist sehr wohl eine Darstellung des unbestimmten *atua* der vergangenen Tage; doch, hervorgegangen aus den exegetischen Träumen des Künstlers, ist sie merkwürdig zusammengesetzt: die Haltung eines Buddha, doch die kräftigen Lippen, die vorspringenden, nahe beieinanderliegenden Augen ohne Mongolenfalte und die gerade Nase, die sich an den Nasenflügeln kaum verbreitert, sind Gesichtszüge der Eingeborenen: es ist ein Buddha, wie er im Land der Maori geboren wäre. Gauguin gefiel sich dieser Art darin, die Helden der polynesischen Mythen mit verschiedenartigen hierarchischen Haltungen zu versehen. Er konnte sich dabei nur auf sein eigenes Wissen stützen, denn dieses Volk verschmähte es, seine Götter abzubilden. Die Kunst, Holz zu schnitzen oder sogar aus der Lava und dem Rotsandstein kolossale Statuen zu hauen, war ihnen durchaus bekannt, doch sie fertigten nur Symbole, Tabernakel oder Grabbilder damit an. Die Tiki der Marquesas-Inseln, denen kein Kult entgegengebracht wurde, standen vor allem an Landesgrenzen und stellten bestenfalls unterste Gottheiten vor. Nur die Missionare waren so heidnisch, an den Anthropomorphismus der Eingeborenen zu glauben und ihnen abzuraten, die Götter aus Holz zu verehren. Tangaroa der Schöpfer hatte wie Javeh keine Götzenbilder, sondern eine Lade, einen Tabernakel.

Unter der Statuette ein Titel und Strophen von Gauguins Hand:

Te Atua[1]

Die Götter sind tot, und Atuana stirbt an ihrem Tod. Die Sonne, die ihn einst entflammt hat, bringt ihm den Schlaf, einen traurigen Schlaf, mit kurzem Erwachen aus Träumen. Dann sprießt der Baum des Bedauerns in Evas Augen. Sie schaut in Gedanken verloren lächelnd auf ihre Brust, die jetzt unfruchtbar ist, durch den Ratschluß der Götter versiegelt …

Und hier das Haus: ein winziges Zimmer führt zum Atelier, dessen gesamter Giebel dem Licht offensteht. Doch das mit Ornamenten verzierte Porträt fesselt den Blick; es ist umgeben mit rauhen und klaren Szenen, sie sind durch Legenden erläutert und in glanzlose Farben getaucht; zuoberst: das Haus der Freude. Links und rechts verkünden zwei Schilder, auf denen bernsteinfarbene Figuren mit fleischig-bläulichen Lippen in krampfhaften oder trägen Posen voranschreiten und in Goldbuchstaben die Botschaft tragen:

Seid verliebt und ihr werdet glücklich sein.
Seid geheimnisvoll und ihr werdet glücklich sein.

Dann zwei nackte weibliche Silhouetten mit groben Strichen wie ein prähistorisches Werk. Schließlich zwei unmittelbar auf die Wand gezogene Gemälde auf Leinwand.

Auf dem einen geht vor lebhaftem Indigogrund mit schleppenden Gesten eine Gruppe Eingeborener auf einem Boden in braunem, beinahe rotem Ocker; ein Féi-Träger hebt auf seinen Nacken den Querstab, an dem die üppigen roten Fruchtbündel hängen, und Mädchen mit kupferbraunem Körper mit olivgrünen Schimmern, in gelbe und grüne Stoffe gehüllt, stehen zaudernd in vertrauten Posen. Das zweite ist gleichgültig.

Im Atelier, in dem ein Wirrwarr von Eingeborenenwaffen herumliegt, ringt eine kleine Orgel nach Luft, dann eine Harfe, nicht zusammengehörende Möbel, wenige Bilder, denn der Meister hatte gerade eine letzte Sendung abgeschickt. Dabei hatte er indessen ein altes, sehr weit durchgearbeitetes Werk zurückbehalten: ein Porträt von sich selbst, ein schmerzvolles Porträt: vor einem fernen Hintergrund, auf dem sich Kalvarienberge abzeichnen, richtet sich der kräftige Körper auf; der Nacken ist stark, die Lippe herabhängend, die Lider schwer. Ein Datum: 1896, und eine düstere Inschrift: *Nahe bei Golgatha*.

Ein weiteres, ganz anders gearbeitetes Porträt, weder datiert noch signiert, scheint neueren Datums zu sein und betont durch eine Geste ganz nach der Seite hin noch mehr den kräftigen Nacken und die gebieterische Nase. Das interessanteste Werk kommt gut zur Geltung im Atelier: drei ruhende Frauen, eine von ihnen in kauernder Stellung. Die linke, die in der den Eingeborenen eigenen Art eine Maioré-Frucht trägt, ist von hinten zu sehen und dreht sich über die rechte Hüfte halb um. Die zweite hat die Beine untergeschlagen und gibt einem Kind die Brust. Beide, schlicht und großzügig angelegt, haben den typisch tahitischen Ausdruck. Die dritte weicht davon ab, sie läßt an Haltungen denken, die Puvis schätzte. All das vor dem zweigeteilten Hintergrund von Himmel und Boden: einem dunkelgrünen Boden, einem hellgrünen und lichten Himmel, einem Himmel in abendlicher Ruhe, im Einklang mit den Haltungen der drei trägen Figuren.

Und, in einem letzten Paradox, das Werk der letzten Augenblicke, wiederaufgenommen in diesen Ländern des Lichts: eine eisige Ansicht des bretonischen Winters – der Widerschein des Schnees, der auf den Feldstoppeln zergeht, unter einem sehr niedrigen, von kargen Bäumen durchbrochenen Himmel –, die von dem Sterbenden die letzten Pinselstriche erhielt.

Gauguin ist nicht als Leprakranker gestorben. Und wozu seine Krankheitsanlagen aufzählen: denn sie waren nicht allein maßgeblich und wurden verschlimmert von den letzten Kämpfen, von der Niederlage. Kindische Kämpfe, in denen sich der großartige Streiter in winzigsten Zwistigkeiten erschöpfte, und eine »gerichtliche« Niederlage, die den reinen Künstler erstaunlich niederrang, wie eine Entrechtung. Als ob die menschliche Justiz jene beschmutzen könnte, die das Genie ausschließlich und unwandelbar über die Gesetze erhebt. Um Gauguin bewegten sich träge seine eingeborenen Komparsen, die blassen, hochaufgeschossenen Menschen der Marquesas-Inseln mit bläulichen Querstrichen im Gesicht, die die Augen zurückdrängen und den Mund unmäßig vergrößern; mit der hellen, von eintätowierten Zeichen bekleideten Haut, bei denen jede Verzierung früher jeweils eine Heldentat bedeutete.

Gauguin als Vorsänger stimmte ein Klagelied an und erhob die Gegenklage, und die gelehrigen Choristen vollendeten den Gegengesang. Viele von diesen Riesenkindern folgten ihm, ohne zu verstehen; ihre Sprache hat sich mit semitischen oder lateinischen Wortwurzeln belasten müssen, die für sie tote Buchstaben geblieben sind, um unsere Sitten zum Ausdruck zu bringen. Andere brachten ihn durch Falschmeldungen in Aufregung; und wieder andere unter diesen Eingeborenen waren ihm wirklich treu und wohlgesonnen. Andererseits wäre es müßig und ein wenig lächerlich, von Unmoral in einem Umfeld zu sprechen, wo das Wort Scham mit einem englischen Neologismus ausgedrückt wird; wo dieses Wort und das bezeichnete Gefühl nur wenig mit Sexualität zu tun haben; wo die Jungfräulichkeit ein mit einem griechischen Wort benannter Mythos ist, sexuelle Treue ein Unsinn, selbstlose Liebe eine ungeheure Unwahrscheinlichkeit und die Frau ein besonderes Tier. Allerdings ein zivilisiertes Tier, da sie in ihre Liebesspiele das Hohe Lied einflicht, unterteilt von der Aufzählung unserer französischen Departements (samt Unterpräfekturen).

Was sie Gauguin von sich selber gaben, diese Kindwesen? Prächtige *Formen*, die er »umzuformen« wagte; auch *Motive*, durch die feucht-blauen Schwingungen der Atmosphäre warme Bernsteintöne ziehen zu lassen, die öligen Leiber mit funkelnden Lichtreflexen, auf denen in der prallen Sonne goldene Teilchen zerbröseln; schließlich Haltungen, nach denen er die Maori-Physiologie schematisierte, die vielleicht ihre gesamte Philosophie enthält. Hinter der schönen Hülle suchte er keine unwahrscheinlichen Zustände der Kanakenseele: beim Malen der Eingeborenen war er imstande, Tiermaler zu sein.

Und hier noch die Szenenanweisungen: »In unserer Zeit, auf der Insel Hiva-Oa, im Distrikt von Atuana.« Ein Bild mit einem Panorama als Hintergrund: der Blick stürzt vertikal hinab auf ein köstliches Tal in der Riesenmauer, die durchzogen ist von schmalen metallischen Kaskaden und oben abgeschnitten durch eine horizontale Schranke ewig stehender Wolken, die die Zackenreihe der Gipfel einebnet.

Diese zerklüfteten Höhenkämme geben den Inseln die Namen: Großer Kamm, Klippenkamm, Felskamm. Die Felswände wurden besetzt mit Leichen, die die Eingeborenen als Ehrenbezeigung auf den unwahrscheinlichsten Wegen in beinahe freischwebenden Schlupfwinkeln unterbrachten. Die Stützen der Kulisse, das sind die Vorberge, die rechts und links bis zum Strand alle Täler einschließen, die dazu noch vom Meer mit hohen Brandungswellen abgeschlossen werden; denn hier gibt es kein schützendes Riff, jenes befriedigende Riff der toten ozeanischen Strände.

Hier lebt das Meer und schlägt zu und nagt. Die

Dünung kommt in die Bucht und rollt über den gelben oder braunen Strand die Falten der Lavaströmung entlang, die einst aus den erloschenen Kratern ausgestoßen worden sind. Und in diesen strengen Grenzen ein Wirrwarr grüner Massen, ockergelbe Palmen, die im Winde zittern, baumartige Säulengänge, die dem Licht ihr eiliges Erblühen entgegenstrecken. Wasser rauscht überall, schlägt auf die Felsen, weicht den Boden auf, schlängelt sich in Bächen mit Betten voller runder Kiesel. Alles lebt, alles tritt hervor in dem lauen Duft der von Trockenheit kaum beeinträchtigten Sommer; alles außer der Rasse der Menschen. Denn die Menschen kämpfen mit dem Tod, sie sterben, die blassen, hochaufgeschossenen Bewohner der Marquesas-Inseln. Ohne Bedauern, ohne Klage oder Einspruch gehen sie dem bevorstehenden Erlöschen entgegen. Und auch hierin, was sollten da hochtrabende Diagnosen? Das Opium hat sie ausgezehrt, die fürchterlichen gegorenen Säfte haben sie mit neuen Trunkenheiten zerfressen, die Schwindsucht höhlt ihre Brust aus, Syphilis schlägt sie mit Unfruchtbarkeit. Aber was ist das alles außer einzelnen Abarten jener anderen Plage: des Kontakts mit den »Zivilisierten«. In zwanzig Jahren werden sie keine »Wilden« mehr sein. Zugleich werden sie für immer nicht mehr sein.

Somit erscheinen die prachtvollen Täler dann als Begräbniswege, die in das unfruchtbare Herz der Inseln dringen: gesäumt von eingesunkenen Holzhäusern, die auf ebenfalls schon eingebrochenen, mit heiligen Pae-Pae übersäten Steinterrassen stehen, wo in der Einfriedung aus zusammengerollten Basaltsteinen die Opfer getötet wurden, haben sie die Götter, dann die Menschen ihrer Erde sterben sehen. Gauguin starb also auch dort, an einem klaren Morgen in der kühlen Jahreszeit. Der treue Tioka, sein eingeborener Freund, umkränzte ihn mit duftenden Blumen, bestrich ihn dem Brauch gemäß mit öligem Monoi und erklärte dann traurig: »Jetzt gibt es keine Menschen mehr.«

Marquesas-Inseln – Tahiti, Januar 1904

---

1 Der Gott – Anmerkung des Autors

Theodor Koch-Grünberg

Anfänge der Kunst im Urwald

Mit dem mächtigen Aufschwung, den die moderne Ethnologie in den letzten Jahrzehnten genommen hat, ist auch das Interesse an der Kunst und dem Kunstsinn der Naturvölker immer mehr gewachsen. Während nun die Ornamentik allmählich zu ihrem Recht kommt und an der Hand der reichen Schätze, die größtenteils noch ungehoben in unsern Museen lagern, in letzter Zeit mehrfach von berufener Seite behandelt worden ist, ist das Material, das uns Aufschluß über das Zeichentalent der primitiven Völker, speziell der südamerikanischen Indianer geben soll, zur Zeit noch ein sehr geringes.

Karl von den Steinen war wohl der erste, der auf seiner zweiten Reise nach Zentralbrasilien einiges Material von Indianerzeichnungen sammelte, das er im 10. Kapitel seines ausgezeichneten Werkes zu einer geistvollen Studie, »Das Zeichnen«, verarbeitet hat, worin er die hohe Bedeutung dieser Zeichnungen für die Beurteilung der Geistesstufe ihrer Verfasser mehrfach betont (von den Steinen 1894, S. 243 ff.). Dazu kommen noch einige wenige Zeichnungen, die Crevaux von Eingeborenen Guayanas erhielt (Crevaux 1883, S. 211 f.), und Handzeichnungen von Xingú-Indianern, die Max Schmidt neuerdings veröffentlicht hat (Schmidt 1905).

Während meiner zweijährigen Reisen am oberen Rio Negro und Yapurá gewissermaßen »als Indianer unter Indianern« lebend, hatte ich eine gute Gelegenheit, in das körperliche wie geistige Leben dieser Naturkinder einen tiefen Einblick zu tun und ihre Fähigkeiten mit anderen Augen anzuschauen, als dies gewöhnlich geschieht. Ich ließ mir von ihnen mehrere Skizzenbücher mit Handzeichnungen füllen, die einen interessanten Vergleich gewähren mit den bereits bekannten Zeichnungen und das vorhandene Material nicht unwesentlich ergänzen und vergrößern.

Da augenblicklich ein großes Interesse für naive Kunstauffassung herrscht, das sich bereits in einer ganzen Anzahl schöner Schriften[1] betätigt hat, so sind die folgenden Zeichnungen nicht nur für den Ethnologen, sondern insbesondere auch für »Spezialisten in Kinderzeichnungen« bestimmt. Möge diese Materialsammlung ihnen Gelegenheit bieten, die Zeichnungen unserer Kinder mit den Kunsterzeugnissen ihrer Geistesverwandten, der »Naturkinder«, mit denen jene so viele Züge gemein haben, zu vergleichen.

Ich übergebe diese »Anfänge der Kunst im Urwald« als ersten Teil meiner Reiseergebnisse um so lieber der Öffentlichkeit, als sie ein reines geistiges Eigentum meiner braunen Freunde darstellen, an dessen Entstehung ich den geringsten Anteil habe. Ein Zeichen der Dankbarkeit soll dieses Werkchen sein denen gegenüber, die mir in diesen zwei Jahren eines wilden Wanderlebens in jeder Weise behilflich und förderlich waren, und denen ich es in erster Linie zu verdanken habe, daß ich auf meine Reisen mit Genugtuung zurückschauen kann.

Wenn diese Blätter daher weiter keinen Erfolg haben, als in den Geist dieser so viel verkannten »Wilden« auch weitere Kreise eindringen zu lassen und ihnen klarzumachen, daß diese sogenannten »Wilden« keine Halbtiere, sondern denkende und zwar sehr scharf denkende Menschen sind, so will ich zufrieden sein.

(...)

»Das Talent, schnell charakteristische Zeichnungen zu entwerfen, ist unter den Naturvölkern viel weiter verbreitet, als man gewöhnlich annimmt, und bei den meisten braucht bloß eine Gelegenheit gegeben zu werden, um die schlummernde Gabe zu wecken.«

Mit diesen treffenden Worten leitet Richard Andree seine grundlegende Studie über »Das Zeichnen bei den Naturvölkern« ein (Andree 1878). Es erweckt in der Tat Erstaunen, wenn man einen Indianer, der nie Bleistift und Papier gesehen hat, mit sicherer Hand die ihn umgebende Welt abkonterfeien sieht. Indessen darf man nicht vergessen, daß der Indianer an Malen und Zeichnen gewöhnt ist. Er hat einen ausgeprägten Schönheits- und Verschönerungssinn und benutzt jede Gelegenheit, sich künstlerisch zu betätigen. Er bemalt bei festlichen Gelegenheiten Körper und Gesicht, schmückt Ton- und Flechtwaren mit geschmackvollen Mustern; auf der Rindenbekleidung der Hauswände, auf den Musikinstrumenten, den Tanzschürzen und

Maskenanzügen bringt er seine Verzierungen an. Wo er nur kann, läßt er seinen Kunstsinn walten. Besonders das gewohnte Malen mit in Harzfarben getauchten Stäbchen muß den Indianer zu dem Zeichnen mit dem Bleistift auf Papier befähigen, denn dabei ist die Haltung des Malstäbchens dieselbe wie die des Bleistifts.

Auch die vielumstrittenen Felsritzungen, die Menschen, Tiere, Gebrauchsgegenstände und Muster darstellen und, wie ich mehrfach während meiner Reisen beobachten konnte, noch jetzt ausgeführt werden, entspringen dem Bestreben, leere Flächen künstlerisch auszuschmücken, und dem »Zug der Nachahmung«, der den späteren Besucher zwingt, der schon vorhandenen Zeichnung eine weitere hinzuzufügen. Hätte man das Zeichentalent des Naturmenschen bei Zeiten gebührend beachtet, so wäre man bei den Felsritzungen nicht so lange im Finstern getappt und hätte hinter diesen harmlosen Kunsterzeugnissen nicht Bilderschriften, Hieroglyphen vermutet.[2]

Bei allen Zeichnungen der Indianer, besonders bei denen, die Menschen und Tiere darstellen, ist das Charakteristische des betreffenden Vorbildes stark hervorgehoben. Der Geist des Naturmenschen ist noch keineswegs mit modernem Kulturballast beschwert. Er ist ein vorurteilsfreier, scharfer Beobachter und trifft daher auch in seinen Zeichnungen stets das Charakteristische. Die Indianer aber haben nicht nur ein großes Talent, selbst charakteristische Zeichnungen zu entwerfen, sondern auch andere Bilder sofort richtig zu deuten.

Für Skizzen, die ich rasch im Tagebuch von ihren

Felsritzungen und Malereien, von ihren Gebrauchsgegenständen und von Personen in gewissen Tätigkeiten des Lebens anfertigte, erntete ich stets großen Beifall, wobei sie die kleinsten Figürchen sofort identifizierten.

Auch mein großes Bilderbuch, das bunte Bilder von Tieren der alten und neuen Welt enthielt, wie sie in unsern Schulen zum Anschauungsunterricht verwendet werden, wurde stets sehr bewundert und in jedem Dorf sofort verlangt, da meine Ruderer die Gastwirte über meine Person und meine Eigentümlichkeiten sogleich bei der Ankunft auf das genaueste orientierten. Stundenlang hockte alt und jung um mich herum und ließ sich von mir unter nicht enden wollendem Jubel die Bilder erklären. Bisweilen, wenn aus den naheliegenden Dörfern zahlreicher Besuch erschien, um den weißen Fremdling anzustaunen, mußte ich meine zoologischen Vorträge in ermüdender Weise wiederholen. Gern überließ ich dann einem der Indianer mein Lehramt, und es war bewundernswert, wie genau er meine Erklärungen seinem aufmerksamen Publikum wiedergab. Jede Figur wurde in allen ihren Einzelheiten kritisiert, sozusagen anatomisch durchgenommen. Herrschte schon große Freude beim Wiedererkennen von Tieren ihrer Heimat, wie des Tapirs, der mit seinem gefleckten Jungen zur Tränke im Waldbach geht, des langschwänzigen Ameisenbärs, der mit seiner wurmförmigen Zunge seine Nahrung aufsammelt, des gefürchteten Jaguars, so war ihre Wißbegierde kaum zu befriedigen bei fremden Tieren. Sie wollten genau wissen, wo sie lebten, im Wasser oder auf dem Land, wie groß sie seien, wovon sie sich nährten. Große Hei-

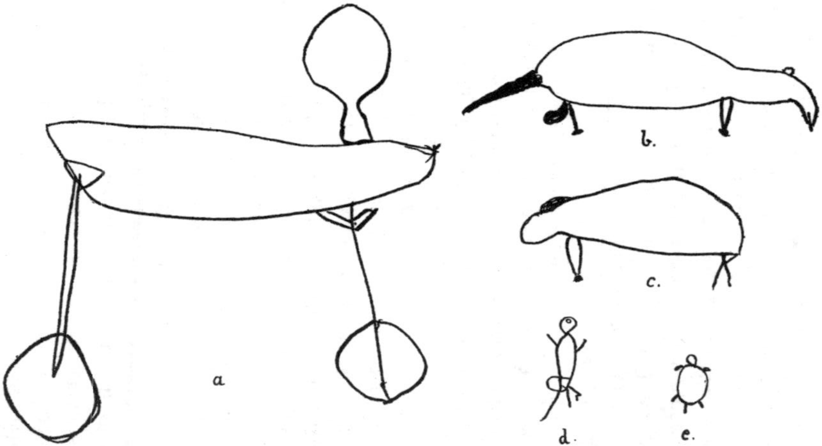

Stamm: Ipuriná. Name des Zeichners: Yámano. Ort: Rio Ituxý (Rio Purús). Figuren: a. Mann im Kanú. b. Großer Ameisenbär. c. Tapir. d. Koatá-Affe. e. Tartarúga-Schildkröte

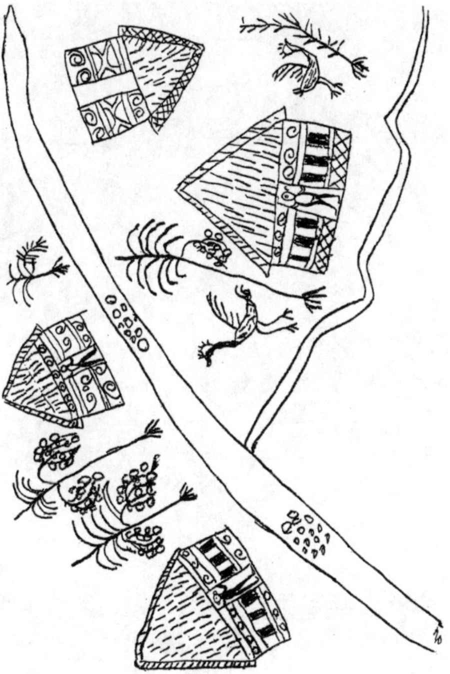

Stamm: Kobéua. Name des Zeichners: Ualí. Ort: Dorf Namokolíba am Rio Cuduiarý. Figuren: Karte des Rio Caiarý-Uaupés an der Mündung des Rio Cuduiarý.

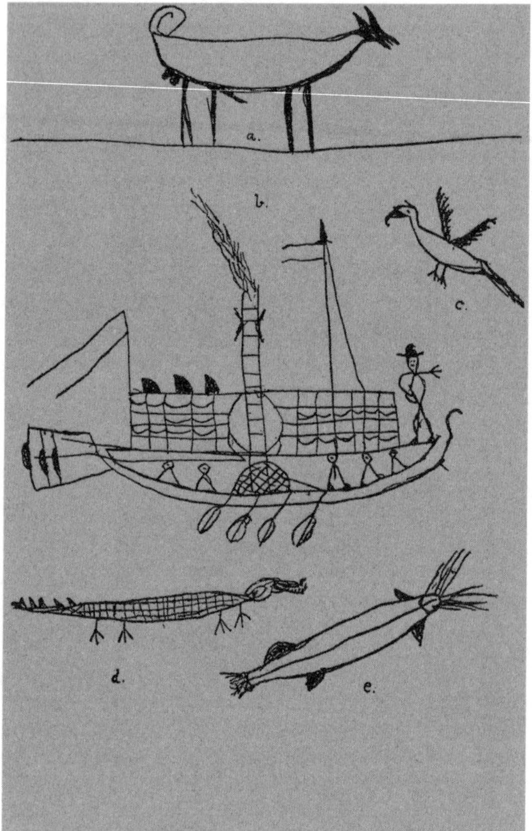

Stamm: Mirití-tapuyo (Tukáno). Ort: Iraïti-Igarapé (Rio Tiquié). Figuren: a. Hund. b. Dampfer. c. Arara. d. Alligator. e. Pirahíba-Fisch.

terkeit erregte stets der lange Rüssel des riesigen Elefanten, der »so groß wie ein Haus« sei, das breite Maul des unförmigen Nilpferdes, der lange Hals der Giraffe, die das Laub von den hohen Bäumen fresse, der mächtige Kopf des Löwen, die menschenähnlichen Gesichter der verschiedenen großen Affen, wie des Gorilla, Schimpansen und Orang-Utan.

Den Photographien meiner Angehörigen, besonders vier Bildern meiner Braut, brachten meine braunen Freunde stets das größte Interesse entgegen. »Zeige Deine Frau!« so hieß es immer wieder, und ebenso oft kehrte die durch die vier verschiedenen Bilder veranlaßte Frage wieder, ob ich denn vier Frauen habe. Sie konnten es sich gar nicht denken, daß ein so mächtiger und reicher Häuptling sich mit nur einer Frau begnüge. Es war rührend, mit welcher Zärtlichkeit und welchem feinen Takt sie sich nach Einzelheiten in meinen Familienverhältnissen erkundigten, so daß ich nicht müde wurde, die mir so teuren Bilder zu zeigen und zu erklären.

Auch Photographien von Indianern anderer Stämme schenkten sie große Aufmerksamkeit und machten sich als geborene scharfe Kritiker über die mehr oder weniger vorteilhafte Wiedergabe der ihnen zum Teil wohlbekannten Persönlichkeiten weidlich lustig.

Von einem hohen Grad von Intelligenz und künstlerischer Begabung aber zeugt es, daß sie sogar auf den Negativplatten entfernter wohnende Personen wiedererkannten.

Auf ihre eigenen Kunstprodukte waren meine Indianer außerordentlich stolz. Hatte ich sie einmal an die ihnen immerhin ungewohnte Arbeit des Bleistiftzeichnens gebracht, was manchmal schwer hielt, da sie eine regelrechte Beschäftigung nicht kennen, dann konnten sie stundenlang auf ihren niedrigen Bänkchen hocken und mit Feuereifer sich künstlerisch betätigen. Der köstliche Humor, der aus vielen Zeichnungen hervorleuchtet, beweist ihre Freude am Schaffen.

Auch von diesen »großen Kindern« kann man also sagen, wie Levinstein in seinem schönen Buch von »unseren Kleinen« sagt: Sie sind »bilderhungrig« (Levinstein 1905, S. 85).

Wie weit ihr zeichnerisches Talent geht, sollen die folgenden Blätter beweisen. Sie enthalten einen Teil der Handzeichnungen, die ich während meines zweijährigen Aufenthalts unter den Indianern des oberen Rio Negro und Yapurá (1903–1905) sammelte. Es sind Zeichnungen der *Baré* des *Casiquiare*, der *Baníwa* des Rio Guainía, der *Baníwa*-Stämme (*Siusí* und *Káua*) des Rio Aiarý, der *Tukáno*, *Uanána*, *Kobéua*, *Bahúna*, *Tuyúka* des Rio Caiarý-Uaupés und seiner Nebenflüsse und der *Umáua* des Rio Macáya, eines Zuflusses des oberen Yapurá. Dazu kommen noch Handzeichnungen von Ipuriná des Rio Purús, die ich in Manaos erhielt, und von *Bakairí* des Paranatinga und des Xingú-Quellgebietes, die ich als Begleiter des Herrn Dr. Herrmann Meyer-Leipzig (1899) sammelte.

Ich gebe die Zeichnungen in der Reihenfolge der einzelnen Verfasser und, um die Originalität möglichst zu wahren, als genaue Reproduktionen[3] des betreffenden ganzen Blattes im Skizzenbuch, denn nur durch unmittelbare Nebeneinanderstellung und Vergleichung der Bilder von derselben Hand kann man die Eigenart des betreffenden Künstlers erkennen und beurteilen. Auf die verschiedenartige Auffassung der verschiedenen Zeichner werde ich im Text eingehen und Zeichnungen von anderer Hand, die denselben Gegenstand behandeln, zum Vergleich heranziehen.

(1904)

---

1 Vgl. besonders das treffliche Werk von Siegfried Levinstein 1905.

2 Vgl. Andree, S. 258 ff. Mein auf diesen Reisen gesammeltes größeres Material an Felsritzungen des Alto Rio Negro werde ich an anderer Stelle veröffentlichen.

3 Durch ein besonderes Verfahren konnten die Zeichnungen in allen ihren Einzelheiten wiedergegeben werden. Die Originalgröße ist beibehalten.

August Macke

Die Masken

Ein sonniger Tag, ein trüber Tag, ein Perserspeer, ein Weihgefäß, ein Heidenidol und ein Immortellenkranz, eine gotische Kirche und eine chinesische Dschunke, der Bug eines Piratenschiffes, das Wort Pirat und das Wort heilig, Dunkelheit, Nacht, Frühling, die Zimbeln und ihr Klang und das Schießen der Panzerschiffe, die ägyptische Sphinx und das Schönheitspflaster auf dem Bäckchen der Pariser Kokotte.

Das Lampenlicht bei Ibsen und Maeterlinck, die Dorfstraßen- und Ruinenmalerei, die Mysterienspiele im Mittelalter und das Bangemachen bei Kindern, eine Landschaft von van Gogh und ein Stilleben von Cézanne, das Surren der Propeller und das Wiehern der Pferde, das Hurrageschrei eines Reiterangriffs und der Kriegsschmuck der Indianer, das Cello und die Glocke, die schrille Pfeife der Lokomotive und das Domartige des Buchenwaldes, Masken und Bühnen bei Japanern und Hellenen und das geheimnisvolle, dumpfe Trommeln des indischen Fakirs.

Gilt nicht das Leben mehr, denn die Speise, und der Leib mehr, denn die Kleidung.

Unfaßbare Ideen äußern sich in faßbaren Formen. Faßbar durch unsere Sinne als Stern, Donner, Blume, als Form.

Die Form ist uns Geheimnis, weil sie der Ausdruck von geheimnisvollen Kräften ist. Nur durch sie ahnen wir die geheimen Kräfte, den »unsichtbaren Gott«.

Die Sinne sind uns die Brücke vom Unfaßbaren zum Faßbaren.

Schauen der Pflanzen und Tiere ist: Ihr Geheimnis fühlen.

Hören des Donners ist: Sein Geheimnis fühlen. Die Sprache der Formen verstehen heißt: Dem Geheimnis näher sein, leben.

Schaffen von Formen heißt: leben. Sind nicht Kinder Schaffende, die direkt aus dem Geheimnis ihrer Empfindung schöpfen, mehr als der Nachahmer griechischer Form? Sind nicht die Wilden Künstler, die ihre eigene Form haben, stark wie die Form des Donners?

Der Donner äußert sich, die Blume, jede Kraft äußert sich als Form. Auch der Mensch. Ein Etwas treibt auch ihn, Worte zu finden für Begriffe, Klares aus Unklarem, Bewußtes aus Unbewußtem. Das ist sein Leben, sein Schaffen.

Wie der Mensch, so wandeln sich auch seine Formen.

Das Verhältnis der vielen Formen untereinander läßt uns die einzelne Form erkennen. Blau wird erst sichtbar durch Rot, die Größe des Baumes durch die Kleinheit des Schmetterlings, die Jugend des Kindes durch das Alter des Greises. Eins und zwei ist drei. Das Formlose, das Unendliche, die Null bleibt unfaßbar. Gott bleibt unfaßbar.

Der Mensch äußert sein Leben in Formen. Jede Kunstform ist eine Äußerung seines inneren Lebens. Das Äußere der Kunstform ist ihr Inneres.

Jede echte Kunstform entsteht aus einem lebendigen Wechselverhältnis des Menschen zu dem Tatsachenmaterial der Naturformen, der Kunstformen. Der Duft der Blume, das freudige Springen des Hundes, der Tänzerin, das Anlegen von Schmuck, der Tempel, das Bild, der Stil, das Leben eines Volkes, einer Zeit.

Die Blume öffnet sich beim Dämmern des Lichtes. Der Panther duckt sich beim Anblick der Beute und seine Kräfte wachsen als Folge ihres Anblicks. Und die Spannung seiner Kraft ergibt die Weite seines Sprunges. Die Kunstform, der Stil entsteht aus einer Spannung.

Auch Stile können an Inzucht zugrunde gehen. Die Kreuzung zweier Stile ergibt einen dritten, neuen Stil. Die Renaissance der Antike, der Schongauer- und Mantegnaschüler Dürer. Europa und der Orient.

In unserer Zeit fanden die Impressionisten den direkten Anschluß an die Naturerscheinungen. Die organische Naturform im Licht, in der Atmosphäre darzustellen, wurde ihre Parole. Sie wandelte sich unter ihren Händen.

Kunstformen der Bauern, der primitiven Italiener, der Holländer, Japaner und Tahitianer wurden ebenso zu Anregern wie die Naturformen selbst. Renoir, Signac, Toulouse-Lautrec, Beardsley, Cézanne, van

Gogh, Gauguin. Sie alle sind so wenig Naturalisten wie Greco oder Giotto. Ihre Werke sind der Ausdruck ihres inneren Lebens, sie sind die Form dieser Künstlerseelen im Material der Malerei. Das braucht nicht auf das Vorhandensein einer Kultur zu deuten, einer Kultur, die für uns das wäre, was für das Mittelalter die Gotik war, einer Kultur, in der alles Form hat, Form, aus unserm Leben geboren, nur aus unserem Leben. Selbstverständlich und stark wie der Duft einer Blume.

Wir haben in unserer komplizierten und verworrenen Zeit Formen, die jeden unbedingt ebenso erfassen, wie der Feuertanz den Neger oder das geheimnisvolle Trommeln der Fakire den Inder. Der Privatgelehrte steht als Soldat neben dem Bauernsohn. Beiden fährt der Parademarsch gleichmäßig durch die Glieder, ob sie wollen oder nicht. Im Kinematograph staunt der Professor neben dem Dienstmädchen. Im Varieté bezaubert die schmetterlingfarbene Tänzerin die verliebtesten Paare ebenso stark, wie im gotischen Dom der Feierton der Orgel den Gläubigen und Ungläubigen ergreift.

Formen sind starke Äußerungen starken Lebens. Der Unterschied dieser Äußerungen untereinander besteht im Material, Wort, Farbe, Klang, Stein, Holz, Metall. Jede Form braucht man nicht zu verstehen. Man braucht auch nicht jede Sprache zu lesen.

Die geringschätzige Handbewegung, mit der bis dato Kunstkenner und Künstler alle Kunstformen primitiver Völker ins Gebiet des Ethnologischen oder Kunstgewerblichen verweisen, ist zum mindesten erstaunlich.

Was wir als Bild an die Wand hängen, ist etwas im Prinzip Ähnliches, wie die geschnitzten und bemalten Pfeiler in einer Negerhütte. Für den Neger ist sein Idol die faßbare Form für eine unfaßbare Idee, die Personifikation eines abstrakten Begriffs. Für uns ist das Bild die faßbare Form für die unklare, unfaßbare Vorstellung von einem Verstorbenen, von einem Tier, einer Pflanze, von dem ganzen Zauber der Natur, vom Rhythmischen.

Stammt das Porträt des Dr. Gachet von van Gogh nicht aus einem ähnlichen geistigen Leben, wie die im Holzdruck geformte, erstaunte Fratze des japanischen Gauklers. Die Maske des Krankheitsdämons aus Ceylon ist die Schreckensgeste eines Naturvolkes, mit der seine Priester Krankes beschwören. Für die grotesken Zierate der Maske finden wir Analogien in den Baudenkmälern der Gotik, in den fast unbekannten Bauten und Inschriften im Urwalde von Mexiko. Was für das Porträt des europäischen Arztes die welken Blumen sind, das sind für die Maske des Krankheitsbeschwörers die welken Leichen. Die Bronzegüsse der Neger von Benin in Westafrika (im Jahre 1889 entdeckt), die Idole von den Osterinseln aus dem äußersten Stillen Ozean, der Häuptlingskragen aus Alaska und die Holzmaske aus Neukaledonien reden dieselbe starke Sprache wie die Schimären von Notre-Dame und der Grabstein im Frankfurter Dom.

Wie zum Hohn europäischer Ästhetik reden überall Formen erhabene Sprache. Schon im Spiel der Kinder, im Hut der Kokotte, in der Freude über einen sonnigen Tag materialisieren sich leise unsichtbare Ideen.

Die Freuden, die Leiden des Menschen, der Völker stehen hinter den Inschriften, den Bildern, den Tempeln, den Domen und Masken, hinter den musikalischen Werken, den Schaustücken und Tänzen. Wo sie nicht dahinter stehen, wo Formen leer, grundlos gemacht werden, da ist auch nicht Kunst.

(1912)

Carl Einstein

Negerplastik

Anmerkungen zur Methode

Kaum einer Kunst nähert sich der Europäer dermaßen mißtrauisch, wie der afrikanischen. Zunächst ist er hier geneigt, überhaupt die Tatsache »Kunst« zu leugnen und drückt den Abstand, der zwischen diesen Gebilden und der kontinentalen Einstellung sich auftut, durch eine Verachtung aus, die sich geradezu eine verneinende Terminologie schuf. Dieser Abstand und die Vorurteile, die hieraus folgen, erschweren jegliche ästhetische Einschätzung, ja verhindern sie gänzlich; denn eine solche setzt zunächst ein Angenähert-sein voraus. Der Neger jedoch gilt von Beginn an als der inferiore Teil, der rücksichtslos zu bearbeiten ist, und das von ihm Gebotene wird a priori als ein Manko verurteilt. Leichtfertig deutete man recht vage Evolutionshypothesen auf ihn zurecht; er mußte dem einen sich ausliefern, um einen Fehlbegriff von Primitivität abzugeben, andere wiederum putzten an dem hilflosen Objekt so überzeugend falsche Phrasen auf, wie Völker ewiger Urzeit und so fort. Man hoffte im Neger so etwas von Beginn zu fassen, einen Zustand, der aus dem Anfangen nie herausgelange. Nicht zum wenigsten beruhen viele Meinungen über den afrikanischen Menschen auf solchen Vorurteilen, die zugunsten einer bequemen Theorie hergerichtet wurden. Der Europäer beansprucht in seinen Urteilen über die Neger eine Voraussetzung, nämlich die einer unbedingten, geradezu phantastischen Überlegenheit.

De facto entspricht unsere Nichtachtung des Negers lediglich einem Nichtwissen über ihn, das ihn nur zu Unrecht belastet.

Vielleicht ergibt sich aus den Bildtafeln folgendes: der Neger ist kein nicht entwickelter Mensch; es ging eine bedeutsame afrikanische Kultur zu Grunde; der heutige Neger entspricht einem möglichen »antiken«, vielleicht wie der Fellache dem alten Ägypter.

Einige Probleme der neueren Kunst veranlaßten ein weniger leichtfertiges Eindringen in die Kunst afrikanischer Völker; wie immer verursachte auch hier ein aktuelles Kunstgeschehen, daß man eine entsprechende Geschichte bilde: in ihrer Mitte erhob sich die Kunst der afrikanischen Völker. Was vorher sinnlos erschien, gewann in den jüngsten Bestrebungen des bildenden Künstlers Bedeutung; man erriet, daß kaum irgendwo bestimmte Raumprobleme und eine besondere Weise des Kunstschaffens in dieser Reinheit gebildet waren, wie bei den Negern. Es ergab sich; das bisher gefällte Urteil über den Neger und seine Kunst bezeichnete eher den Richtenden als das Objekt. Der neuen Beziehung entsprach alsbald eine neue Leidenschaft; man sammelte Negerkunst als Kunst; passioniert, das ist: in berechtigter Aktivität bildete man aus den alten Materialien ein neu gedeutetes Objekt.

Die kurze Darstellung afrikanischer Kunst wird sich den Erfahrnissen neuerer Kunst nicht entziehen dürfen, zumal das geschichtlich Wirkende stets Folge der unmittelbaren Gegenwart ist. Jedoch sollen diese Beziehungen erst später entwickelt werden, um auf einem Gegenstand zu verharren und nicht durch Vergleiche zu stören.

Die Kenntnisse von afrikanischer Kunst sind im ganzen gering und unbestimmt; außer einigen Beninarbeiten ist nichts datiert; mehrere Typen von Kunstwerken werden nach den Fundorten bestimmt, jedoch glaube ich hieraus keinen Nutzen ziehen zu dürfen. Die Völkerschaften wanderten und schoben sich in Afrika; außerdem muß man annehmen, daß auch hier, wie anderswo, die Stämme um die Fetische kämpften und der siegreiche Stamm die Götter des Unterlegenen sich zueignete, um ihrer Kräfte und ihres Schutzes teilhaftig zu werden. Gänzlich verschiedene Stile rühren oft aus einer Gegend her; mehrere Erklärungsweisen können hier auftreten, ohne daß man entscheiden dürfte, welche berechtigt wäre; man kann in diesem Fall annehmen, es handle sich um frühere und spätere Kunst, oder zwei Stile bestanden gleichzeitig nebeneinander, oder eine Kunstart sei importiert. In jedem Falle, weder die geschichtlichen noch geographischen Kenntnisse erlauben vorläufig auch nicht die bescheidenste Kunstbestimmung. Der Einwand liegt nahe, man möge aus einem stilkritischen Aufbau eine geschichtliche Reihe erzwingen und vom Einfachen zum Zusammengesetzten vordringen. Man begebe sich der

Einbildung, Einfaches und Erstes seien möglich identisch; gar zu gern erschleicht man, daß die Voraussetzung und die Methode des Denkens auch Beginn und Art des Geschehens sei, während jedes Anfangen, worunter ich allerdings ein individuelles und relatives Beginnen verstehe – denn anderes ist nie tatsächlich festzustellen – höchst zusammengesetzt ist, da der Mensch noch im einzelnen viel, ja zu vieles ausdrücken möchte.

Drum erscheint der Versuch, etwas über afrikanische Plastik auszusagen, als ziemlich hoffnungslos. Zumal, da eine Majorität noch den Beweis fordert, daß jene überhaupt Kunst sei. So muß man fürchten, auf die Beschreibung äußerer Tatsachen verwiesen zu bleiben, die niemals anderes ergibt, wie, ein Lendenschurz sei eben ein Lendenschurz, die an keiner Stelle zu einem allgemeinen Schluß übergeht, welchem Gesamtgebiet denn all diese Lendenschürze und wulstigen Lippen angehören. (Kunst als ein Mittel zu anthropologischen oder ethnographischen Einsichten anzusehen, erscheint mir dubios, da die künstlerische Darstellung kaum etwas über die Tatsachen aussagt, woran eine solche wissenschaftliche Kenntnis gebunden ist.)

Trotzdem, man wird von der Tatsache und nicht einem unterschobenen Surrogat ausgehen. Ich glaube, sicherer als alle mögliche Kenntnis ethnographischer usw. Art gilt die Tatsache: die afrikanischen Skulpturen! Man wird das Gegenständliche, respektive die Gegenstände der Umgebungsassoziationen ausschalten und diese Bildungen als Gebilde analysieren. Man wird versuchen, ob sich aus dem Formalen der Skulpturen die Gesamtvorstellung einer Form ergibt, die denen über Kunstformen homogen ist. Eines jedoch wird unbedingt zu befolgen, eines zu vermeiden sein: man halte sich an der Anschauung und schreite innerhalb ihrer spezifischen Gesetze fort; nirgendwo aber unterschiebe man der Anschauung oder dem aufgespürten Schöpferischen die Struktur der eigenen Überlegung: man unterlasse das Interpolieren bequemer Evolutionen und stelle den Denkvorgang nicht dem schöpferischen Kunstgeschehen gleich; man begebe sich des Vorurteils, seelische Vorgänge könnten einfach mit umgekehrten Vorzeichen versehen werden, und Kunstnachdenken kontrastiere einfach dem Kunstschaffen; vielmehr ist jenes ein generell verschiedener Vorgang, der gerade die Form und ihre Welt überschreitet, um das Kunstwerk dem allgemeinen Geschehen einzuordnen.

Das Beschreiben der Skulpturen als formaler Gebilde leistet jedoch erheblich mehr als ein Gegenständliches; die gegenständliche Aufzählung überschreitet das gegebene Gebilde, indem dies nicht als Gebilde, sondern als Führer zu irgendeiner Praxis, die nicht in seiner Ebene liegt, umgebraucht wird. Die Analyse der Formen hingegen verbleibt in dem unmittelbaren Gegebenen; denn nur irgendwelche Formen sind vorauszusetzen; jedoch dienen diese eher einem Erfassen als einzelne Dinge, da sie als Formen zugleich über Sehweisen und Gesetze der Anschauung aussagen, also gerade zu einer Erkenntnis hinzwingen, die in der Sphäre des Gegebenen verharrt.

Wird eine formale Analyse möglich, die sich auf bestimmte eigentümliche Einheiten des Raumschaffens und Schauens bezieht und sie umkreist, so ist implizit erwiesen, daß die gegebenen Gebilde Kunst sind. Vielleicht mag man einwenden, eine Neigung zum Generalisieren und ein vorgesetzter Wille diktierten insgeheim einen solchen Schluß. Dies ist falsch; denn die Einzelform umschließt die gültigen Elemente der Anschauung, ja sie stellt sie dar, da diese nur als Form vorgestellt werden können. Der Einzelfall hingegen berührt das Eigentümliche des Begriffes nicht, vielmehr verhalten sich beide dualistisch zueinander. Gerade die wesentliche Übereinstimmung der allgemeinen Anschauung und der Realisierung machen eben das Kunstwerk aus. Weiter bedenke man: das Kunstschaffen ist ebenso »willkürlich« wie die notwendige Neigung, die einzelnen Formen der Anschauung zu Gesetzen zu verknüpfen; denn in beiden Fällen wurde ein Organisieren angestrebt und erreicht.

Das Malerische

Der üblichen Verständnislosigkeit des Europäers für afrikanische Kunst entspricht die stilistische Kraft derselben; stellt sie doch einen bedeutenden Fall plastischen Sehens dar.

Man darf behaupten, daß die Plastik des Kontinentalen von malerischen Surrogaten stark durchkreuzt ist. Im Hildebrandtschen »Problem der Form« besitzen wir den idealen Ausgleich des Malerischen und Plastischen; eine so auffallende Kunst wie die französische Plastik scheint bis Rodin gerade um die Auflösung des Plastischen sich zu bemühen. Selbst die Frontalität, worin man eine strenge »primitive« Formklärung zu sehen pflegt, muß als malerisches Erfassen des Kubischen bezeichnet werden; denn hier wird das Dreidimensionale in einige Ebenen aufsummiert, die das Kubische unterdrücken; betont man doch die dem Beschauer nächsten Teile und ordnet man sie zu Flächen, während man die zurückliegenden Teile als beiläufige Modulation der Vorderfläche ansieht, die dynamisch geschwächt wird. Man betont die gegenständlich vorn plazierten Motive. In anderen Fällen ersetzte man das Kubische durch ein gegenständliches Bewegungsäquivalent oder eskamotierte durch eine gezeichnete oder modellierte Formbewegung das Entscheidende, den unmittelbaren Ausdruck der dritten Dimension. Selbst perspektivische Versuche beeinträchtigten das plastische Sehen. So versteht man leicht, daß seit der Renaissance die nötigen, bestimmten Grenzen zwischen Freiplastik und Relief immer tiefer versanken, und die malerische Erregung, ein nur materiell Kubisches (Masse) umspielend, jeglichen dreidimensionalen Formbau überwuchs. Unschwer ergab sich hieraus, daß Maler und nicht Plastiker entscheidende Fragen über das Dreidimensionale anhoben.

Es erhellt ohne weiteres, daß unsere Kunst bei solchen formalen Tendenzen eine gänzliche Vermischung des Malerischen und Plastischen passieren mußte (Barock) und solch Verfahren nur mit einer völligen Niederlage der Plastik enden konnte, die, um wenigstens den Erregungszustand des Verfertigers zu bewahren und auf den Beschauer zu übertragen, gänzlich impressionistisch und malerisch sein mußte. Das Dreidimensionale war wegempfunden; die persönliche Handschrift überwog. Diese Formgeschichte war nötig einem seelischen Geschehen verpflichtet. Kunstkonventionen erschienen gleich Paradoxen; Übereinkunft war ein möglichst gesteigerter Schöpfer und demgemäß ein möglichst angeregter Beschauer; die Dynamik der individuellen Prozesse überwog; sie galten, und bei ihnen verharrte man mit besonderem Nachdruck. Die Entscheidung war in Vor- und Nachspiele gelegt, das Werk zerrann immer mehr zu einem Leiter psychologischer Erregung; das individuell Fließende, Verursacher und Bewirktes wurden fixiert. Diese Plastik waren eher Bekenntnisse einer Genetik als objektivierte Formen, eher blitzartige Berührung zweier Individuen; der Dramatik des Urteils über Kunstwerke legte man öfters eine größere Wichtigkeit bei als diesen selbst. Nötig mußte jeder prägnante Kanon der Form und des Schauens gelöst werden.

Ein immer stärkeres Entfalten der Plastizität wurde erstrebt, ein spältigeres Vervielfältigen der Mittel. Gegen die tatsächliche Unplastizität vermochte auch die realistisch geputzte Sage vom »abgetasteten« Modell nichts, vielmehr bestätigte gerade sie den Mangel einer gründlichen und einheitlichen Raumkonzeption.

Ein solches Verhalten zerstört die Distanz zu den Dingen und wertet nur den funktionellen Sinn, der in ihnen dem Individuum aufbewahrt ist. Diese Art Kunst bedeutet die potentielle Ansammlung eines möglichst großen funktionellen Effektes.

Ja wir sahen, daß dies potentielle Moment, der Zuschauer, in einigen neueren Versuchen virtuell und sichtlich gemacht wurde. Wenige Stile, die in Europa auftraten, schieden sich hiervon, insbesondere der romanisch-byzantinische: jedoch seine orientalische Herkunft ist erwiesen und gleich bekannt ist die ziemlich rasche Umwandlung zur Bewegtheit (Gotik).

Der Zuschauer wurde in die Plastik verwebt, er wurde ihre nicht mehr trennbare Funktion (z. B. perspektivische Plastik); er verband sich in dem überwiegend psychologischen Umwerten der Person des Verfertigers, wenn er dieser urteilend nicht widersprach. Die Plastik war Konversationsstoff zweier Menschen. Einen derart gerichteten Plastiker mußte vor allem interessieren, die Wirkung und den Beschauer voraus zu bestimmen; um die Wirkung vorweg zu nehmen und zu erproben, lag ihm nahe, sich selbst in den Betrachter zu verwandeln (futuristische Plastik), und die Skulpturen müssen als Umschreibung des Effektes angesehen werden. Das seelisch-zeitliche Moment überwog vollständig die räumliche Bestimmtheit. Um das, wenn auch öfters unbewußte Ziel der Mühe zu erreichen, stellte man die Identität zwischen dem Beschauer und dem Verfertiger her; denn nur so war ein uneingeschränktes Wirken möglich.

Es bezeichnet diesen Sachverhalt, daß man die Wirkung auf den Beschauer zumeist als Umkehren des schöpferischen Vorgangs, wenn sie auch als wenig intensiv charakterisiert wird, ansieht. Der Plastiker unterwarf sich der Majorität der seelischen Vorgänge und verwandelte sich selbst zum Beschauer. Stets nahm er bei der Arbeit einen Abstand, der dem künftigen Beschauer entsprach und modellierte die Wirkung; er verlegte das Schwergewicht in die Sehtätigkeit jenes und modellierte in Touches, damit erst der Beschauer die eigentliche Form bilde. Die Raumkonstruktion wurde einem sekundären, ja fremden Mittel, nämlich der materiellen Bewegung geopfert; die Voraussetzung aller Plastik, der kubische Raum, war vergessen.

Vor wenigen Jahren erlebten wir in Frankreich die neubestimmende Krisis. Durch eine ungeheure Anstrengung des Bewußtseins erkannte man die unsachliche Fraglichkeit des Verfahrens. Einige Maler verfügten über genügende Kraft vom mechanisch weiterrutschenden Handwerk abzusehen; losgelöst von den üblichen Mitteln untersuchten sie die Elemente der Raumanschauung, was denn diese erzeuge und bestimme. Die Ergebnisse dieser wichtigen Mühe sind hinreichend bekannt. Zugleich entdeckte man notwendig die Negerplastik und erkannte, daß sie isoliert die reinen plastischen Formen gezüchtet hat.

Üblicherweise bezeichnet man die Bemühungen dieser Maler als Abstraktion, wiewohl sich nicht leugnen läßt, daß nur mit einer ungeheuren Kritik der verirrten Umschreibungen man sich einer unmittelbaren Raumauffassung nähern konnte. Dies jedoch ist wesentlich und scheidet die Negerplastik kräftig von solcher Kunst, die an ihr sich orientierte und ihr Bewußtsein gewann; was hier als Abstraktion erscheint, ist dort unmittelbar gegebene Natur. Die Negerplastik wird sich im formalen Sinn als stärkster Realismus erweisen.

Der heutige Künstler agiert nicht nur für die reine Form, er spürt diese noch als Opposition seiner Vorgeschichte und verwebt seinem Streben das allzu Reaktive; seine nötige Kritik verstärkt das Analytische.

Religion und Afrikanische Kunst

Die Kunst des Negers ist vor allem religiös bestimmt. Die Bildwerke werden verehrt, wie bei irgendeinem antiken Volke. Der Verfertiger arbeitet sein Werk als die Gottheit oder ihr Bewahrer, das heißt, er besitzt von Beginn an Distanz zum Werk, das der Gott ist oder ihn festhält. Seine Arbeit ist entfernte Adoration und somit das Werk a priori etwas Selbständiges, mächtiger als der Verfertiger; zumal dieser seine gesamte Intensität in das Werk hineinarbeitet und somit als der Schwächere diesem sich opfert. Seine Arbeit muß als religiöser Dienst betrachtet werden. Das Werk als Gottheit ist frei und losgelöst von jeglichem; Arbeiter wie Adorant stehen zu ihm in unmeßbarem Abstand. Jenes wird sich nie dem menschlichen Geschehen vermischen und wenn, so als das Mächtige und wiederum Distanzierte. Die Transzendenz des Werkes ist im Religiösen bedingt und vorausgesetzt. Es wird in Adoration, in einem Grauen vor dem Gott geschaffen und das gleiche ist seine Wirkung. Verfertiger und Anbeter sind a priori seelisch, das ist wesentlich identisch; der Effekt liegt nicht im Kunstwerk, sondern in seinem vorausgesetzten, unbestrittenen Gottsein. Der Künstler wird sich nicht vermessen, neben dem Gott wetteifernd eine Wirkung anzustreben; diese ist sicher gegeben und vorausbestimmt. Das Kunstwerk als Mühe um einen Effekt ist hier sinnlos, zumal die Idole oft im Dunkeln adoriert werden.

Der Künstler erarbeitet ein Werk, das selbständig, transzendent und unverwoben bleibt. Dieser Transzendenz entspricht eine räumliche Anschauung, die jede Funktion des Beschauers ausschließt; ein vollständig erschöpfter, totaler und unfragmentarischer Raum muß gegeben und verbürgt sein. Abgeschlossenheit des Raumes bedeutet hier nicht Abstraktion, sondern ist unmittelbare Empfindung. Die Geschlossenheit ist nur garantiert, wenn das Kubische völlig geleistet ist, dem nichts hinzugefügt werden kann. Die Aktivität des Beschauers kommt nicht in Frage. (Handelt es sich um religiöse Malerei, so wird diese gänzlich auf die Bildfläche sich beschränken, damit ein Gleiches erreicht werde. Einer solchen Malerei ist also nicht vom Dekorativen oder Ornamentalen her beizukommen; dies sind sekundäre Folgen.)

Ich sagte, das Dreidimensionale muß vollkommen und ungemindert geleistet sein, die Anschauung ist religiös vorausbestimmt und wird vom religiösen Kanon gefestigt. Mit dieser Bestimmung des Schauens ist ein Stil geleistet, der keiner Willkür des einzelnen unterliegt, sondern kanonisch bestimmt ist und nur durch religiöse Umwälzungen verändert werden kann. Der Beschauer adoriert die Bilder oft im Dunkeln, ist betend ganz vom Gott beansprucht und diesem völlig hingegeben, so daß er kaum auf die Art des Kunstwerks einwirken, ja achten wird. Die Situation bleibt die gleiche, wenn ein König oder Häuptling dargestellt wird; ja auch im Bildwerk des gemeinen Mannes wird ein Göttliches angeschaut, ja verehrt; auch hier bestimmt dieses das Werk. In einer solchen Kunst finden individuelles Modell und Porträt keinen Platz, höchstens als profane Nebenkunst, die sich der religiösen Kunstübung kaum entziehen kann oder als unwesentlicheres Gebiet, wenig geachtet, kontrastiert.

Das Werk wird als Typus der adorierten Gewalt angerichtet.

Es bezeichnet die Negerplastiken, daß sie eine starke Verselbständigung der Teile aufweisen; auch dies ist religiös bedingt. Jene sind nicht vom Beschauer, sondern von sich aus orientiert; die Teile werden von der engen Masse aus empfunden, nicht in abschwächender Entfernung; somit werden sie und ihre Grenzen verstärkt sein.

Weiter fällt auf: die meisten dieser Arbeiten entbehren des Sockels und ähnlicher Aufstellungszutaten, was verwundern könnte, da die Statuen in unserem Sinn äußerst dekorativ sind. Jedoch wird der Gott nie anders vorgestellt denn als selbständiges Wesen, keiner Hilfe bedürftig. Fromme, verehrende Hände mangeln ihm nicht, wenn er vom Adoranten einhergetragen wird.

Eine solche Kunst wird selten das Metaphysische verdinglichen, da es als selbstverständlich vorausgesetzt ist. Es wird sich gänzlich in der vollständigen Form dartun müssen und in ihr erstaunlich intensiv sich konzentrieren; das heißt, die Form wird zur äußersten Geschlossenheit durchgebildet. Ein kräftiger Realismus des Formalen wird auftreten; denn nur so werden die Kräfte tätig, die nicht auf abstraktem oder relativ polemischem Wege zur Form gelangen, sondern unmittelbar Form sind. (Das Metaphysische der heutigen Künstler verrät noch immer die vorhergegangene Kritik des Malerischen und ist in die Darstellung als gegenständliche und formale Essenz einbezogen, wodurch die Unbedingtheit von Religion und Kunst, ihre streng abgegrenzte Korrelativität zu einem zerstörenden Vermischen verwirrt wurde.) Im formalen Realismus, worunter nicht ein nachahmender Naturalismus verstanden wird, ist die Transzendenz gegeben; denn Nachahmung ist ausgeschlossen; wen dürfte ein Gott nachahmen, wem sich unterwerfen. Ein folgerichtiger Realismus der transzendenten Form ergibt sich. Das Kunstwerk wird nicht als willkürliche und künstliche Schöpfung angesehen werden, vielmehr als mythische Realität, die an Kraft die natürliche übertrifft. Das Kunstwerk ist real durch seine geschlossene Form; da es selbständig und überaus mächtig ist, wird das Distanzgefühl eine ungeheuer intensive Kunst erzwingen.

Während das europäische Kunstwerk der gefühlsmäßigen, sogar formalen Deutung unterliegt, insofern der Beschauer zur aktiven optischen Funktion aufgerufen wird, ist das Negerkunstwerk aus mehr als formalen Gründen, nämlich auch religiösen, eindeutig bestimmt. Es bedeutet nichts, es symbolisiert nicht; es ist der Gott, der seine abgeschlossen mythische Realität bewahrt, worein er den Adoranten einbezieht und auch ihn zu einem Mythischen verwandelt und seine menschliche Existenz aufhebt.

Formale und religiöse Geschlossenheit entsprechen sich; ebenso formaler und religiöser Realismus. Das europäische Kunstwerk wurde geradezu die Metapher der Wirkung, die den Beschauer zu lässiger Freiheit herausfordert. Das religiöse Negerkunstwerk ist kategorisch und besitzt ein prägnantes Sein, das jede Einschränkung ausschließt.

Um ein abgegrenztes Dasein des Kunstwerks herauszubilden, muß jede zeitliche Funktion ausgeschaltet werden; das heißt ein Umgehen des Kunstwerks, ein Betasten muß verhütet werden. Der Gott besitzt keine Genetik; diese widerspricht seiner gültigen Existenz. Es mußte also eine Darstellung gefunden werden, die ohne Modélé, das eine unfromme, persönlich beeinträchtigende Hand verrät, sofort in festem Material sich ausdrückt. Die Raumanschauung, die ein solches Kunstwerk aufweist, muß gänzlich den kubischen Raum absorbieren und ihn vereinheitlicht ausdrücken; Perspektive oder die übliche Frontalität sind hier verboten, sie wären unfromm. Das Kunstwerk muß die gesamte Raumgleichung geben; denn nur, wenn es jede zeitliche Interpretation, die auf Bewegungsvorstellungen beruht, ausschließt, ist es zeitlos. Es absorbiert die Zeit, indem es, was wir als Bewegung erleben, in seiner Form integriert. (...)

(1915)

Guillaume Apollinaire

Exotismus und Ethnographie

In Frankreich sind es die Sammler und Antiquitätenliebhaber, denen man wirklich Könnerschaft zubilligen muß, eine Eigenschaft, die von der Verfassung eigentlich dem Ministerium der Schönen Künste zugedacht wurde. Einige Kunstfreunde wie M. Guillaume zum Beispiel – ein Name, den sich jeder merken sollte, der im Bereich der Antiquitäten auf dem neuesten Stand sein möchte – haben begonnen, die Skulpturen und Kunstwerke jener afrikanischen und ozeanischen Völker zu sammeln, die man beiläufig Wilde nennt. Bisher wurden diese Objekte nur aus rein ethnographischem Interesse gesammelt. Heute aber betrachten die Kunstsammler sie mit der gleichen Hochachtung, die sonst nur den Kunstwerken der sogenannten höherstehenden Völker Griechenlands, Ägyptens, Indiens und Chinas zukam. Trotz alledem besteht der Staat darauf, diese Arbeiten, deren Schönheit nun von sehr vielen Europäern erkannt wird, als nichts anderes zu betrachten als häßliche Fetische, groteske Auswüchse lächerlichen Aberglaubens. Das Trocadéro-

Museum enthält eine große Zahl von Meisterwerken afrikanischer und ozeanischer Künstler. Von den verantwortlichen Stellen der Regierung wird es jedoch total vernachlässigt. Das Museum ist nur drei Tage in der Woche geöffnet. Es hat keine Wärter außer den Stadtpolizisten, die dort ihren Dienst tun. Die Sammlungen sind so aufgebaut, daß sie, statt ästhetische Sensibilisierung anzuregen, lediglich eine exotische Neugier befriedigen. Und doch kann man hier erstklassige Kunstwerke sehen. Ich habe besonders ein Prachtstück aus der Dahome-Sammlung vor Augen – eine große Eisenstatue, die den Gott des Krieges darstellt, zweifellos eines der ungewöhnlichsten und schönsten Kunstwerke, die man zur Zeit in Paris finden kann. Die von dem Dichter Lucien Rohmer gegründete literarische Schule Flora, die ihr Ziel darin sieht, eine anmutige Kunst zu pflegen, würde aus der Betrachtung des Dahome-Kriegsgottes großen Gewinn ziehen. Die menschliche Figur diente sicher als Inspiration für diese einzigartige Arbeit. Durch einen Geniestreich, so komisch und so tiefsinnig wie eine Seite aus Rabelais, ähnelt jedoch keines der einzelnen Elemente irgendeinem Teil des menschlichen Körpers. Der afrikanische Künstler war offenbar ein echter Schöpfer. Ich bin sicher, daß diese überraschende Gottheit den meisten Parisern völlig unbekannt ist. Im Trocadéro-Museum hält sich außer an Sonntagen kaum ein Besucher auf, und das sind dann nur Soldaten mit Marschbefehl und Kindermädchen auf einem Spaziergang. Die Leute wissen auch nichts über die schönen Maori-Grabmäler, deren Verzierungen an Seemuscheln und Wasserpflanzen erinnern; sie wissen auch nichts über die seltenen Skulpturen von den Osterinseln, von denen das Trocadéro einige wertvolle Stücke besitzt. Vielleicht handelt es sich dabei um die letzten Überreste der vorgeschichtlichen Zivilisation von Atlantis.

Die Regierung denkt ja gar nicht daran, diese Sammlungen exotischer Kunst zu erweitern. Während die Kuratoren der deutschen und englischen Museen, mit großzügigem Budget ausgestattet, überall, Frankreich eingeschlossen, auf der Jagd nach den Werken der genialen, ungebildeten Künstler aus Afrika und Australien sind, hat das Trocadéro noch nicht einmal eine eigene interessante Sammlung der sehr eigenständigen Eingeborenenkunst aus Madagaskar. Das gleiche gilt für die raffinierten Werke der Eisenschmiede von Äquatorial-Afrika, die scheinbar völlig vernachlässigt wurden. Man darf sich aber nicht täuschen lassen: Afrikanische Kunst erregt mit jedem Tag mehr Interesse. So mancher Fetisch aus Zentralafrika offenbart eine Ästhetik, die von der des alten Ägypten nicht sehr verschieden ist. Auch in den modernen Arbeiten findet man einen hervorragenden Sinn für Proportion, den nur sehr wenige europäische Künstler besitzen. Es scheint höchste Zeit zu sein, daß sich die Regierung in dieser Situation einschaltet. Die Preise steigen Tag für Tag. Man interessiert sich besonders für die Kunstwerke aus Guinea und von den Marquesas-Inseln. M. Guillaume interessiert sich zudem für die Kunst der Völker von Alaska. Fetische, die noch vor fünf oder sechs Jahren für einen Louis d'Or hätten gekauft werden können, sind heute sehr teuer geworden. Selbst Händler zögern nicht, einige tausend Francs dafür zu zahlen. Noch ist es Zeit für Frankreich mit seinen verschiedenen Kolonien, die alle reich an Kunstwerken sind, die Überreste dieser exotischen Zivilisationen zu retten. Das ethnographische Museum des Trocadéro verdient es, weiterentwickelt zu werden, nicht nur aus ethnographischer, sondern vor allem aus einer künstlerischen Sicht. Das Museum braucht vor allem neue Ausstellungsräume, damit die Statuen und andere Kunstwerke nicht in Glasvitrinen völlig durcheinander aufgetürmt werden müssen, zusammen mit Haushaltsgegenständen und alten Lumpen ohne jeden künstlerischen Wert.

Man könnte noch weitergehen: Es gibt keinen Grund, warum der Staat nicht endlich ein großes Museum für exotische Kunst gründen sollte, entsprechend dem, was der Louvre für die europäische Kunst bedeutet. Für den Anfang könnte das Museum die Sammlung aus dem Fernen Osten aufnehmen, die sich noch im Louvre befindet. Auch die verschiedenen Kunstwerke des Trocadéro könnten dorthin verbracht werden. Die Aufgabe der verschiedenen Kolonialverwaltungen wäre es, das Museum zu erweitern, das bald eines der nützlichsten Bauten der Zivilisation sein würde. Dann könnte das Trocadéro, nachdem es von den überflüssigen Kunstwerken befreit worden ist, seine rein ethnographischen Sammlungen weiter ausbauen. Denn es ist ein Jammer zu sehen, daß einige sehr ansprechende Sammlungen aus den französischen Provinzen seit dem Tag ihrer Einrichtung nicht mehr erweitert wurden. Die einzige neue Ergänzung, die zudem noch oben auf einer Treppe verstaut wurde, besteht in einer Schenkung billiger, kommerzieller Kinkerlitzchen wie Nadeln, Metallringe, Rosenkränze usw. Pfeifen, besonders Tonpfeifen, die zum großen Teil künstlerische Ornamente tragen, sind im ethnographischen Museum des Trocadéro nicht vertreten. Das ist wirklich zuviel! Die Lücke ist jedoch leicht zu füllen. Ich zweifle nicht daran, daß die wichtigsten Pfeifenhersteller, deren Modelle oft so lustig oder schlauerweise grotesk sind, oder den Porträts großer Männer nachgebildet, sich glücklich schätzen würden, Säcke voll mit Pfeifen zu stiften, die jeden Toppmann am Besanmast vor Neid erblassen ließen.

Das Trocadéro-Museum braucht dringend eine Überholung. Objekte von vorwiegend künstlerischer Art sollten von den ethnographischen Dingen getrennt und in einem anderen Museum untergebracht werden. Die ethnographischen Sammlungen sollten vergrößert und weiterentwickelt werden. Und was Frankreich betrifft, so sollte man ein neues Museum gründen, um nationale Folklore aufzunehmen. Das Trocadéro könnte sich ganz der kolonialen und ausländischen Ethnographie zuwenden. Wärter sollten dafür bereitgestellt werden und die Öffnungszeiten sollten denen der anderen Museen angeglichen werden.

Wir sind aber von M. Guillaume und den anderen Sammlern afrikanischer Kunst abgekommen. Ihre Zahl nimmt jeden Tag zu und die meisten von ihnen werden richtige Fanatiker. Viele von ihnen sind selbst Künstler und man hat bereits den Einfluß bemerkt, den primitive Fetische auf die zeitgenössische Kunst ausgeübt haben.

(1912)

Franz Boas

Primitive Kunst

Kein Volk, das uns bekannt ist, wie entbehrungsreich sein Leben auch immer sein mag, setzt seine gesamte Zeit, all seine Energien an das Beschaffen von Nahrung und Obdach. Ebensowenig beschäftigen sich diejenigen, die unter günstigeren Bedingungen leben und die Freiheit haben, ihre Zeit auch anderen Bestrebungen zu widmen als nur der Sicherung ihrer Versorgung, ausschließlich mit gewerblicher Arbeit oder verschwenden ihre Tage im Müßiggang. Sogar die ärmsten Stämme leisten Arbeit, die ihnen ästhetisches Vergnügen bereitet; und jene, denen eine reiche Natur oder eine größere Fülle an Erfindungen Sorgenfreiheit gewährt, lassen einen großen Teil ihrer Energie in die Schaffung von Werken voller Schönheit fließen.

Auf die eine oder andere Weise wird ästhetischer Genuß von allen Mitgliedern der Menschheit empfunden. Gleich wie verschieden die Schönheitsideale sein mögen, die allgemeine Veranlagung zum Genuß von Schönheit ist überall von gleicher Art; der schlichte

Gesang der Sibirier, der Tanz der afrikanischen Neger, die Pantomime der kalifornischen Indianer, die Steinarbeiten der Neuseeländer, die Schnitzarbeiten der Melanesier, die Skulpturen der Alaskaner sprechen zu ihnen in einer Weise, die sich in nichts von dem unterscheidet, was wir empfinden, wenn wir ein Lied hören, wenn wir einen kunstvollen Tanz sehen oder wenn wir Ornamente, Malerei oder Skulpturen bewundern. Die bloße Existenz von Gesang, Tanz, Malerei und Skulptur in allen uns bekannten Stämmen ist Beweis für das starke Verlangen, Dinge hervorzubringen, die ihrer Form wegen als angenehm empfunden werden, und Beweis für die Fähigkeit des Menschen, sie zu genießen.

Alle menschlichen Tätigkeiten können Formen annehmen, die ihnen ästhetischen Wert verleihen. Der bloße Laut oder das Wort sind nicht zwangsläufig mit Merkmalen der Schönheit behaftet. Ist es jedoch an dem, so handelt es sich um reinen Zufall. Heftige, unbeherrschte, durch Erregung hervorgerufene Bewegungen, die Ausübung der Jagd und die für die täglichen Verrichtungen erforderlichen Bewegungen sind Reflexe, teils aus einem starken Gefühl heraus, teils durch die Praxis bedingt. Sie haben keinen unmittelbaren ästhetischen Reiz. Das gleiche trifft auf alle Erzeugnisse aus gewerblicher Tätigkeit zu. Das Bestreichen mit Farbe, das Herumschnitzen an Holz oder Knochen oder das Schaben auf Stein führen nicht unbedingt zu Resultaten, die wegen ihrer Schönheit unsere Bewunderung auf sich ziehen.

Dennoch können sie alle von ästhetischem Wert sein. Rhythmische Bewegungen des Körpers oder von

Gegenständen, Formen, die das Auge ansprechen, Tonfolgen und sprachliche Wendungen, die dem Ohr gefallen, bewirken kunstvolle Effekte. Muskuläres, visuelles und auditives Empfinden liefern das Material, das uns ästhetisches Vergnügen bereitet und das in der Kunst benutzt wird.

Wir können auch von Eindrücken sprechen, die unseren Geruchs-, Geschmacks- und Tastsinn anregen. Eine Zusammenstellung von Düften, ein gastronomisches Mahl können als Kunstwerke bezeichnet werden und rufen, wenn sie gut zubereitet sind, angenehme Empfindungen hervor.

Was gibt nun der Empfindung einen ästhetischen Wert? Wenn die technische Handhabung ein bestimmtes Maß an Vorzüglichkeit erreicht hat, wenn die Kontrolle über die notwendigen Arbeitsvorgänge soweit geht, daß bestimmte typische Formen hergestellt werden, dann nennen wir den Vorgang Kunst, und wie einfach die Formen auch immer sein mögen, sie sollten vom Standpunkt formaler Perfektion her beurteilt werden. Gewerbliche Arbeiten wie Schneiden, Schnitzen, Modellieren, Weben sowie Singen, Tanzen und Kochen können technische Vollkommenheit und beständige Formen hervorbringen. Das Urteil über die Perfektion der technischen Form ist im wesentlichen ein ästhetisches Urteil. Es ist kaum möglich, objektiv zu bestimmen, wo die Grenze zwischen künstlerischen und prä-künstlerischen Formen gezogen werden könnte, da wir nicht genau festzustellen vermögen, wo die ästhetische Haltung einsetzt. Es scheint hingegen sicher, daß, wo immer sich eine festgelegte Art von Bewegung, eine bestimmte Tonfolge oder eine festgelegte Form entwickelt hat, diese zum Standard werden muß, an dem ihre Vollendung, das heißt ihre Schönheit, gemessen wird.

Überall in der Welt verfügt die Menschheit über solche Typisierungen, und wir müssen vermuten, daß eine nicht-standardisierte Form, die nachweislich einen ästhetischen Reiz auf eine Gemeinschaft ausübt, bereitwillig angenommen wird. Die Festgelegtheit der Form scheint auf das engste mit unseren Vorstellungen von Schönheit verknüpft zu sein.

Wenn ein perfekter Standard der Form nur durch eine hoch entwickelte und perfekt kontrollierte Technik erreicht werden kann, dann muß eine enge Beziehung zwischen Technik und Schönheitsempfinden bestehen.

Man könnte sagen, daß die Ausführung unerheblich ist, solange das Schönheitsideal existiert, nach dem der Möchte-gern-Künstler strebt, selbst wenn er wegen seiner nicht-perfekten Technik nicht in der Lage ist, dieses zu erreichen. Alois Riegl drückt diesen Gedanken aus, indem er sagt, daß der Wille, ein ästhetisches Resultat hervorzubringen, die Essenz der künstlerischen Arbeit ist. Das Zutreffende an dieser Behauptung soll nicht bestritten werden, und zweifellos bemühen sich zahlreiche Individuen, einen Ausdruck für ihre ästhetischen Regungen zu finden, ohne die Fähigkeit zu besitzen, sie zu realisieren. Das, wonach sie streben, setzt die Existenz einer Idealform voraus, die die ungeübten Muskeln nicht adäquat ausführen können. Das intuitive Formgefühl muß also präsent sein. Soweit sich unser Wissen auf die Kunstwerke primitiver Völker erstreckt, ist das Formgefühl unlösbar mit technischer Erfahrung verknüpft. Die Natur scheint keine formalen Ideale zu liefern – es sind festgelegte Typen, die imitiert werden –, außer wenn ein natürlicher Gegenstand im täglichen Leben benutzt wird, wenn er durch einen technischen Vorgang bearbeitet, vielleicht verändert wird. Es scheint so, als ob sich Form nur auf diesem Wege dem menschlichen Geist einprägt. Eben die Tatsache, daß die menschlichen Erzeugnisse in jedem Teil der Welt einen ausgeprägten Stil haben, beweist, daß sich ein Formgefühl zusammen mit den technischen Fertigkeiten entwickelt. Weder können wir belegen, daß sich bei der bloßen Betrachtung von Natur oder von natürlichen Gegenständen ein Sinn für festgelegte Form entwickelt, noch haben wir irgendeinen Beweis, daß eine bestimmte stilistische Form sich einzig durch die Vorstellungskraft des Herstellers zu einem Produkt entwickelt, ohne von seiner technischen Erfahrung geleitet zu werden, die ihm die Form zu Bewußtsein bringt. Es ist vorstellbar, daß elementare ästhetische Ausprägungen wie Symmetrie und Rhythmus nicht gänzlich von technischen Fertigkeiten abhängen, doch sind sie allen Kunststilen gemeinsam und nicht besonders charakteristisch für eine bestimmte Region. Ohne eine gewisse Stabilität in der Form von Objekten, ob handwerklich hergestellt oder im allgemeinen Gebrauch, gibt es keinen Stil, und die Stabilität der Form hängt von der Entwicklung einer hohen Technik ab oder in wenigen Fällen von der konstanten Benutzung der gleichen Art von natürlichen Produkten. Wenn dauerhafte Formen erreicht sind, kann eine phantasievolle Entwicklung der Form auch bei nicht perfekter Technik einsetzen, und in diesem Fall kann der Wille, ein ästhetisches Resultat zu erzielen, über die Fähigkeiten des Möchtegern-Künstlers hinausgehen. Die gleiche Überlegung trifft auf den ästhetischen Wert der Muskelbewegungen bei Gesang und Tanz zu.

Weltweit beweisen die Erzeugnisse der Menschen, daß die idealen Formen im wesentlichen auf Standards beruhen, die von Fachleuten entwickelt worden sind. Auch könnten sie phantasievolle Weiterentwicklungen von älteren standardisierten Formen sein. Ohne eine formale Basis kann der Wille, etwas zu schaffen, das den Schönheitssinn anspricht, kaum bestehen.

Viele Kunstwerke berühren uns auf eine andere Weise. Die Gefühle können nicht nur durch die Form allein angeregt werden, sondern auch durch den engen Zusammenhang, der zwischen der Form und den Vorstellungen, die ein Volk kultiviert, besteht. Mit anderen Worten: wenn die Formen eine Bedeutung übermitteln, weil sie vergangene Erfahrungen wachrufen oder weil sie als Symbole dienen, dann kommt zum Genuß ein neues Element hinzu. Die Verbindung zwischen der Form und ihrer Bedeutung erhebt den Geist über den gewöhnlichen Gefühlszustand des Alltags. Schöne Skulpturen oder Malerei, eine Musikkomposition, ein Theaterstück oder eine Pantomime können uns folglich bewegen. Dies gilt nicht weniger für primitive Kunst als für unsere eigene.

Hin und wieder wird ästhetischer Genuß von natürlichen Formen ausgelöst. Der Gesang eines Vogels kann schön sein, wir können beim Betrachten einer Landschaftsform oder beim Beobachten der Bewegungen eines Tieres Genuß erleben; wir können einen natürlichen Geschmack oder Geruch oder ein angenehmes Gefühl genießen; die Größe der Natur kann uns in emotionale Erregung versetzen, und das instinktive Handeln der Tiere kann eine dramatische Wirkung haben; all dies hat ästhetischen Wert, aber es ist keine Kunst. Andererseits sind eine Melodie, eine Schnitzerei, ein Tanz oder eine Pantomime ästhetische Leistungen, weil sie durch unsere eigene Betätigung geschaffen wurden.

Die Form und die Schöpfung, die aus unserer Tätigkeit entstehen, sind wesentliche Merkmale von Kunst. Der Genuß oder die Erhebung des Geistes muß durch eine bestimmte Form von Sinneseindruck herbeigeführt werden, wobei dieser Sinneseindruck jedoch durch irgendeine Art von menschlicher Tätigkeit oder durch ein Produkt aus menschlicher Tätigkeit hervorgerufen werden muß.

Es ist unabdingbar, die zweifache Quelle der künstlerischen Wirkung in Erinnerung zu behalten: zum einen beruht sie allein auf der Form und zum anderen auf den Ideen, die mit der Form assoziiert werden. Andernfalls wird die Kunsttheorie einseitig sein. Wenn die Kunst des Menschen weltweit, sowohl in primitiven Stämmen als auch in zivilisierten Nationen, beide Elemente enthält, das rein formale sowie das bedeutungstragende, dann ist es unzulässig, alle Diskussionen über die Offenbarung eines künstlerischen Dranges auf der Annahme aufzubauen, daß der Ausdruck von Gefühlszuständen in bestimmten bedeutungsvollen Formen der Beginn von Kunst sein muß oder daß die Kunst, wie die Sprache, eine Art der Äußerung ist. In der heutigen Zeit gründet sich diese Meinung teils auf der oft beobachteten Tatsache, daß in der primitiven Kunst sogar einfache geometrische Formen eine Bedeutung haben können, die zu dem emotionalen Wert hinzukommt, und daß Tanz, Musik und Poesie fast immer eine festgelegte Bedeutung haben. In jedem Fall jedoch ist die Bedeutung einer künstlerischen Form weder universell noch kann aufgezeigt werden, daß sie in jedem Fall älter ist als die Form.

Ich habe nicht die Absicht, mich auf eine Diskussion über philosophische Theorien der Ästhetik einzulassen, ich werde mich auf ein paar Bemerkungen über die Auffassungen einiger neuerer Autoren beschränken, die die Kunst auf der Basis von ethnologischem Material betrachtet haben, und zwar nur in bezug auf die Frage, ob primitive Kunst fest umrissene Ideen zum Ausdruck bringt.

Unsere Ansichten stimmen grundsätzlich mit denen von Fechner überein, der einerseits den »direkten« Reiz eines Kunstwerkes anerkennt und andererseits die damit verknüpften Elemente, die der ästhetischen Wirkung eine spezifische Note verleihen (Fechner 1876).

Wundt beschränkt die Diskussion über Kunst auf jene Formen, in denen die künstlerische Arbeit Gedanken oder Gefühle ausdrückt. Er sagt: »Mitten inne zwischen Sprache und Mythos steht für die psychologische Betrachtung die Kunst. […] So stellt sich uns denn auch das künstlerische Schaffen unmittelbar als eine eigentümliche Fortbildung der Ausdrucksbewegung dar, durch welche, was in Gebärde und Sprache flüchtig vorübereilt, teils zu bedeutsameren Formen gesteigert, teils bleibend fixiert wird. […] Alle diese

Beziehungen verraten sich übrigens vornehmlich in einem relativ frühen, wenn auch nicht in dem allerersten Stadium künstlerischen Schaffens, in welchem noch die augenblicklichen Bedürfnisse des Gedankenausdrucks die Kunst wie die Sprache beherrschen.« (Wundt 1919, S. 5 ff.)

Max Verworn sagt: Kunst ist »die Fähigkeit, Bewußtseinsvorgänge mit selbst geschaffenen Mitteln willkürlich zum sinnlich-wahrnehmbaren Ausdruck zu bringen. In diesem allgemeinsten Sinne ist auch die Sprache, der Gesang, die Musik, der Tanz eine Kunst ebenso wie die Malerei, die Plastik, die Ornamentik. Die ›bildende‹ Kunst im engeren Sinne dagegen ist die Fähigkeit, Bewußtseinsvorgänge durch bleibende Mittel optisch wahrnehmbar zu machen.« (Verworn 1920, S. 8)[1]

Richard Thurnwald akzeptiert den Standpunkt von Wundt, wenn er sagt: »... die Kunst, so unzulänglich ihre Mittel auch gelegentlich sein mögen, ist eine von den Ausdrucksmöglichkeiten des Menschen. Sie bedient sich anderer Mittel und eines anderen Verfahrens als Geste, Sprache und Schrift. Wenn der Künstler zunächst auch nur zum Ausdruck bringen will, was ihn erfüllt, so tut er das doch auch, wenigstens unbewußterweise, mit dem Zweck, sich mitzuteilen, auf andere einzuwirken.« (Thurnwald, o. J., S. 211)

Die gleiche Einseitigkeit kann in der Anschauung von Yrjö Hirn beobachtet werden, der sagt: »Um den Kunsttrieb als ein Streben nach ästhetischem Schaffen zu verstehen, müssen wir ihn in Verbindung mit irgendeiner Funktion bringen, von deren Natur die spezifisch künstlerischen Fähigkeiten abgeleitet werden können. Solch eine Funktion findet man, wie ich glaube, in den Tätigkeiten des Ausdrucks der Gemütserregung.« (Hirn 1900, S. 29)

Wir sehen, daß all diese Autoren ihre Definition von Kunst auf die Formen beschränken, die Ausdruck von Gefühlszuständen oder von Ideen sind, während sie den Genuß von rein formalen Elementen, die nicht primär bedeutungsvoll sind, nicht in ihren Kunstbegriff einbeziehen.

Ernst Grosse drückt ähnliche Ansichten in etwas anderer Weise aus. Er betont das praktische Ziel von künstlerischen Formen, weil er es für die Hauptsache hält. Dennoch behauptet er, daß diese Formen, während sie zunächst vor allem praktischen Zielen dienen, gleichzeitig erdacht werden, um einem ästhetischen Bedürfnis der Menschen zu dienen. Deshalb sagt er, daß das primitive Ornament in seinem Ursprung und in seiner grundsätzlichen Natur keine dekorative Absicht hat, sondern in der Praxis ein bedeutungsvolles Merkmal oder Symbol, das heißt expressiv, sein soll. Wenn ich ihn richtig verstehe, impliziert diese praktische Wichtigkeit eine Bedeutung, die der Form inhärent ist (Grosse 1894, S. 292).

Emil Stephan zieht aus seiner detaillierten Untersuchung der melanesischen Kunst den Schluß, daß technische Beweggründe keine ausreichende Erklärung bieten für den Ursprung von künstlerischen Formen (Stephan 1907, S. 52 ff.). Er betrachtet jedes Ornament als repräsentativ und sieht den Ursprung der Kunst in dem unbewußten mentalen Prozeß, durch den die Form unterschieden wird vom Inhalt des visuellen Eindrucks, und in dem Wunsch, der Form

Dauerhaftigkeit zu verleihen. Aus diesem Grund setzt er die künstlerischen Formen auch gleich mit der Art und Weise, wie die Form einem primitiven Künstler erscheint.

Alfred C. Haddon (1895) und W. H. Holmes (1886, S. 443 ff.) suchen den Ursprung aller dekorativen Kunst im Realismus. Sie diskutieren die Übertragung von technischen Formen in die Ornamentik, aber sie sehen in diesen auch die Folgen des Bemühens, realistische Formen zu reproduzieren, und zwar technische Details. Henry Balfour stimmt dieser Stellungnahme im großen und ganzen zu, aber er hebt auch die Entwicklung von dekorativen Motiven aus dem aktuellen Gebrauch und von technischen Vorgängen hervor (Balfour 1893).

Gottfried Semper betont die Wichtigkeit der Form; sie sei durch die Art der Nutzung festgelegt. Auch hebt er den Einfluß von Mustern hervor, die beim Weben entwickelt und in andere technische Formen, besonders in architektonische Formen, übernommen wurden (Semper 1860).

Alois Riegl neigt ebenfalls dazu, den repräsentativen Charakter der ältesten Kunstformen zu unterstreichen, indem er seine Erörterung im wesentlichen auf die realistischen paläolithischen Bildwerke und Malereien gründet. Er sieht den wichtigsten Schritt in dem Versuch, die Tiere im Umriß auf einer zweidimensionalen Fläche zu zeigen, was das Ersetzen einer gedachten Linie für die dreidimensionale Form erforderlich macht, die uns in der alltäglichen Erfahrung gegeben ist. Er vermutet, daß das geometrische Ornament sich aus der Bearbeitung der Linie – entsprechend den formalen Prinzipien – entwickelt hat, was durch den gerade geschilderten Vorgang erreicht wurde (Riegl 1923, S. 2 ff.).

Ungeachtet der angenommenen Folgen dieser beiden Aspekte unterscheidet sich sein Standpunkt von dem der zuvor angeführten Autoren durch die Anerkennung des Prinzips der Form gegen das Prinzip des Inhalts.

Das Prinzip der Form wird noch energischer von van Scheltema verfochten, der bestimmte Entwicklungsstufen zu beweisen versucht, welche die formale Bearbeitung der nordeuropäischen Kunst erst in der Jungsteinzeit, dann in der Bronzezeit und schließlich in der Eisenzeit durchschritten hat (van Scheltema 1923).

Alfred Vierkandt hebt ebenfalls die fundamentale Wichtigkeit des formalen Faktors für die ästhetische Wirkung in jeder Manifestation von Kunst hervor (Vierkandt 1925, S. 338 ff.).[2]

(1927)

Für diesen Band aus dem Amerikanischen übertragen von Christiane Vonnahme.

---

1 »Kunst im allgemeinsten und ursprünglichsten Sinne ist, wie das Wort schon sagt, ein ›Können‹ …« (Max Verworn, *Die Anfänge der Kunst*, zitiert nach der Ausgabe: Jena 1909, S. 4 f.).

2 Für einen umfassenden Überblick zu Arbeiten über primitive Kunst bis 1914 siehe: Martin Heydrich, *Afrikanische Ornamentik*, *Internationales Archiv für Ethnographie*, Beilage zum Bd. XXII, Leyden 1914; sowie die Bibliographie in: Eckart von Sydow, *Die*

Kunst der Naturvölker und der Vorzeit, Berlin 1923; und Herbert Kühn, *Die Kunst der Primitiven*, München 1923. Ein ausgezeichneter Überblick zum Thema stammt von: Elizabeth Wilson, *Das Ornament* (Dissertation, Universität von Leipzig).
Siehe auch: Jahrbuch für historische Volkskunde, Bd. II; Vom Wesen der Volkskunst, Berlin 1926; Rafael Karsten, Civilization of South American Indians, New York 1926.

Eckart von Sydow

Die ästhetische Funktion im Leben der Primitiven

Schwerlich kann die Schwierigkeit der Problematik, auf die jede denkerische Beschäftigung mit der Kultur der primitiven Völkerschaften stößt, schon sprachlich schärfer formuliert werden als mit den Worten dieser Überschrift. Denn der Doppelausdruck »ästhetische Funktion« ist das Resultat eines Jahrhunderts kritischer Anspannung, deren ganzer, unablässig regsamer Wille sich darauf richtete, die einzelnen Tendenzen des kulturellen Lebens so voneinander zu scheiden, daß innerhalb der einen Formel, mit der man das Wesen der einen Lebensrichtung bezeichnete, auch nicht der mindeste Hinweis auf die Formel, mit der man das Wesentliche einer anderen Lebensrichtung ergreifen wollte, zu finden wäre. Seitdem von Immanuel Kant der genialste Vorstoß in dieser Hinsicht vollbracht war, ließ es die folgenden Generationen nicht ruhen: immer weiter trieb sich das Bewußtsein von der Reinheit der funktionellen Impulse. Das Ergebnis dieses Absehens voneinander und von etwa möglicher Zusammenarbeit war für den »Fachmann« immerhin erstaunlich. Noch nie erschienen so reine Typen menschlicher Arbeit auf der Tribüne der Zeit: der reine Künstler des Impressionismus, der reine Ethiker des Kritizismus, der pure Religiöse Tolstois, der Nichts-als-Politiker angelsächsischer Prägung. Aber sie waren und blieben doch, was sie waren: Laboratoriumsprodukte aus zivilisatorischem Willensentschluß. Verdichtungen der Lebenskraft, die aber zugleich Verengungen bedeuteten. Denn die Gesamtheit des Lebens wurde nicht geachtet – ja: dieser Gedanke der Totalität wurde kraftlos.

Die Folgerungen für das künstlerische Dasein zogen sich schnell. Auch in ihm setzte sich der eigentümlich laboratoriumshafte Charakter der Neuzeit rasch und entscheidend durch. Es mag dahingestellt bleiben, ob etwa das Schlagwort: Kunst für den Künstler (l'art pour l'art) seiner historischen, zufälligen Geburtsstunde nach eher dem Drange zur Befreiung des Kunstbetriebs aus den Fesseln staatlicher Bevormundung entsprang als dem klaren Bewußtsein von der Reinheit der künstlerischen Tatkraft. Aber auch wenn es ursprünglich nur den beschränkteren, negativen Sinn gehabt haben sollte, so gewann es doch mit immer stärkerer Kraft die Fähigkeit, zum Bindeglied aller Bestrebungen zu werden, die auf die völlige Loslösung der künstlerischen Funktion aus der Gemeinschaft mit den anderen Grundkräften menschlichen Daseins eingestellt waren. Die zerstörerische Folgewirkung liegt seit Jahrzehnten offen zutage: die Isolierung des Künstlers im Atelier, sein Ausschluß aus der öffentlichen Geltung.

Kein Gegensatz ist schärfer fühlbar als der zwischen solcher Absonderung und der Einheitlichkeit des primitiven Lebens. Primitiv, dies bedeutet: urtümlich, ursprungshaft, anfänglich. Und mit dem Gedanken der Ursprünglichkeit verbindet sich sofort leicht das Bild der Zusammengeschlossenheit im Quell, das Bild des noch nicht Ausströmens in der vollen Breite des Flußbettes – das Wurzelhafte im Unterschiede zur ausgebreiteten Krone und zum reichen Blütenschmuck. Und in der Tat braucht man nur das von L. Lévy-Brühl in seinem Buche über »Das Denken der Naturvölker« ausgebreitete, sehr weitschichtige Material zu prüfen, um sogleich die bedeutende Herrschaft von Auffassungen und Ausdeutungen festzustellen, die aus einer noch nicht individualisierten Schicht des Lebens erwachsen. Man spricht hierbei gern von der Gültigkeit von Kollektivvorstellungen – man könnte wohl ebensogut von Massenpsychologie reden, um das entscheidende Merkmal der geistigen Lage, aus der sie entspringen, anzugeben. Denn Lévy-Brühl definiert solche Kollektivvorstellungen durch diese Zeichen: »Sie sind den Gliedern einer gegebenen sozialen Gruppe gemeinsam; sie vererben sich von Generation zu Generation; sie drängen sich den Individuen auf und erwecken bei ihnen je nach den Umständen Gefühle der Achtung, der Furcht, der Anbetung usw. für ihre Gegenstände.« Wie eine Sprache eine soziale Wirksamkeit ist, die auf ein Ganzes gemeinschaftlicher Vorstellungen sich gründet, so drängt sich die Kollektivvorstellung einem jeden Individuum auf, ist vor ihm da und überlebt es wiederum. Bei der näheren Untersuchung zeigt sich denn auch, daß ihre Kraft im wesentlichen gefühlsmäßiger Natur ist, sich mit willenshaften Strebungen verbindet und erst in letzter Linie das bedeutet, was für uns das Selbstverständliche einer Vorstellung ist: das Denkerische des Intellekts. Sie ist also an sich schon eine Art Symbiose der Grundfunktionen des Seelenlebens, die sich im individualisierten Kulturmenschen einigermaßen trennen und selbständig machen können – ein inneres Zusammenleben, dessen Mittelpunkt das Gefühl ist. Freilich ist hiermit doch ein Unterschied zu den Vorstellungen der Masse angegeben. Denn das Wirkungsvolle der die Massen (wenigstens der Neuzeit) regierenden Meinungen ist mehr der aktive Willensantrieb, dessen Ziel das vom Denken formulierte und vom Gefühl geheiligte Bild eines Idealzustandes ist, als das Gefühlsleben selbst. Der Akzent steht also bei den Primitiven auf dem Gefühl, bei der modernen Masse auf dem Willen. Man kann den grundsätzlichen Unterschied wohl am besten so formulieren: das Seelenleben der Primitiven sei mehr statischer, das der Masse mehr dynamischer Artung – oder auch so: die Individuen der primitiven Gesellschaften werden vom Gegebenen, die der Masse vom Gewollten zusammengehalten, sind von ihm durchdrungen. In beiden Fällen jedoch handelt es sich um eine Symbiose der geistigen Kräfte.

Es soll damit nicht die ausschließliche Alleingültigkeit des Ruhenden oder des Bewegenden behauptet werden. Im Primitiven wie im Zivilisierten des Daseins wirken auch die polaren Gegensätzlichkeiten des fundamentalen Prinzips. Dessen Vorherrschaft steht gleichwohl außer Frage. So daß man für die Masse den Sprachgebrauch noch stärker modernisieren müßte, wenn man den wirklichen Verhältnissen sich ganz worthaft anpassen wollte, und etwa sagen müßte, daß sich die Masse allererst von willenshaften Zielsetzungen zusammenfügen läßt; denn sie hat zur Voraussetzung die Vielfältigkeit der individuellen Einstellungen des Lebenswillens. Das Gegensätzliche aber läßt sich bei den primitiven Gesellschaften konstatieren: die Rassenseele wirkt sich in den Individuen aus, ist ihre Vorbedingung, Basis und zugleich Fessel, umrahmende Einfassung ihres selbständig erst beginnenden Daseins.

Verhält es sich nun so, daß das Leben der Primitivität von statischen, das Dasein der Zivilisation von dynamischen Kräften durchtränkt und getrieben wird, so ist damit zugleich die mehr oder minder große Wichtigkeit der ästhetischen Funktion innerhalb jener beiden Gesamtkomplexe des Lebens angedeutet. Denn ein Kunstwerk – die reinste Kristallisation des Ästhetischen – ist doch etwas Ruhendes, in sich Verfestigtes. Man mag noch so sehr den ausdrucksvollen Schwung der Linien, das spannungsvolle Verhältnis der Farbigkeit preisen – dem Profanen schwingen die Linien doch nicht, ihm bleiben die Farben und Töne ruhig in- und nebeneinander. Nur in der inneren Vision des Kundigen und Konzentrierten entfaltet sich blütengleich das Blätterwerk der Gemälde, stürmen personenhaft die Flächen und Kuben der Skulpturen aufeinander ein. Sicherlich erschaut dieser Eingeweihte die tiefere Wahrheit. Und doch hat der andere in gewissem Sinne recht: die eigene Aktivität des konzentrierten Betrachters belebte die Kunstwerke mit der ganzen Magie ihrer Einfühlungskraft. Die grundlegenden Verhältnisse des Werks aber bleiben in ihren Konstellationen erhalten: gleichförmig bleibt die Entfernung von der Spitze der Pyramide bis zu ihrer Basis. Wohl ist im Gemälde eine größere Variabilität anscheinend möglich, da die Empfindung für den Ausdruck der Ferne etwa durch bläuliche Farbigkeit bei verschiedenen Beobachtern zu wechseln scheint – aber auch hier ist der Spielraum der Veränderlichkeit gering in seinem Ausmaß.

So drängt alle Überlegung dahin, in der ästhetischen Funktion etwas Ruhendes, Beruhigendes, eine zur Formulierung einer verfestigten Verhältnisfügung hinstrebende Macht zu sehen. Es muß sich mit logischer Notwendigkeit die Folgerung ergeben, daß auch im Verhältnis des Menschen zum Kunstwerke diejenige seelische Grundkraft zur Mitwirkung in allererster Linie aufgerufen wird, die an sich ruhevoll und das Ruhige als Ruhiges anerkennend ist: das Gefühl. Ein Kunstwerk ist wesentlich Form gewordenes Gefühl. Die anderen Tendenzen des Seelischen sind zweifellos auch mittätig; der Verstand ordnet die Symbole der Gefühle in irgendeinem Einverständnis mit der objektiven Wirklichkeit – der Wille projiziert das Innenleben aus seinem Bezirke der Vision hinaus in das Getriebe der Wirklichkeiten. Dennoch bleibt das Eigentliche, das Innerste des Kunstwerkes das in ihm lebende Gefühl.

Zwar gilt dies zunächst nur von den reinen Kunstwerken. In beschränkendem Sinn ist es tunlich, diese Überlegungen auch auf diejenige Stufe des Lebens anzuwenden, auf der die ästhetische Funktion noch nicht in der Luft der laboratoriumshaften Ateliers gereinigt wurde, sondern auf der das Künstlerische sich noch eng mit den anderen Grundkräften des Seelischen verschmilzt: hier in der Welt der Primitivität kreuzen sich die verschiedenen Richtungen.

Sie »kreuzen« einander – damit ist eine wichtige Unterscheidung der beiden Entwicklungsstufen ausgedrückt. Denn von der zivilisierten Welt kann man dies nicht sagen; hier müßte man von der reinen Isolierung oder von der Identifizierung sprechen. Es ist ja wohl denkbar, daß in absehbarer Zukunft ein und dasselbe Werk sowohl ästhetischen wie ethischen, wie sozialen, wie religiösen Charakter tragen wird, so daß jede Funktion rein in sich zum Ausdruck kommt und sie alle sich doch in der Formulierung ihrer Tendenzen restlos decken. So einfach liegt die Problematik nicht in der Primitivität. Zwar beherrscht das ästhetische Moment die primitive Wirklichkeit in weitaus höherem Maße als etwa das soziale Element die neuzeitliche Gegenwart. Aber es drängen sich andere Richtungen der Seele instinktiv mit herein, so daß die Erläuterung des Kunstwerks mit rein kunstwissenschaftlichen Darlegungen und Hinweisen nicht dem Charakter der meisten, der wichtigsten Arbeiten primitiver Herkunft Genüge tun kann. Zwar führt die ästhetische Einfühlung sehr tief in das primitive Werk hinein, aber es liegen dann beträchtliche Strecken des Kunstfeldes brach. Nehmen wir als Beispiel die überraschende Größe des Kopfes der afrikanischen Ahnenfiguren, so bleibt doch die rein kunstwissenschaftliche Analyse vor einem Rätsel; die Hoffnung, in der Übergröße den gleichsam architektonischen Abschluß nach oben hin zu finden, enttäuscht angesichts der Tatsache, daß auch manche Stühle, die von Figuren getragen werden, diesen Gestalten eine überragende Wichtigkeit ihrer Gesichter und Schädel verleihen, wiewohl doch der obere Abschluß nicht von den Köpfen, sondern von waagerechter Sitzfläche gebildet wird. Hier muß der Hinweis auf den Ahnenkult und auf tiefenpsychologische Deutung, etwa im Sinne der Psychoanalyse, Platz greifen – die rein künstlerische Ausdeutung versagt.

Dennoch lehrt die sorgfältige Betrachtung des primitiven einzelvölkischen Lebens, wie ungemein wirklich die ästhetische Funktion ist – wie sehr der Sinn aller Ursprünglichkeit sich realisiert in Gebilden, die Form gewordenes Gefühl von seelischer Ruhigkeit sind. Während in der modernen Welt das Kunstwerk einem ornamentalen Schmucktrieb genügt und von ihm hinreichend begründet erscheint, hat es in der primitiven Welt zugleich weitere Aufgaben zu erfüllen, denen es mit rein ornamentaler Zielsetzung nicht Genüge tun kann. Das gilt wenigstens von den wesentlichsten, ausdruckskräftigsten Arbeiten. Neben dem Ahnenkult ist es die Religion, der wir den Großteil der besten naturvölkischen Werke verdanken, falls wir unter »Religion« das Abhängigkeitsgefühl von übermenschlichen Mächten persönlicher Artung verstehen. Die eigentlich profane Kunstübung ist keineswegs gering, aber zumeist von geringerer künstlerischer Bedeutung.

Das enge Korrelatsverhältnis zwischen der Magie und Religion und andererseits der Kunst ist in zwiefacher Weise wichtig. Einmal so, daß der Sinn der Kunstwerke von der Magie und von der Religion her bestimmt wird – in diesem Fall steht also die Kunstübung im Dienste jener beiden Funktionen. Zweitens aber auch so, daß die Ausdrucksform der magischen und religiösen Gebräuche kunsthaften Charakter trägt. Wir wenden uns nur dem ersten Problem zu: der Verwurzeltheit der Kunstwerke in magischem und religiösem Boden. Auch hier ist übrigens die Beziehung selten eine reine, entweder auf magische oder aber auf religiöse Zwecksetzung abzielend, sondern im allgemeinen haben wir eine Verbindung beider Tendenzen.

Wir gehen aus von den Werken reiner Magie. Unter Magie verstehen wir den Glauben an die Allmacht von Handlungen, die ohne unmittelbare Anteilnahme das Geschehen der Außenwelt beeinflussen. Hierher gehören z. B. die Fetische der Loango-Küste, die Zauberstäbe der Batak, bei denen die Geister, soweit sie hier in Betracht kommen, unter der Botmäßigkeit der Zauberer stehen. Ein weit größeres Feld dürfte der Analogiezauber beherrschen, d. h. die Methode, durch Darstellung eines Phänomens eine gleichartige Wirkung in der Ferne zu erzeugen. So malten Nordwestamerikaner das, was sie in Träumen schauten, auf Felsen, um dadurch rascher einen Schutzgeist zu erlangen oder dergleichen. Oder es geben diese Stämme ihren Schüsseln die Gestalt von Seetieren, wohl um sich so vorbildhaft in den Besitz der Jagdbeute zu setzen.

Sehr viel interessanter sind die Beziehungen, in denen die Kunst zur Religion steht. Auch hier handelt es sich nirgends um eine gewissermaßen uninteressante Darstellung religiös wichtiger Mächte, sondern es wird durchweg versucht, die übermenschliche Macht entweder abzuwehren oder sich gefügig zu machen, günstig zu stimmen. Allerdings ist die Zahl der Gebiete, in denen Götterbilder hergestellt werden oder vielmehr wurden, nicht groß. Die meisten Arbeiten stammen von Inseln der Südsee, aus Oberguinea und Nordamerika. Eine Fülle von Aufgaben hat in Westafrika (Oberguinea) der Götterhimmel der Joruben den Schnitzern gestellt. Da haben wir Reiterstatuetten, die den Himmelsgott darstellen, weibliche Figuren mit Kindern, die die Erdgöttin abbilden.

Außerordentliche Werke hat die Maskenkunst des Nordwest-Kameruner Kreuzflußgebietes den Göttern gewidmet, falls wir der Interpretation der Doppelmasken durch den englischen Forscher Talbot trauen dürfen. Dann bedeuten solche überragenden Arbeiten Repräsentationen der Erdgöttin und des Himmelsgottes. Bei den Ewe in Südtogo findet man ziemlich unförmliche, in künstlerischer Hinsicht belanglose Darstellungen des Legba, des Gottes der Fruchtbarkeit und der Zeugungskraft.

In der Südsee treffen wir auf einzelne sehr interessante Darstellungen. Von den Tubuai-Inseln stammt die Figur des polynesischen Meeresgottes Tangaroa Upao Vahu, dessen Gestalt von kleinen Figürchen strotzt; man interpretiert wohl mit Recht, daß er im Akte des Schaffens dargestellt sei, um so mehr mit Recht, als die innen hohle Figur, die mit einem Deckel verschlossen ist, kleine Holzfigürchen enthielt, die wohl auf die produktive Kraft des Gottes hinweisen sollten. Dann finden wir auf Neumecklenburg imposante, sogenannte Uli-Figuren, die vielleicht mit der Mondgottheit in Zusammenhang stehen. Aus Hawaii kennen wir eine ganze Reihe von Götterbildern. So den Kriegsgott Kukailimoku mit seinen großen Federköpfen, den Fischgott Kuula, die Vulkangöttin Pele –

durchweg mit groß aufgerissenem Mund, riesigen Augen, dekorativ wallendem Haar. Hier ist vielleicht der imposanteste, sicherlich beunruhigendste Typus der naturvölkischen Göttergestalten geschaffen worden!

Von den Hervey-Inseln ist die Gestalt Rongos bekannt geworden, die den auf vielen polynesischen Inseln verehrten Gott mit seinen drei Söhnen Rangi, Mokoiro, Akatauira zeigt; sie sind in kleinen Figürchen dargestellt, die aus seiner Brust entspringen.

Die Gestalt des Halbgottes und Weltordners begegnet uns in der Plastik sowohl in Neuseeland wie in Nordwestamerika. In Neuseeland ist es Maui, den wir auf einer Bugverzierung eines Kriegskanus antreffen. In Nordwestamerika ist es der Rabe, den wir u. a. auf Rasseln dargestellt finden, und zwar im Zusammenhang mit anderen Figurationen, zum Teil szenenhafter Art, deren symbolischen Charakter Seler analysiert hat.

In Nordamerika haben die Navajo-Indianer in künstlerisch hervorragenden Sandgemälden eine ganze Reihe von Götterfiguren dargestellt. Es handelt sich um einzigartige »Mal«-Methoden, wenn man schon das Wort »malen« hier überhaupt anwenden will: in den geebneten Boden der Medizinhütte wird die Zeichnung eingefurcht und dann mit farbigem Pulver aus Sandstein und Holzkohle bestreut. Zuerst werden die nackten Körper der Götter gefärbt, dann folgen ihre Kleider. Diese Gebilde sind ihrer formalen Art nach ebenso merkwürdig wie in ihrer Technik. Sie gehören zu dem Geistreichsten und Reizvollsten, was die Naturvölker überhaupt geschaffen haben.

Von den Göttergestalten führt eine ganz nahe Beziehung zu den Ahnenfiguren der Primitiven. Vielfach nämlich findet man, daß die Götter nichts anderes sind als deifizierte Ahnen, die in der verehrungsvollen Erinnerung zu immer größerer Stärke anwuchsen. Andererseits trifft man aber auch auf die anscheinend umgekehrte Bewegung dergestalt, daß der Ahnenkult den Götterglauben zu verdrängen scheint. Es muß in diesem Falle dahingestellt bleiben, ob wir es mit einem allmählichen Übergang oder aber mit einem gewissermaßen feindseligen Verhalten, also einem Sieg des Manismus über den Gottesglauben, zu tun haben; wahrscheinlicher klingt die erste Auffassung.

Das verehrungsvolle Verhältnis der Primitiven zu den Toten, speziell den Ahnen, ist von größter Anregungskraft für ihr Bildnertum gewesen. Man fühlt sich genötigt, der Seele des Ahnen eine Stätte zu schaffen, in der sie ruhig verweilen kann, ohne den Nachkommen lästig zu fallen; man will sie günstig stimmen, um sich alle Vorteile zu sichern, die aus der Unterstützung durch unkörperhafte und darum wirkungskräftiger gewordene Geister fließen können. Das Nächstliegende ist die körperhafte Reproduktion der Ahnen. In den Figuren, die oft mit Naturtreue den Verstorbenen darstellen, findet die Seele ihren Sitz und Aufenthaltsort.

Verschiedene Möglichkeiten solcher Reproduktionstechniken sind ausgenutzt worden, je nachdem man die leiblichen Überreste des Ahnherrn verwenden wollte oder sie durch künstliche Gebilde ersetzte. Die erste Möglichkeit ist die pflegsame Aufbewahrung des Schädels. So hat man, vor allem in der Südsee, den Schädel nach dem Vorbilde der lebenden Gestalt nachmodelliert und bemalt, und zwar indem man ihn in seiner Ganzheit oder nur zum Teil verwertet. Gelegentlich, wie auf den Neuen Hebriden, hat man auch ganze Gestalten modelliert, freilich dazu nicht etwa alle Knochen benutzt, sondern nur den Schädel im Original bewahrt und ihn zu einer genauen Reproduktion des Lebenden geformt, die übrigen Körperteile in Lehm und dergleichen nachgeahmt. Oder man setzte den Schädel in eine Holzfigur ein, wie in Holländisch-Neuguinea; dann entstand der sogenannte Korwar.

Von all diesen Praktiken hatte die bildende Kunst keinen wesentlichen Vorteil. Der Nutzen, den sie aus dem Ahnenkult zog, wird erst offensichtlich, sobald es sich darum handelte, mit selbständiger bildnerischer Kraft eine Darstellung des Verstorbenen zu geben. Diese Darstellung ist grundsätzlich als Nachahmung gemeint gewesen. Der Intention nach handelt es sich überall um naturgetreue Nachbildungen, krassen Naturalismus. Wenn es trotzdem vielfach zu abstrakter und monumentaler Formgebung gekommen ist, so haben wir dies einzig der unmittelbaren Ausdruckskraft der Primitiven zu verdanken, die über das Eigentliche, klein Geplante hinaus auf die Höhe einer oft wahrhaft starken Kunst vorstieß.

Auch hier haben wir verschiedene Typen zu unterscheiden. Da gibt es einfache Köpfe, die man als Ersatz von früherer Schädel-Modellierkunst deuten möchte, so bei den Pangwe. Und dann Ganzfiguren; diese bilden den weitaus größten Teil der Ahnenfiguren. In wenigen Fällen stehen sie in Verbindung mit den Schädeln der Ahnen. So sitzen z. B. bei den Pangwe kleine Figurenpaare auf den Rändern der runden Schachtel, die die Schädel verstorbener Häuptlinge enthält. Das ist aber selten. Im allgemeinen sind die Figuren der Ahnen selbständige Gestalten, soweit es sich um freiplastische Arbeiten handelt.

Als Hauptgebiete der Ahnenfiguren kommen Westafrika, Melanesien und Indonesien sowie einzelne Randgebiete von Polynesien in Betracht. Die imposantesten Figurationen der naturvölkischen Plastik verdanken dem Manismus ihr Dasein: die Statuen der Mausoleen auf der Osterinsel, die prachtvollen Arbeiten der neuen Hebriden und wohl auch Neumecklenburgs Uli-Gestalten.

Unter Totemismus faßt man einen weitschichtigen Komplex von Erscheinungen religiös-sozialer Art zusammen, der beherrscht wird von dem Zusammengehörigkeitsgefühl einer Gruppe von Menschen mit bestimmten Naturphänomenen anorganischer oder organischer Art, besonders mit Tierarten, die als überwertig empfunden werden. Die stärksten Anregungen hat die naturvölkische Plastik im nordwestamerikanischen Gebiet aus diesem innig gefühlten Zusammenhang gezogen. Ihre Totempfeiler zeugen mit urgewaltiger Kraft dafür.

Der Begriff des »Dämons« gehört zu den problematischsten der Religionen. Es kreuzt sich für uns die Vorstellung einer durchaus bösartig gerichteten geistigen Macht mit der einer übermenschlichen, aber nicht allmächtigen Wesenheit. Auf den Eroberungszügen der Weltreligionen sind die überwundenen Mächte nur zu gern für widergöttliche Kräfte erklärt und damit in der Achtung herabgesetzt, ja entwertet und verworfen worden. Man kann die Dämonen nur per exclusionem definieren, also als geistige Wesenheiten, die weder eigentliche Götter, noch Ahnenseelen, noch

Totems sind. Immerhin haben sie nach diesen verschiedenen Gruppen hin Beziehungen.

Eine andere Quelle der Ungewißheit über diesen ganzen Komplex liegt in der Unklarheit über die reale Auffassung der Dämonen, Ahnen durch die Primitiven selbst. Wohl werden die Maskeraden verschiedener Geheimbünde mit Geistern in Verbindung gebracht, aber wir erfahren nur zu oft, daß zu den Initiationen eben die Aufklärung darüber gehört, daß die Träger der Masken gar keine Übermenschen, sondern bestimmte Stammesangehörige seien. Man gewinnt dann den Eindruck, daß es sich vielfach nur um absichtsvoll konstruierte Schreckgespenster, Schreckvorstellungen und -namen handelt, mit denen man die Frauen in Schach halten will.

Die hervorragendsten Dämonendarstellungen hat Nordwestafrika hervorgebracht. Hier haben wir z. B. den Hamatsen-Bund, dessen Maskenarsenal zu den eindrucksvollsten Produktionen der naturvölkischen Kunst gehört. Ausstrahlungen dieses Gebietes scheinen die Alaska-Eskimo befruchtet zu haben. Ein unendlicher Reichtum wohnt gerade den Masken der Naturvölker inne, und man hat den Eindruck, daß in ihnen das Dämonentum seine eigentlichste Verkörperung gefunden hat. Neben den Masken tritt die figürliche Plastik hier sehr zurück. Immerhin finden wir so interessante Gestalten wie die kleinen, skelettartigen Figuren der Osterinsel als Darstellungen von Dämonen.

Überblickt man die Kunstübung der Primitiven und läßt man sich von den religiösen Strömungen der Gegenwart fortreißen, so ist man geneigt, als erstes Stadium aller Kunstübung ein durchaus religiöses, als zweites ein mehr profanes anzunehmen. Die Abfolge in unserem eigenen Kulturkreis spricht in suggestiver Weise mit, um die gleiche Erscheinung auch für die Naturvölker als gesichert erscheinen zu lassen. Es ist sehr fraglich, ob diese Theorie richtig ist. Eine sehr große Anzahl von Kunstwerken ist jedenfalls vorhanden, bei denen die religiöse Interpretation auf sehr schwachen Füßen steht, bzw. überhaupt nicht fundiert ist, und bei denen der magische Gesichtspunkt gleichfalls ausscheidet.

Eine gewisse Berührung mit religiös wichtigen Ideen oder Riten ist freilich gerade bei den Werken der Freiplastik festzustellen. So galt der König der Bushongo als Repräsentant der Gottheit, und insofern mag man bei den schönen Statuetten der Bushongo-Könige ein religiöses Motiv mitklingen hören. Und falls es richtig ist, daß die Statuetten der Osterinsel zum Teil Denkmäler für die Herren der siegreichen Wettschwimmer um Vogeleier sind, denen man religiöse Bedeutung zuerteilte, so kann man auch hier Ausstrahlungen der religiösen Sphäre sehen. Aber auch außerhalb eines noch so weit gezogenen Umkreises der religiösen Belange gibt es eine Fülle von Kunstgegenständen und kunstgewerblichen Dingen, bei denen von solchen Beziehungen nichts bekannt ist. Die Freude am Schmuckwerk als solchem, ganz außerhalb der besonderen Bezogenheit auf religiöse Themata, scheint eben auch in der primitiven Welt stark zu sein, wie dies Haddon und Stephan für wichtige Südseegebiete dargetan haben.

(1932)

Michel Leiris

Phantom Afrika. Tagebuch einer Expedition von Dakar nach Djibouti 1931–1933

28. August
Fortsetzung unserer Wanderung. Mittagessen in Sido (128 km). Wie in den anderen Dörfern, raffen wir auch hier alles zusammen, was wir an Tanzkostümen, Gebrauchsgegenständen, Kinderspielzeugen usw. auftreiben können.

Ankunft in Bougouni bei strömendem Regen. Abendessen und Übernachtung beim Verwalter, der sich über die Kolonien, die Ethnographie, die Sprachforschung und über Maurice Delafosse ausläßt. Großes Wohlbehagen, mich endlich einmal in einem richtigen Bett ausstrecken zu können; eine seltene Wonne, denn ich schlafe auf der Stelle ein.

29. August
Frühstück. Durchsicht der Telegramme mit dem Verwalter. Eins meldet – verschlüsselt – ein weiteres Opfer des Gelbfiebers. Das Wort »Gelbfieber« wird fast nie ausgesprochen. Ein sprachliches Tabu bewirkt, daß man alle möglichen Umschreibungen gebraucht, um davon zu reden.

Während Lutten das Dorf besucht, arbeite ich mit den Dolmetschern im Büro des Verwalters. Sobald die Gegenstände eintreffen, wird bezahlt. Der kleine schwarze Beutel mit dem Geld – unsere Wundertüte – wird mehrmals aufgeknüpft und wieder zugebunden. Unser Inventarverzeichnis wird immer länger und länger. Noch haben wir niemand seine sämtlichen Kleider abgekauft und ihn (oder sie) nackt an der Straße stehen lassen, aber das kommt bestimmt.

Abfahrt nach dem Mittagessen, Übernachtung in Sirakoro. Vorher noch eine Fußwanderung nach Bougoula, einem Dorf, in dem die besten Schmiede der Gegend wohnen und von wo wir erst nach Einbruch der Nacht zurückkommen. Makan steckt mit dem Kopf und bis zu den Schultern in einer zwei Meter langen Fischreuse, die wir gekauft haben und die wie ein komischer spitzer Hut aussieht. Er tanzt mitten auf dem Weg und verkündet: »Es ist ein großer Kapitän (Lutten hatte ihn mit diesem Fisch verglichen) und der heißt Makan Sissoko!«

Wenig später fällt eine prächtige Sternschnuppe vom Himmel, so wunderschön, daß ich sie für eine Rakete halte.

So schlafe ich denn heute abend, mein Bett mitten im Gras, im Angesicht des Mondes ein, dessen Licht mich vertraulich umfängt …

30. August

Nach der Fähre über den Bagoé – sie wird an einem Seil übergeholt und die Fährleute legen sich mächtig ins Zeug – betreten wir das Land der Sénoufo. Die Hütten sehen hier wieder anders aus. Sie sind schmutzig, verräuchert und von einem schwärzlichen Lack überzogen wie alte Bilder. Die Bewohner dagegen sind viel robuster: Alle sind Heiden und Dolo-Trinker. Die Ausmaße ihrer landwirtschaftlichen Geräte sind beeindruckend. Der übliche Besuch von Dörfern, dann Übernachtung in Nyéna.

31. August
In Nkourala (159 km) stoßen wir bei der Besichtigung des Dorfes auf zwei Hütten des Fetischs *nya*, direkt am großen Dorfplatz. Das Portal einer der beiden Hütten ist mit dem Schädel eines Hornviehs geschmückt, das Dach der anderen mit den Schädeln der Hunde, die dem Fetisch geopfert wurden. Die beiden Hütten sind ziemlich klein, rund, niedrig und mit einem kegelförmigen Strohdach bedeckt. Sie sind aus Stampferde gebaut und stehen auf einem kleinen Hügel, ebenfalls aus Stampferde. Die Wände sind mit orangefarbenen, weißen und schwarzen Dreiecken verziert, die dem ganzen Bau etwas Harlekinhaftes verleihen. Aber die beiden sehr soliden und wie die Pfoten einer plumpen Sphinx aussehenden Blöcke aus Stampferde zu beiden Seiten der sehr kleinen Türöffnung schließen einen derartigen Vergleich von vornherein aus.

Mamadou Vad hatte uns erklärt, was es mit diesen Hütten auf sich hat, deshalb sind wir auch nicht überrascht über ihren – in Wirklichkeit ziemlich harmlosen – Anblick, aber es belebt sie in unseren Augen das sie umgebende Geheimnis.

Ich habe sofort Lust, den *nya* zu »sehen«. Ich bespreche mich mit Lutten und der ist einverstanden. Mamadou Vad richtet den Leuten aus, daß wir bereit sind, ein Opfer darzubringen. Vad übermittelt das, und die Männer deuten auf einen Greis, der unter einem Baum sitzt; er ist der Chef des *nya*, und man muß das mit ihm ausmachen. Sie gehen zu ihm hinüber, und der Greis sagt, es seien ein Hund, ein weißes Huhn und zwanzig Kolas erforderlich. Ich gebe fünf Francs für den Kauf des Hundes, zahle ein Huhn und begleiche den Preis für die zwanzig Kolas. Der Chef des *nya* kommt herüber und setzt sich auf die rechte Pfote der Sphinx. Er hat gichtige Arme, einen dünnen weißen Bartkranz ohne Schnurrbart, Augen so schmal wie Schlitze und eine spitze Haube auf dem Kopf: alles in allem das Aussehen eines sehr durchtriebenen und sehr kräftigen Gnoms. Ein jüngerer Mann – der, den wir auch angesprochen hatten – setzt sich auf der anderen Seite der Tür nieder. Halblaut miteinander redend, warten sie auf das Eintreffen der Opfergaben. Ein Hund ist nicht zu finden (zumindest wird behauptet, es sei keiner zu finden), aber man bringt ein Huhn (ein geflecktes schwarzes, anstatt eines weißen) und zwanzig Kolanüsse.

Alle stehen vor dem Eingang der Hütte, der durch eine Reihe von Pfählen verschlossen ist. Der Gehilfe des Chefs und drei weitere Männer legen ihren Boubou ab und sind dann nur noch mit dem Bila bekleidet, der so winzig ist, daß man bei den meisten den Ansatz der Schamhaare sieht. Diese nackten, muskulösen Männer mit ihren Schnittnarben auf dem Gesicht sind in ihrer Haltung von einer Noblesse, wie man sie praktisch nur bei den Dolo-Trinkern, fast nie aber bei den Muselmanen findet.

Schnell werden die Pfähle beiseite geräumt, und der

an der Decke seiner kleinen Hütte hängende Fetisch kommt zum Vorschein: Eine unförmige Masse, die sich, als die vier Männer sie vorsichtig aus ihrem Bau hervorgeholt haben, als ein gewöhnlicher grober und geflickter Leinensack herausstellt, bedeckt mit einer Art von Teerschicht, in Wirklichkeit geronnenem Blut, und innen mit Sachen vollgestopft, die man sich zusammengewürfelt und verstaubt vorstellt. An einem Ende des Sackes ist ein besonders teeriger Buckel und am anderen Ende hängt, wie ein kleiner Schwanz, ein Glöckchen. Große, gläubige Erregung: ein dreckiger, einfacher, elementarer Gegenstand, dessen Abscheulichkeit eine furchtbare Kraft innewohnt, denn in ihr verdichtet sich das Absolute dieser Männer, die darin zugleich ihre eigene Kraft ausgedrückt haben – wie das Kind in der kleinen Lehmkugel, die es beim Spielen im Schlamm zwischen den Fingern knetet.

Der Chef, der immer noch auf der Sphinxpfote sitzt, spricht jetzt mit lauter Stimme zum Opferleiter, der auf den Fersen hockt. Er gibt ihm das Huhn und die fünf Francs, die den Hund vertreten, der sich nicht hat auftreiben lassen. Zwischendurch antwortet der Opferleiter auf die Ratschläge, die ihm der Alte gibt, oder er spricht mit sanfter und vertraulicher, etwas ängstlicher Stimme, wie man zu einem zugleich geliebten und gefürchteten Ahnen spricht, zu seinem Fetisch.

Alle sind ernsthaft und gemessen, und ich bin sicher, daß niemand an den kleinen Schwindel denkt, der darin bestand, den Hund durch Geldstücke zu ersetzen, um nicht vor unseren Augen das eigentliche Opfer vollziehen zu müssen. Die Aussprache mit dem Unendlichen ist noch nicht beendet; der Opferleiter rupft den Hals des Huhns und wirft die Federn hinter sich; dann öffnet er ihm mit einem Schnitt seines Messers die Gurgel, läßt das Blut auf den scheußlichen Buckel des Fetischs rinnen und schleudert dann das Tier ein paar Schritte weit von sich.

Jetzt kommt es zum eigentlichen Höhepunkt: Der niedergestürzte Vogel steht auf, dreht sich im Kreise, taumelt ein paar Schritte weiter, fällt wieder hin, steht noch einmal auf, scheint auf den Rücken zu fallen (ein ungutes Zeichen, wenn er dort liegenbleiben sollte), aber er richtet sich noch einmal auf und fällt schließlich auf die rechte Seite, den Kopf nach Norden gewendet. Das Opfer ist gut: Die allgemeine Spannung läßt nach. Ich spreche in wenigen Worten meinen Dank aus, und die vier immer noch nackten Männer tragen den *nya* wieder hinein.

Ich steige mit Lutten, der die Szene gefilmt hat, wieder in den Lastwagen, und wir verlassen das Dorf.

Ein paar Kilometer weiter, in Kampyasso, steigen wir wieder aus und entdecken – neben einem Baum, einem grasbestandenen und mit umgedrehten Tonschalen bedeckten Hügel und einem Herd – eine weitere *nya*-Hütte. Ein bis auf einen Bila, der kaum breiter ist als ein Faden, vollständig nackter Mann mit roter Schechia und schwarzem Bärtchen erklärt mir in ziemlich korrektem Französisch, daß man auf diesem Herd die dem *nya* geopferten Tiere kocht, um sie zu essen. Auf einer Seite der Hütte hängt eine Traube von Halsbändern: die Bänder der geopferten Hunde wahrscheinlich.

Ankunft in Sikasso in der Nacht und sofortige Weiterfahrt nach Zignasso, wo seit dem Gelbfieber die Europäer übernachten. Kontaktaufnahme mit dem Verwalter, den wir zusammen mit den Europäern der Kolonie in einem vergitterten Käfig, einem Moskitoschutz von denkbar komischer Wirkung, beim Essen antreffen.

Da im Camp von Zignasso angeblich kein Platz mehr für uns ist, kampieren wir in der Markthalle (!).

1. September
Unruhige Nacht in der Markthalle; von Hunden gestört worden und dann, bei Morgengrauen, von den Rufen des Almani.

Morgentoilette, bevor die Menge zum Markt strömt, dann Arbeit. Unter anderem eine Befragung über die Exzision gleich neben der Auslage eines Schlachters.

Mittagessen beim Verwalter und, zusammen mit dem Dolmetscher, Besuch bei den Würdenträgern. Die beiden Kantonchefs haben einen regelrechten Hof, mit Frauen, Bediensteten und Günstlingen. Bei einem sehen wir eine prachtvolle holzgeschnitzte Tür, die er aber nicht verkaufen will. Wir können sie lediglich photographieren.

Als wir gegen Abend wieder wegfahren, sehen wir ihn neben der Tür seines im Djenné-Stil erbauten Hauses in einem großen Sessel sitzen, der fast wie ein Thron wirkt. Zu seinen Seiten zwei Frauen: Eine alte und, etwas weiter vorne, als gälte es, sie in die Auslage zu stellen, eine junge mit nackter Brust.

Die Günstlinge sitzen auf der anderen Seite der Tür. Zu Füßen des Kantonchefs hockt ein Griot und singt unablässig sein Lob. Der Kantonchef erscheint uns so als eine derart mächtige und bedeutende Persönlichkeit, daß ich überrascht bin, ihn bei unserer Abfahrt aufstehen zu sehen, um sich von uns zu verabschieden.

Übernachtung in Kyéla. Einfaches und angenehmes Camp mit nur ein paar runden Hütten.

2. September
Wir sind fast noch bei der Morgentoilette, als auch schon zwei alte Frauen zum Camp kommen. Sie tragen auf dem Kopf clownartige Quasten, um den Hals Ketten aus Körnern (untermischt bei der einen mit Streichholzstücken) und um die Hüften hübsche kleine Tücher, die ihre Bila bedecken. Sie singen und tanzen auf eine zugleich charmante und burleske Weise, schneiden ulkige Grimassen, werfen am Ende ihres Gesangs ihren Kopf zurück und stoßen einen kleinen Schrei aus. Es sind zwei *korodyouga*-Frauen (auf Sénoufo: mpo), eine Art von noblen Hanswursten, denen im sozialen Leben die verschiedensten Rollen zufallen, so z. B. die Rolle von Hebammen bei einer Geburt oder von Botschafterinnen, wenn ein gerade beschnittenes Mädchen ihrer künftigen Schwiegermutter mitteilen soll, daß sie geheilt ist.

Arbeit und Filmaufnahmen mit diesen beiden Frauen, dann Abreise und weitere Besuche von Sénoufo-Dörfern.

Am Abend Ankunft in Sangasso, wo wir übernachten wollen. Auch hier gibt es einen schönen *Tata*[1], den der Kantonchef bewohnt. Er ist weniger stattlich als der der beiden Chefs von Sikasso, aber bei Sonnenuntergang verfehlt auch er nicht seinen schönen, kleinen Plakateffekt. Von der Terrasse herab schaut uns eine ganze Schar Kinder zu, als wir ins Dorf einfahren.

3. September
Wir sehen uns den Tata des Kantonchefs an. Der Potentatcharakter, den diese Leute haben, ist kaum vorstellbar. Die Macht eines jeden europäischen Staatsoberhauptes ist lächerlich im Vergleich zu dieser Feudalherrschaft. Die Zahl der Frauen, Diener und Protegés ist immer beeindruckend.

Mittagessen in Koutyala und Besuch beim Verwaltungschef, von dem wir außer einem Hinweis auf ein Dorf von Schmieden namens Bla (zwischen Koutyala und Ségou) nicht viel über die Gegend erfahren. Anödende Konversation. Schon am frühen Nachmittag verabschieden wir uns und nehmen den Vertreter des Kantonchefs von Bla mit, dank dessen Vermittlung wir bei den Schmieden das bekommen, was wir wollen.

4. September
Erst um Mitternacht ins Bett gekommen, weil ich vorher noch auf dem Tamtam war. Ich habe dort den eingeborenen Hilfsarzt von Koutyala getroffen, mit ihm lange über Dinge geplaudert, die mich interessierten, und bin in der Nähe einer der *nya*-Hütten vorbeigekommen, vor der – unter den Augen der Greise – Kinder tanzten.

Am Morgen nimmt der Doktor die ärztliche Reihenuntersuchung vor: Er hat sich neben einem Baum niedergelassen, wie der rechtsprechende heilige Ludwig, und das ganze Dorf, Männer, Frauen und Kinder, zieht an ihm vorüber.

Mittagessen in Bla. Wir gehen zu den Schmieden (die ihr Eisen selbst herstellen) und schauen uns ihre Hochöfen an. Wir kommen überein, daß sie am nächsten Tag Holz zusammentragen und uns dann, wenn wir übermorgen mit Griaule wieder vorbeikommen, zeigen, wie sie den Holzstoß aufschichten.

Nächtliche Überquerung des *Banifing* und Ankunft in Ségou, wo wir erst lange herumirren, bevor wir das Zigeunerlager entdecken, das Griaule und Larget neben den Kähnen aufgeschlagen haben.

Ihre Flußschiffahrt war anscheinend nicht frei von Unbilden. Eines Nachts fehlte nicht viel, und ihre Kähne wären auf Grund gegangen. Sie hatten hintereinander zwei oder drei Tornados zu überstehen und mußten die Kähne, obwohl sie am Ufer vertäut waren, mit Pfählen abstützen, um sie vor dem Kentern zu bewahren.

5. September
In der brennenden Sonne, und umringt von unzähligen Menschen, die von Zeit zu Zeit von der »Polizei« zurückgeschoben werden, machen wir die Bestandsaufnahme und die provisorische Etikettierung der Sammlungen, die Lutten und ich mitgebracht haben. Auf eins der Boote müssen 350 Gegenstände verladen werden. Von einem Schiff in Schlepptau genommen, das um 2 Uhr nachmittags abfährt, und mit dem auch Larget und Moufle fahren, sollen die Kähne noch heute nach Mopti abgehen.

Abfahrt des Schiffes um 2 Uhr. Kurz darauf fahren auch Griaule, Mouchet, Lutten und ich mit den Lastwagen und dem Auto ab. Mit uns kommen Mamadou Vad, Makan Sissoko, Bandyougou Traoré (unser schieläugiger Dorftrottel, der uns auf der Reise Bamako-Bougouni-Sikasso-Koutyala-Ségou begleitet hat und der, wenn er an einer abschüssigen Stelle den Lastwagen verkeilen soll, den Keil immer unter die ansteigende Seite legt) und Mamadou Kèyta, der junge Entführte.

Die Überquerung des Banifing ist wegen des schlechten Wetters etwas prekär.

6. September
Arbeit mit den Schmieden in Bla. Eine weiträumige Anlage verschiedener Schmieden, die zusammen eine einzige Werkstätte bilden. An einer Wand ist ein Geier angenagelt. Mittagessen in Bla. Weiterfahrt.

In Kéméni (24 Kilometer von Bla entfernt) entdecken wir eine prachtvolle Hütte, diesmal keine *nya*-Hütte, sondern eine *Kono*-Hütte. Ich habe schon die von Mpésoba gesehen (bin sogar nachts in den Hof gegangen), aber diese hier ist bei weitem die schönere, mit ihren Nischen voller Schädel und Knochen geopferter Tiere, unter den spitzen Zierwerken aus getrocknetem Lehm im sudanesischen Stil. Wir brennen darauf, den *kono* zu sehen. Griaule läßt sagen, man solle ihn herausholen. Der Chef des *kono* läßt die Antwort übermitteln, daß wir ein Opfer darbringen können.

Die Verhandlungen ziehen sich in die Länge. Auch der Mann, der die Hühner holt, braucht ewig lange, kommt aber schließlich doch mit einem kleinen und einem großen Huhn und übergibt sie Griaule. Mamadou Vad geht ihm nicht von der Seite, denn er scheint uns jeden Augenblick sitzen lassen zu wollen. Noch etwas Neues: Das Opfer erlaubt es nur einem einzigen, die Hütte zu betreten. Um auch hineingehen zu dürfen, muß ich noch zwei weitere Hühner einkaufen lassen. Man bringt mir zwei winzige Tiere, wie sie sich offenbar schmalbrüstiger kaum hätten auftreiben lassen. Es dauert alles endlos lange, und jetzt ist wieder etwas anderes: Der Opferleiter kommt nicht. Wir entschließen uns, den Hof zu betreten: Die Hütte des *kono* ist ein kleiner Verschlag, der mit ein paar Brettern (eines davon in Form eines Menschenkopfes) verschlossen ist. Die Brettertür wird durch ein dickes, gegabeltes Holz abgestützt, dessen anderes Ende auf dem Boden aufsteht. Griaule macht eine Aufnahme und nimmt die Bretter weg. Man sieht jetzt das Innere des Verschlags. Rechts undefinierbare Formen in einer Art von braunem Nougat, in Wirklichkeit geronnenem Blut. In der Mitte eine große Kürbisflasche, die mit dem verschiedensten Zeug angefüllt ist, darunter mehrere Flöten aus Holz, aus Horn, aus Eisen und aus Kupfer. Links an der Decke hängt zwischen zahlreichen Kürbisflaschen ein mit Federn verschiedener Vögel verklebter scheußlicher Packen, in dem Griaule beim Tasten eine Maske fühlt. Verärgert über das Hin und Her der Leute ist unsere Entscheidung schnell getroffen: Griaule nimmt zwei Flöten und schiebt sie in seine Stiefel. Wir bringen alles wieder in Ordnung und gehen hinaus.

Man erzählt uns jetzt wieder etwas anderes: Der Chef des *kono* hat gesagt, wir müßten den Opferleiter selbst wählen. Aber als wir diese Wahl dann treffen wollen, erklären sich natürlich alle für nicht zuständig.

Wir fragen unsere eigenen Boys, ob *sie* nicht dieses Opfer durchführen könnten; aber die machen ebenfalls Ausflüchte und sind über dieses Ansinnen sichtlich entsetzt. Griaule verfügt dann, und läßt dem Dorfältesten durch Mamadou Vad ausrichten, daß als Vergeltung dafür, daß man uns hier offensichtlich zum besten hält, der *kono* gegen ein Entgelt von 10 Francs auszuliefern sei, wenn der Dorfälteste und die Notabeln des Dorfes nicht von der angeblich im Lastwagen versteckten Polizei nach San abgeführt werden wollen, wo sie über ihr Verhalten Rechenschaft abzulegen haben. Entsetzliche Erpressung!

Gleichzeitig schickt Griaule Lutten zu den Autos, damit er alles für die Abfahrt vorbereitet und auf der Stelle Makan mit einem großen Stück Packleinen zum Einwickeln des *kono* zurückschickt (den bei Todesgefahr weder die Frauen noch die Unbeschnittenen sehen dürfen) und mit zwei Regenmänteln für Griaule und mich, denn es beginnt zu regnen.

Wir warten vor dem Haus des *kono*. Der Dorfälteste ist am Boden zerstört. Der Chef des *kono* hat erklärt, daß wir unter solchen Umständen den Fetisch mitnehmen können. Aber die paar Männer, die dageblieben sind, scheinen derart fassungslos, daß uns jetzt wahrlich der Brodem des Sakrilegs in den Kopf steigt und wir uns auf einmal mit einer uns weit überlegenen Macht begabt sehen. Mit theatralischer Gebärde habe ich dem Dorfältesten das Huhn zurückgegeben, und da Makan gerade mit der Plane kommt, verlangen Griaule und ich, die Männer sollen den *kono* herausholen. Da sie aber alle ablehnen, gehen wir selbst hinein, wickeln den heiligen Gegenstand in die Plane und schleichen uns wie Diebe hinaus. Der entgeisterte Dorfälteste ergreift die Flucht und treibt nebenan seine Frau und seine Kinder mit gewaltigen Stockschlägen in die Hütte zurück. Wir gehen durch das jetzt vollkommen menschenleere Dorf, und in Totenstille erreichen wir die Fahrzeuge. Die Männer haben sich in einiger Entfernung zusammengeschart. Als wir auf dem Platz auftauchen, läuft einer in aller Eile zu den Feldern und treibt eine Gruppe von Jungen und Mädchen, die in diesem Augenblick zurückkommen, zu überstürzter Flucht an. Sie verschwinden in den Maisfeldern, noch schneller als vorhin das Mädchen, dem wir im Labyrinth der Gassen und der Wände aus Stampferde begegneten, und das mit seiner Kürbisflasche auf dem Kopf weinend kehrtum machte.

Dem Ältesten werden die zehn Francs überreicht, und dann machen wir, daß wir wegkommen, umgeben von einer Aura besonders mächtiger und unverfrorener Dämonen oder Schweinehunde und die Leute in ihrer Verblüffung zurücklassend.

Sobald wir an unserer Etappe (Dyabougou) angekommen sind, packen wir die Beute aus: Eine riesige Maske von unbestimmbarer Tierform, leider beschädigt, aber vollständig mit geronnenem Blut überkrustet, das ihr die Majestät verleiht, die das Blut allem verleiht.

7. September

Bevor wir Dyabougou wieder verlassen, gehen wir ins Dorf und entführen noch einen zweiten *kono*, den Griaule ausfindig gemacht hat, als er heimlich in die Fetisch-Hütte eindrang. Diesmal nehmen Lutten und ich die Angelegenheit in die Hand. Mein Herz klopft wie wild, denn seit dem Skandal von gestern ist mir mit größter Deutlichkeit die Ungeheuerlichkeit bewußt geworden, die wir hier begehen. Mit einem Jagdmesser trennt Lutten die Maske von ihrem federgeschmückten Kostüm ab, mit dem sie zusammenhängt, übergibt sie mir zum Einwickeln in das mitgebrachte Packleinen und reicht mir, auf meinen Wunsch, auch noch eins von den sonderbaren Gebilden, die uns gestern so neugierig gemacht hatten: Eine Art Spanferkel, ebenfalls aus braunem Nougat (d. h. geronnenem Blut), und mindestens 15 Kilo schwer. Ich wickle es zusammen mit der Maske ein. Die Beute ist schnell aus dem Dorf geschafft, und über die Felder kommen wir wieder zu den Wagen. Als wir abfahren, will der Dorfälteste Lutten die 20 Francs zurückgeben, die wir ihm zugesteckt haben. Lutten läßt sie ihm natürlich. Aber das macht die Sache auch nicht besser …

Im nächsten Dorf entdecke ich eine *kono*-Hütte mit eingefallener Tür. Ich zeige sie Griaule, und schon ist der Coup beschlossen. Wie beim letzten Mal kündigt Mamadou Vad dem Dorfältesten, den wir vor die Hütte geholt haben, unvermittelt an, daß wir vom Kommandanten der Expedition den Befehl erhalten haben, den *kono* zu beschlagnahmen und daß wir bereit sind, 20 Francs Entschädigung zu zahlen. Diesmal übernehme ich den Auftrag ganz allein. Ich dringe in den heiligen Verschlag ein und halte, um die Bänder der Maske durchzutrennen, Luttens Messer in der Hand. Als ich merke, daß zwei – sich in Wahrheit allerdings keineswegs drohend verhaltende Männer – hinter mir die Hütte betreten haben, stelle ich mit einer Bestürzung fest, die sich erst etwas später in Abscheu verwandelt, daß man sich doch ganz schön selbstsicher fühlt, wenn man ein Weißer ist und noch dazu ein Messer in der Hand hält.

Schon bald nach dem Raub Ankunft in San. Mittagessen, dann, in einem benachbarten Dorf, Kontaktaufnahme mit den *bobo oulé*, die reizende Leute sind. Idyllische Nacktheit und Schmuck aus Stroh oder Kauris, junge Leute mit sehr hübsch geflochtenen Haaren und Frauen (zumal die alten) mit oft kahlgeschorenem Schädel: Mehr als genug, um mich zu verführen, mich alle Freibeuterei vergessen zu machen und nur noch an Szenen im Stil von Robinson Crusoe und *Paul et Virginie* zu denken.

(1931)

---

1 Wohnhaus in Form einer kleinen Festung

Julius Lips

Wie wir sie sahen – wie sie uns sehen

Die Frage, wie der Naturmensch den Weißen und dessen Kultur in seiner eigenen Kunst darstellte, läßt uns zunächst einmal die interessante Gegenfrage stellen, wie denn der Europäer seinerseits den Farbigen und die farbige Welt in der europäischen Kunst gestaltet hat. Eine systematische Untersuchung hierüber, die außerordentlich aufschlußreich sein dürfte, ist bisher weder von den Anthropologen noch von den Kunsthistorikern versucht worden, obwohl das zur Verfügung stehende Material zahlreich und besonders vom kunstgeschichtlichen Standpunkt aus interessant ist.

Deutlich lassen sich verschiedene scharf umrissene Perioden unterscheiden. Entsprechend der Gesamthaltung der abendländischen Welt zu den fremden Kulturen außerhalb des mittelmeerischen Kulturkreises vom Altertum bis zur Moderne ändert sich auch die Art der Darstellung des exotischen Menschen in der europäischen Kunst.

Während des gesamten Altertums und des Mittelalters bis zur Zeit der großen Entdeckung und selbst darüber hinaus standen die Berichte über die »Barbarenvölker« im Zeichen der Sensation. Je unwahrscheinlicher die über sie erzählten Dinge klangen, desto lieber wurden sie geglaubt. Das Bild, das man sich von den Naturvölkern machte, war zumeist das von aus der Hölle stammenden Fabelwesen. So sind denn auch jene ältesten Reiseberichte und Beschreibungen teilweise mit Zeichnungen versehen, die uns die Eingeborenen als einäugige Zyklopen, als Mondmenschen, geschwänzte Ungeheuer und als Wesen vor Augen führen, die halb Mensch, halb Tier waren. Die nur rassischen Verschiedenheiten dieser Völker wurden weder im Bilde noch in der Beschreibung beachtet – es mußten schon anthropologische Abnormitäten sein, um überhaupt Eindruck zu machen.

Eine Ausnahme für die ältere Zeit bilden einige ägyptische Reliefs, Plastiken und Zeichnungen (Steindorff 1928), bei denen Rassemerkmale etwa der Neger, der Kleinasiaten und selbst der Pygmäen (vermutlich vom oberen Nil) zutreffend und überzeugend wiedergegeben sind (Petrie 1920). Auch aus dem klassischen Altertum kennen wir verschiedene Proben von Darstellungen der »Aethiopen« (Loewenherz 1961), und die Auffindung von künstlerisch ausgeführten Negerköpfen und Figuren im Palast von Minos (Evans 1921–1935) hat dazu noch manches Stück gefügt. Negerköpfe, um den Hals oder als Ohrringe getragen (Metropolitan Museum of Art, New York), wurden von den klassischen Schönen angelegt, und zahlreiche Vasen zeigen die meisterhaft gelungenen Darstellungen von Negerköpfen, zuweilen kombiniert in Janusform als Doppel-Negerporträt oder als das einer Grie-

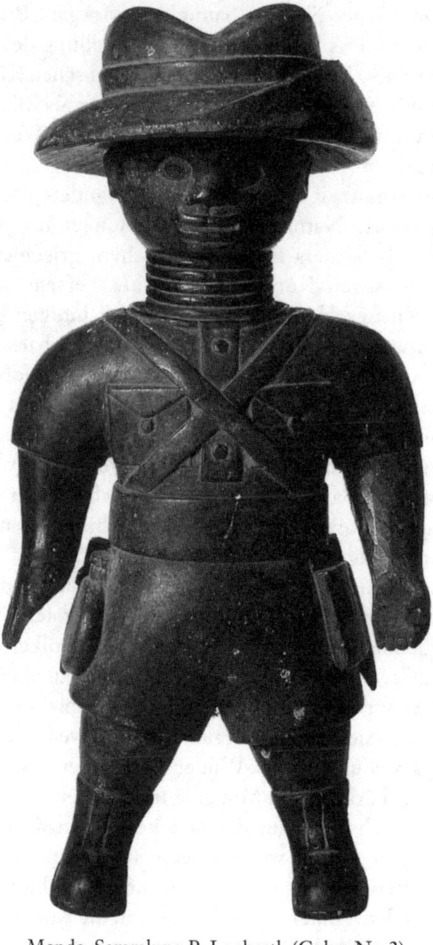

Mende. Sammlung P. Loebarth (Colon Nr. 2)

chin und eines Negers (Sammlung Morgan, Princeton, N. J.). Das Interesse an der Darstellung des Negers war also beim griechischen und römischen Künstler ziemlich rege (Beardsley 1929); das gilt aber nur für die »Aethiopen«, nicht für die »Barbarenvölker« im allgemeinen.

Die Seltenheit der Darstellung der anderen außereuropäischen Naturvölker in Zeichnungen und Bildwerken, besonders in der ägyptischen, griechischen und römischen Kunst, ist wohl aus verschiedenen Gründen zu erklären, trotz des oftmals innigen Kontakts etwa der römischen Welt mit den Barbarenvölkern. Sie entsprachen weder dem antiken Schönheitsideal noch reizten sie den Künstler, sie in Stein oder als Bild der Nachwelt zu überliefern. Wo dennoch, etwa zum Ruhme eines siegreichen Feldherrn wie in Ägypten die Barbaren, die Besiegten, abgebildet wurden, gestaltete man sie nur als die Tributbringenden, Unterworfenen.

Durch die Eroberungszüge der Mohammedaner und im dreizehnten Jahrhundert der Mongolen wurde die abendländische Welt von den Naturvölkern abgeriegelt. Die Versuche, durch die Kreuzzüge diesen Ring zu sprengen, mißlangen. Um so mehr war jetzt der Phantasie freier Spielraum gewährt, wenn man an die Darstellung eines »Wilden« ging, der noch jenseits der Türken- und Mongolenreiche wohnte. Hierzu kam noch zu Anfang des Zeitalters der großen Entdeckungen, daß es, wie wir heute sagen würden, »im Staatsinteresse« lag, geradezu Greuelgeschichten über die fremden Völker zu verbreiten, um die Konkurrenz abzuschrecken. Es sollte verhindert werden, daß andere europäische Völker die einträglichen Entdekkungsfahrten durchführten. Der europäische Künstler hatte also keine Möglichkeit einer naturwahren und auf Anschauung beruhenden Darstellung des exotischen Menschen.

Um so mehr war ich über ein Gemälde Cima da Coneglianos erstaunt. Das um 1500 gemalte Bild stellt einen Bacchuszug dar und hängt heute im Johnson Museum in Philadelphia. Die drei hüpfenden Faune, besonders der zweite und dritte der Gruppe, zeigen weder europäische Gesichtszüge noch die von Fabelwesen, sondern ganz deutlich pygmoide Rassenmerkmale (Venturi). Ob der Künstler aus seiner Phantasie heraus die richtige Darstellung traf, ob er eine anthropologisch genaue Vorlage besaß oder ob er selbst Pygmäen gesehen hat, läßt sich schwer entscheiden.

Die zweite Epoche umfaßt etwa den Zeitabschnitt von der zweiten Hälfte des sechzehnten bis zum Beginn des neunzehnten Jahrhunderts. Hier stellen die Abbildungen, besonders die Stiche und Kupfer der Reisebeschreibungen, die Naturvölker in der Regel als richtige Menschen dar, aber als Europäer, oftmals sogar in europäischer Tracht oder in Phantasiekostümen. Aber selbst noch gegen Ende des siebzehnten Jahrhunderts sind Reisewerke erschienen, wie etwa das von Schleissing (1693), deren »Portraitierungen«, in diesem Falle der Samojeden, erschütternd komisch wirken. Der Zeichner stellt hier zwei in Felle gehüllte Gestalten in Tannenzapfenform und mit flossenartigen Schwimmfüßen dar. Nur der angedeutete Bart der einen Figur läßt vermuten, daß die andere ohne Bart anscheinend ein weibliches Wesen sein soll. Die damals von unbekannten und unbegreiflichen fremden Kulturen ausgehende Sensation hat ihren Niederschlag in dieser Zeichnung gefunden.

Es ist recht interessant, die alten Reisewerke auf solche Abbildungen von Naturvölkern hin durchzusehen, und bei den meisten dieser Epoche zeigt es sich, daß die dargestellten farbigen Menschen nicht nur europäische Gesichtszüge haben, sondern mitunter genau den Typen desjenigen weißen Volkes entsprechen, aus dem der Künstler oder Forscher selbst stammt. Der Grund hierfür mag der sein, daß die Bilder nicht unmittelbar an Ort und Stelle ausgeführt wurden, sondern nach Beschreibungen oder mitunter nach dem Gedächtnis. Außerdem fehlte die Fähigkeit zu ethnologischer und anthropologischer Schau.

Die alten Reisebeschreibungen sind voll von derartigen Abbildungen. La Pérouse, Cook, Lafiteau, Peter Kolb sind nur einige Namen aus der langen Reihe solcher Autoren, die den primitiven Menschen mit den Wesenszügen Europas ausstatteten. Sogar noch der Prinz zu Wied (erste Hälfte des neunzehnten Jahrhunderts), der von dem Maler Karl Bodmer begleitet war, gibt in seinen Indianerbildern nicht etwa die Rassenmerkmale von »Rothäuten« wieder, sondern stellt nach Indianerart bemalte Europäer dar. Einige der markantesten Bilder dieser Art befinden sich besonders bei Lafiteau (1724) und Cook (1773, 1777, 1785, 1789). Die »Tänze der Irokesen« bei Lafiteau zeigen nicht nur in Haltung und Rhythmus, sondern auch im Ausdruck der Gesichter ausgesprochen französischen Typ und Charme. Die Abbildung der »Flotte von Tahiti« bei Cook und mehr noch die tahitianischen Tänzerinnen sind alles andere als Darstellungen des polynesischen Menschen. Das Flottenbild portraitiert römische Senatoren in der Toga, griechische Sybariten und bärtige Engländer aus Yorkshire. Die Tänzerinnen von Tahiti sind besten angelsächsischen Typs. Sie tragen lange Faltengewänder mit Schmetterlingsflügeln und als Kopfputz eine sternenbesetzte Tiara. Ihre deckelförmigen Brustbekleidungen sind die moderner Kabarettänzerinnen, der Tanz selbst ist europäische Ballettpose mit zierlich gespreizten Fingern.

Zur selben Epoche gehören die Eingeborenendarstellungen, die sich in den von Milet de Mureau (1797) herausgegebenen Berichten der Reisen La Pérouses befinden, wie eine Zeichnung von Eingeborenen der Osterinsel. Auch hier sind nicht Polynesier dargestellt, sondern Franzosen in der Tracht des achtzehnten Jahrhunderts zwischen »Eingeborenen«, die durch nackte Oberkörper gekennzeichnet sind und wie Pariser und Pariserinnen aussehen. Links im Hintergrund zeigt ein Franzose einer Insulanerin ihr Bild in einem Rahmenspiegel zeitgenössischen Geschmacks – während man rechts die ernsten Gesichter der Idole der Osterinsel sieht.

Zum Teil in denselben Reisewerken werden dann weitere Bilder veröffentlicht, die exotische Typen den Porträts entarteter Europäer angleichen. Mit die besten Beispiele dieser seltsamen Auffassung stammen ebenfalls von Cook. Erinnerte man sich nämlich daran, daß man es schließlich doch mit »Wilden« zu tun hatte, so gab man ihrem Gesicht ein »wildes« Aussehen und behing die Gestalt mit Kuriositäten. Ein gutes Beispiel dafür, wie in der Frühzeit dieser Epoche nordamerikanische Indianer durch die Engländer dargestellt wurden, geben die im British Museum wiederentdeckten Aquarellbilder von John White. Auch hier finden wir außer den individuellen Kennzeichen der Bemalung, des Schmucks und der Kleidung europäische Gesichter, europäische Gesten, europäische Körper- und Armhaltung und durchaus keine Merkmale des indianischen Menschen im anthropologischen Sinne.

Die dritte Epoche, die die ersten zwei Drittel des neunzehnten Jahrhunderts umfaßt, war stark durch Rousseau und seine Auffassung vom paradiesischen Leben der Naturvölker beeinflußt. Die Illustrationen in den Reisewerken jener Zeit und die Arbeiten europäischer Künstler verfielen nun in das andere Extrem. Die Bewohner ferner Länder wurden zu Idealgestalten, wurden als Adam und Eva im Paradies aufgefaßt, wie zum Beispiel in den Werken von Winterbottom (1903), Laing (1825) und Gray (1818–1821).

Erst seit dem letzten Drittel des neunzehnten Jahrhunderts, der wissenschaftlichen Durchdringung der außereuropäischen Kulturen, seit dem gesteigerten Interesse der Zivilisation an Völkerkunde und Anthropologie, ist auch in den bildlichen Darstellungen der Naturvölker eine objektive Würdigung erfolgt, zunächst allerdings noch stark beeinflußt von den Ergebnissen wissenschaftlicher Anthropologie und schließlich der neuentdeckten Photographie. Das heißt, der Künstler vermochte es noch nicht, die ihm von der exakten Wissenschaft, vor allem der physischen Anthropologie, suggerierten Eindrücke derart auf sein Werk zu übertragen, daß die ›Richtigkeit‹ der dargestellten

Typen sich nicht vor die künstlerische Konzeption des Bildes drängte und das Kunstwerk als solches darunter litt.

Erst die wahrhaft großen Künstler gaben in ihren Malereien und Skulpturen dem exotischen Menschen vollendeten künstlerischen und dabei wissenschaftlich einwandfreien Ausdruck und stellten den farbigen Menschen als interessantes und unverzerrtes Modell in die Kunst der weißen Welt. Ich denke hier vor allem an den Franzosen Paul Gauguin, den Deutschen Max Pechstein und andere. In ihren Fußtapfen, wenn auch nicht im Sinne einer kunsthistorischen Schule, sind dann alle jene weißen Künstler gewandelt, die von da an den exotischen Menschen künstlerisch wiedergaben. Zahllose Bildwerke der Skulptur wie der Malerei, die Gestalten aus dem Leben außereuropäischer Völker zum Gegenstand haben, sind heute in unseren Museen vorhanden.

Der Antrieb, deren Leben darzustellen, ist jedoch relativ jung und hängt wieder mit der Gesamteinstellung der weißen Welt gegenüber den nun meist unterworfenen und als Kolonialvölker behandelten Eingeborenen zusammen. Die Darlegung dieser Entwicklung im einzelnen fällt in das Gebiet kunstgeschichtlicher Betrachtung. Am stärksten werden selbstverständlich dort die farbige Welt und ihre Bewohner als künstlerische Vorwürfe gewertet und gestaltet, wo der Kontakt mit den Naturvölkern am leichtesten zu bewerkstelligen war: bei den großen Kolonialvölkern Europas und in Amerika. Während bei den europäischen Darstellungen sehr stark die Objektivierung und Trennung der weißen Kultur von der der farbigen Welt betont wurde, versuchen verschiedene amerikanische Schulen, besonders in Mittelamerika und Mexiko, zu einer Synthese der amerikanischen Symbolik mit der Kunst und Kultur Europas zu gelangen. Daß dabei vornehmlich die präkolumbischen Hochkulturen Amerikas – Peru, Mittelamerika und Mexiko – die Stoffe lieferten, kann nicht wundernehmen. Ja, es ist nur natürlich, daß die Künstler der jüngeren amerikanischen Republiken stolz auf die Leistungen der indianischen Bevölkerung sind und in ihren Werken diesem Gefühl Ausdruck verleihen. Die historische Betrachtung der Eroberung durch die Weißen aber regte manchen weißen Künstler an, die Geschichte seines Landes, so wie er sie sah, in Fresken und Malereien festzuhalten. Als einige der fruchtbarsten und eigenwilligsten sind hier Diego Rivera, José Clemente Orozco, David A. Siqueiros und der Peruaner José Sabogal zu nennen, die in farbenglühenden Fresken nicht nur die Eroberung der Neuen Welt durch die Weißen darstellten, sondern auch indianische Kunstformen und Symbole mit den Aspekten der Moderne zu verschmelzen suchten und durchaus nicht vor betont realistischen Darstellungen zurückschreckten.

Wir sehen also, daß erst Jahrhunderte nach der ersten Berührung der weißen mit der farbigen Welt die europäischen und amerikanischen Künstler es lernten, den Träger dieser Kulturen, den gelben, schwarzen und roten Mann, richtig darzustellen und zu erfassen.

Die Gründe dafür waren mannigfacher Art. Zunächst einmal kamen nicht die exotischen Völker in das Land der Weißen, sondern dieser ging als Abenteurer, Soldat, Kaufmann, Forscher oder Missionar zu ihnen in den anderen Erdteil. Unter diesen Reisenden befanden sich nur ganz selten oder überhaupt nicht bildende Künstler. So wurden zumeist in der ersten Zeit die Darstellungen nach Beschreibungen angefertigt und konnten kein wirkliches Bild der Eingeborenen geben. Ferner war das Interesse der Weißen durchaus nicht auf den Naturmenschen als Individuum gerichtet, sondern vielmehr auf die Schätze und Handelsmöglichkeiten der fremden Länder und, soweit es den Eingeborenen anbelangt, auf seine eventuelle Verwendungsmöglichkeit als Arbeiter oder als Soldat. Alles dies kann jedoch nicht darüber hinwegtäuschen, daß auch rein künstlerisch – abgesehen von der vierten Epoche – die Darstellungen der Eingeborenen durch den weißen Mann entschieden weniger Beobachtungsgabe verrieten und weit ärmer an künstlerischer Schau waren als die von Nichteuropäern hergestellten Porträtierungen des weißen Mannes. Dieses Urteil gilt nicht nur für die Europäerdarstellungen der sogenannten Hochkulturen, also der chinesischen, indischen, der äthiopischen, der Beninkunst und der der amerikanischen Hochkulturen; es gilt auch für die Melanesier, Buschmänner, Australier, Eskimo und Prärieindianer, für die Plastiken der westafrikanischen und melanesischen Stämme, für die Schnitzereien der Nordwestküste Nordamerikas. Nur ganz selten ist man in Zweifel bei der Entscheidung, ob man eine Europäerdarstellung solcher Völker vor sich hat oder nicht. Aber nicht nur Kleidung, allerfeinste Details, auch die anthropologischen Merkmale wie Verschiedenheit des Haares, der Lippen, der Nase, Verschiedenheit der Gesten, der Armhaltung, der Hände, des

Gesamtkörpers, sind genau beobachtet und im Bilde festgehalten worden. In vielen Fällen ist jedoch nicht nur die Darstellung eines Europäers klar ersichtlich, sondern die speziellen Züge eines bestimmten Volkes sind so gut herausgearbeitet, daß man mit Sicherheit Engländer, Franzosen, Portugiesen, Holländer, Deutsche oder Russen unterscheiden kann, ohne historische Tatsachen oder Merkmale der Kleidung zu Hilfe nehmen zu müssen. Diese Tatsache ist um so auffallender, als diese Realistik nicht zum Wesen der naturvölkischen Kunst zu passen scheint und einer Erklärung aus dem Gesamtproblem der primitiven Kunst heraus bedarf. So mögen denn zwei Beispiele hinein in die in den letzten Jahrzehnten beinahe zu einem Kampf um Schlagworte gewordene Betrachtung der primitiven Kunst führen.

Im Jahre 1931 erhielt ich als Kölner Museumsdirektor anläßlich einer von mir gezeigten Ausstellung »Masken der Menschen« den folgenden Brief im Auftrage einer Gruppe von Museumsbesuchern zugesandt: »Mit großem Befremden haben wir beim Besuch des Rautenstrauch-Joest-Museums festgestellt, daß in einer besonderen Ausstellung von exotischen Masken und präparierten Totenschädeln primitiver Völker die Totenmasken Beethovens, Friedrichs des Großen u. a. im selben Raum der Schaulust präsentiert werden. Ja, man hat unmittelbar darüber mehrere solcher Spukbilder einer barbarischen Phantasie angebracht – vielleicht in erzieherischer Absicht, um durch den barocken Gegensatz eines physischen bis zum Ekel gesteigerten Schauders und der heiligsten Gefühle der Pietät die letzteren besonders zur Wirkung zu bringen. Dagegen müssen wir schärfsten Protest einlegen! Die Totenmasken Beethovens und Friedrichs des Großen gehören in Räume der Andacht, nicht aber in die Gesellschaft von Fratzen und Negertrophäen, deren Betrachtung man sich nur mit Überwindung einer ganz ursprünglichen gesunden Abwehr erkauft! Das Ineinandermischen aber des Rohesten und Heiligsten ist uns einfach unbegreiflich! Die Totenmasken unserer Helden sind kein Mittel für Anschauungsunterricht. Wer sich ihnen nicht in Andacht naht, hat einfach fernzubleiben!«

Es handelte sich hier um eine Ausstellung, die in intimem Raum die Entstehung und Entwicklung der Masken der Menschheit bis zur modernen Totenmaske zeigen sollte. Die Entstehung der Maske hat ihren Ursprung im Totenkult. Die Schädel werden nach der Beerdigung wieder ausgegraben, von den Fleischteilen gereinigt und in Klub- und Geisterhäusern aufbewahrt. Dann spielen sie, mit Kittmasse ausmodelliert und mitunter porträtähnlich rekonstruiert, im Leben gewisser Völker eine große Rolle. Denn die in dem Schädel verkörpert gedachte magische Kraft des Individuums soll nun nach dessen Tode der Gemeinschaft nutzbar gemacht werden. Erst nach dem Tode wird so gewissermaßen der Einzelmensch zum Individuum, das im Leben nur als Teil der Gemeinschaft eine Rolle spielte, denn jetzt erst kommen seine magischen Kräfte als solche zur Entfaltung. Aus diesem Totenkult hat sich das Maskenwesen entwickelt, sind doch die Masken selbst ursprünglich Geister, und zwar Totengeister. Nicht der Träger der Maske – er ist unbekannt –, sondern die Maske als solche ist bedeutungsvoll und mit geheimnisvoller Wirkung ausgestattet. Aus seinen Masken erwuchsen dem Menschen seine Götter und gestalteten sich nach seinen Erkenntnissen.

So war in jener Ausstellung eine Entwicklungsgeschichte des Maskenwesens und seine Bedeutung bis zur Moderne gegeben worden. Von den melanesischen Schädeln und Masken, den Masken der Nordwestküste Amerikas, der Eskimo und Westafrikas, Ceylons (Sri Lanka) und selbst der Schweiz und Nordungarns führte die Schau bis zu den Totenmasken der Inconnue de la Seine, Napoleons und Friedrichs II., Beethovens und des Dichters Frank Wedekind. Denn auch die moderne Totenmaske hat trotz aller Verschiedenheit unserer modernen Zivilisation und unseres modernen Denkens manches Gemeinsame mit jenen uralten Kulturen, mit den Masken jener Naturvölker. Wenn wir auch nicht mehr den Sitz der Seele oder das, was wir darunter verstehen, im Schädel des Menschen suchen, so sind doch das Gesicht und die Gesichtsmaske zum eigentlichen Kriterium eines Menschen geworden. Und selbst in der modernen Totenmaske tritt uns dieser Sinn und Zweck, zum mindesten ein Abglanz des Verstorbenen zu sein, entgegen, aber nun nicht mehr in dem Sinne des Geborenwerdens zu einem neuen magischen Sein, sondern des Abschiednehmens. Es rundet sich der Kreis der Entwicklung, ausgehend von jenem jahrtausendealten Menschheitsglauben von den Schädeln jener Maskenkultur, von der Geburt des Individuums nach dem Tode – bei den Naturvölkern – bis zum Abschiednehmen im Tode – bei uns.

Obwohl der oben zitierte Brief nun durchaus nicht typisch für die Masse der Ausstellungsbesucher war –

denn zahlreiche andere Zuschriften verrieten Begeisterung für die gezeigte Schau –, so war er dennoch typisch für eine gewisse Bevölkerungsschicht, ihre Unwissenheit und politische Arroganz. Der Protest gibt die Auffassung des sechzehnten Jahrhunderts wieder, wo man in den fürstlichen Raritäten- und Kunstkammern primitive Kunstwerke als abschreckende Beispiele menschlicher Verkommenheit und Verwilderung ausstellte. Solches Unverständnis, ja, man möchte sagen, solche Abscheu gegenüber der Kunst der Naturvölker war bei der deutschen Wissenschaft nicht vorhanden, der die ersten Publikationen über primitive Kunst überhaupt zu verdanken sind.

Primitive Kunst zu betrachten, zu erfühlen und schließlich zu erkennen – dazu bedarf es allerdings einer viel stärkeren Beschäftigung mit den betreffenden Kulturen im ganzen, als der flüchtige Besuch einer Ausstellung vermitteln kann. Primitive Kunst kann nur verstanden werden, ja, auch nur beschrieben werden aus der Kenntnis der speziellen Kultur des sie hervorbringenden Volkes oder der Kulturgruppe heraus, dem es angehört. Eine isolierte Betrachtung ohne Rücksichtnahme auf den kulturellen Boden, aus dem solche Kunst erwuchs, ohne Wissen um die Geschichte, Religion, die Wirtschaft und die Gesellschaft des betreffenden Volkes muß zu Fehlschlüssen führen. Wird nun schließlich gar versucht, das einzelne Kunstwerk nach den Maßstäben und mit der Terminologie der modernen Kunstwissenschaft zu beurteilen, so kann nur Falsches und Verzerrtes herauskommen. Deshalb sei hier ein zweites Beispiel gegeben.

Anfang 1935 fand im Anschluß an eine Ausstellung

von afrikanischen Plastiken eine Diskussion in einem New Yorker Museum statt, an der Sammler und Kunstwissenschaftler von Rang teilnahmen. Die Hauptdiskussion drehte sich um das Alter der vorliegenden Stücke, die hauptsächlich aus Westafrika stammten. Von den Eingeborenenkulturen der westafrikanischen Stämme hatte außer dem Ethnologen keiner der Anwesenden die leiseste Ahnung. Das Interesse war allein darauf gerichtet, die Altersfolge der Einzelstücke nach Analogien in der modernen Kunst herauszufinden – eine Frage, die für die Erforschung der primitiven Kunst wohl nicht unwesentlich ist, aber nur eine Nebenfrage sein kann. Schließlich entwickelte einer der bedeutendsten Kunstwissenschaftler an einem Stück seine These der Aufeinanderfolge. Er kam zu dem Schluß, daß – bei den vorliegenden Stücken – das realistische Moment der Auffassung wohl am Anfang gestanden haben müsse, die sehr stilisierte Ausführung ähnlicher Figuren am Ende. Zum Beweis demonstrierte er die Augenpartien einzelner Stücke, die zunächst in vollem Realismus und in großer Natürlichkeit geschnitzt waren, dann aber nur durch Striche angedeutet wurden. Ganz abgesehen von dieser willkürlichen und falschen Voraussetzung, daß das stilisierende Element später als das realistische in der westafrikanischen Schnitzkunst auftrete, konnte ich dann nachweisen, daß in unserem Falle die angedeutete »Augenpartie« überhaupt nicht die Augen darstellen sollte, sondern spezielle Ziernarben der Mitglieder des betreffenden Stammes.

Zwischen diesen in den beiden praktischen Erfahrungsbeispielen angegebenen Polen bewegte sich zum großen Teil auch das Schrifttum der älteren Zeit über primitive Kunst. Es ist ja erst wenige Jahrzehnte her, daß die exotische Kunst überhaupt Beachtung fand und dann in den Mittelpunkt der wissenschaftlichen Diskussion rückte, sei es in Form von Monographien oder bereits in Versuchen, eine Synthese und Entwicklung der gesamten primitiven Kunst zu geben.

In der bildenden Kunst Europas können wir in den letzten Jahren starke Einflüsse primitiver Vorbilder feststellen, zum Beispiel bei dem Deutschen Belling und dem Engländer Jacob Epstein. So kann ich zum Beispiel in der Skulptur Epsteins *Behold the Man* nur eine – wenn auch europäisierte und ins Kolossale übertragene – Nachahmung westafrikanischer Plastik erblicken. Den Rhythmus dieser Kunst zu erfassen ist ihm jedoch nicht gelungen.

Zahlreich sind die literarischen Versuche, die Kunst der Naturvölker zu erklären und zu erfassen, und der interessierte Leser wird bei Autoren wie Balfour (1893), Boas (1888, 1927), Bossert (1828–1935), Einstein (1925), Grosse (1894), Hausenstein (1923), Hirn (1900), Kühn (1923), Nuoffer (1925), Sadler (?), Springer (1923–1929), Stephan (1907), Sydow (1923, 1930), Woerman (1900–1911) und anderen ausgedehnte Bibliographien vor allem monographischer Art finden, die ihm weitere Wegweiser für die Probleme primitiver Kunst sein können. Aber nicht nur Kunstwissenschaft und Ethnologie, auch Psychologie und Psychiatrie haben sich darum bemüht, die Probleme der primitiven Kunst aufzuhellen. Besonders wurde die Parallele zwischen Kinderzeichnungen und Kinderplastiken und denen der Naturvölker gezogen. So haben zum Beispiel Luquet (1924), Levinstein (1905) und andere in zahllosen Abhandlungen die Kunst des Kindes mit der der Naturvölker verglichen und versucht, bei beiden dieselben Elemente zu finden – meines Erachtens mit wenig Erfolg. Das biogenetische Grundgesetz läßt sich schwerlich auf den Geist und die Kunst anwenden, und selbst Luquet muß zugeben, daß »der Realismus von Kinderzeichnungen keinesfalls dem eines Erwachsenen verglichen werden kann«. Es ginge wohl an, die Kunstäußerung von Kindern der Farbigen mit der von weißen Kindern zu vergleichen, aber nicht die der Naturvölker schlechthin. Ich habe in Nordafrika, in Algerien, Marokko zahlreiche Kinderzeichnungen der Eingeborenen gesammelt, die in den dortigen von Franzosen geleiteten Eingeborenenschulen hergestellt worden waren, und habe zum Vergleich die Zeichnungen weißer Kinder desselben Alters herangezogen. In Stil und Form war schwerlich ein Unterschied zu erkennen, wohl aber natürlich in der Auswahl der dargestellten Objekte.

Auch die Versuche Prinzhorns (1923), eine Parallele zwischen der Bildnerei der Geisteskranken und der Kunst der Naturvölker aufzufinden, ist wohl als interessanter Versuch zu betrachten, ohne daß man die Ernsthaftigkeit dieser Vergleichung zu diskutieren brauchte. Es ist auch nicht die geringste Basis zu einem Vergleich gegeben, es sei denn, man adoptierte von neuem die geistige Einstellung des sechzehnten Jahrhunderts. Ich habe eine große Anzahl von Zeichnungen und Plastiken der Geisteskranken in den verschiedensten Nervenkliniken bearbeitet, und nur einmal ist mir eine Ähnlichkeit nicht in der Darstellung, sondern im Denken eines Geisteskranken mit dem der Naturvölker aufgefallen: als eine geisteskranke gelernte Schneiderin ein Puppenkleid nähte, nur einen einzigen Ärmel dafür anfertigte und diesen vorn in Brusthöhe auf dem Kleid befestigte. Mögen sonst auch manche Einzelheiten von Stil und Form Anklänge an die naturvölkische Kunst aufweisen – die Bildnerei der Irren bleibt die von kranken Menschen. Die Kunst der Naturvölker aber ist eine Formgebung gesunden Geistes. Wenn man hier überhaupt vergleichen wollte, so könnte dies auch nur wieder zwischen den Kunstprodukten weißer Irrer mit denen farbiger Irrer geschehen.

Soweit man eine Entwicklungsgeschichte der primitiven Kunst aufzeigen wollte, begnügte man sich oft damit, als Hauptergebnis die Herausarbeitung gegensätzlicher Begriffspaare zu finden wie imaginativ-sensorisch, appollinisch-dionysisch, ideoplastisch-physioplastisch, linear-malerisch, ohne damit auch nur einen Zipfel vom Schleier des Geheimnisses der primitiven Kunst lüften zu können. Dieselben Schwierigkeiten, wie sie uns bei jedem Gebiet des Lebens der Naturvölker entgegentreten, nämlich rein terminologisch den Inhalt eines Lebenssektors zu beschreiben, ohne ihn zu verfälschen, begegnen uns auch in der primitiven Kunst. Vor allen Dingen aber sind ihre Probleme zunächst nicht dieselben wie die der Kunstgeschichte schlechthin. Zugegeben, die kunsthistorische Analyse muß ebenfalls Zeit und Zeitumstände, kurz, das kulturelle Leben und Denken der Entstehungszeit eines Kunstwerkes berücksichtigen, um zu erfolgreichen Schlüssen zu kommen. Für die Entschleierung der primitiven Kunst aber ist diese Nebenforderung der Kunstgeschichte Hauptaufgabe. Erst durch die genaue Kenntnis der Kultur, in der das Kunstwerk entstand, sind wir in der Lage, Form- und Stilfragen eines bestimmten Kunstwerks zu behandeln. Wenn wir die Kunstäußerungen der Naturvölker isoliert und herausgerissen aus ihren Kulturkomplexen zu beschreiben und zu erklären versuchen, und zwar mit den Unterscheidungsmerkmalen und der Terminologie der modernen Kunstwissenschaft, so muß das, wie die oben angeführten Beispiele zeigen, zu Trugschlüssen führen. [...]

Aber alles Wissen um die Kulturen der Naturvölker wird uns ihre Kunst nicht näherbringen, wenn wir nicht ihre Seele und ihr Denken zu erfassen versuchen. Ihre Individualität ist Korrelation zur Gemeinschaft und nicht Kontrast wie in der modernen Gesellschaft. Das sei in zwei Beispielen gezeigt, die für die Interpretation mancher Kunstwerke wichtig sind.

Ein europäischer Maler, ein Engländer, durchreiste das Gebiet der neuseeländischen Maori und füllte seine zahlreichen Skizzenbücher mit den Porträts der Eingeborenen. Einmal war ihm eine besonders gute Zeichnung gelungen, das vollkommen ähnliche Bildnis eines alten Häuptlings, dessen Gesichtszüge mit der typischen Spiraltatauierung bedeckt waren. Voll Stolz zeigte der Künstler seinem Modell dieses Blatt und erwartete natürlich, große Anerkennung zu finden. Der alte Mann betrachtete lange sein Porträt. Endlich sagte er ablehnend: »Das bin ich nicht!« Der Künstler, erstaunt und in seinem Ehrgeiz gekränkt, forderte den Alten auf, dann gefälligst selbst sein Porträt zu zeichnen. Er gab ihm Bleistift und Papier, und der alte Maori ging ohne Zögern sofort an die Arbeit. Als er dem weißen Manne sein Produkt mit den Worten: »Das bin ich!« überreichte, erblickte dieser nichts anderes als das Tatauierungsmuster des Alten, aus dem seine Stammeszugehörigkeit zu erkennen war. Wir sehen: die individuelle Welt des westlichen Denkens ist ihnen fremd. Der Begriff der Gemeinschaft tritt an die Stelle des Individuellen, auch in der Kunst.

Ein anderes Beispiel ist die Geschichte, die ein weißer Missionar in Australien mit einem Eingeborenen aus dem Gebiet des Roperflusses erlebte (Gunn 1917). Dieser Priester hatte eine große Anzahl seiner farbigen Missionsschüler in die Welt des katholischen Glaubens eingeweiht und schließlich für die Taufe reif genug befunden. Unter diesen neuen Christen befand sich auch Ebimel Wooloomool, der jetzt einen einfacheren Namen aus dem Lande des weißen Mannes erhalten hatte: Charlie. Eines Karfreitags, als der Missionar von der Kirche heimkehrte, sah er am Wege Charlie sitzen, der gerade damit beschäftigt war, einen gewaltigen Känguruhbraten zu verzehren. Der Priester machte ihn auf das Verwerfliche seines Tuns, am Freitag, und noch dazu am Karfreitag, Fleisch zu essen, aufmerksam. Zu seinem Erstaunen erhielt er die Antwort, daß Charlie durchaus kein Fleisch esse, sondern Fisch. Nun wurde der Priester ärgerlich und sagte, daß seine Sünde durch die Lüge noch vergrößert würde. Charlie aber beharrte, den Känguruhbraten weiter benagend, darauf, daß er kein Fleisch, sondern Fisch esse. »Sieh«, sagte er zu seinem Bekehrer, »du hast mich zum Flusse geführt und Wasser auf mich geworfen. Du hast mir erzählt, daß ich dadurch nun nicht mehr Ebimel Wooloomool, sondern Charlie sei, ein ganz neuer Mensch. Auch ich bin zum Flusse gegangen, habe Wasser auf den Känguruhbraten geworfen und habe ihn ›Fisch‹ genannt. Du siehst, daß ich nicht lüge und daß ich Fisch esse und kein Fleisch.«

Wenn wir von unserem Seelenleben und unserem Denken ausgehen, mögen Nuoffer (1925) und Karutz (1927) recht haben, die glauben, daß der primitiven Kunst der »seelische Ausdruck« fehle, daß sie es nicht vermöge, »in den Bezirk der Seele einzudringen«. Aber dieses Werturteil ist ja bereits wieder den Begriffen unserer Zeit entnommen. Allerdings dringt der primitive Künstler kaum in das Wesen der Dinge ein, wie wir es mit unserer ratio vermögen – es genügen Ähnlichkeiten ohne Rücksicht auf Raum und Zeit, um zu urteilen und darzustellen. Das Einzelindividuum ist kein Vorwurf für die primitive Kunst, zum wenigsten im Leben. Erst in der Hochkultur tritt das Problem der Individualität, tritt die Gestalt des Individuums im modernen Sinne in Erscheinung und wird in der Kunst als Porträt gestaltet.

Wir kennen aus Afrika schon aus der ersten ägyptischen Dynastie (Roederer 1926) Porträtbüsten der Pharaonen, und auch Benin hat in seiner Bronzekunst Porträts gestaltet. Wo jedoch sonst in der afrikanischen Kunst das Porträt auftaucht, wird es wohl unter europäischem Einfluß entstanden sein. Wir kennen lebensgroße Holzstatuen dreier Könige Dahoméys (heute VR Benin), von denen allerdings nur einer, Geso (1818–1858), menschlich, aber nicht porträtähnlich, dargestellt worden ist. Desgleichen wissen wir von einer künstlerischen Gestaltung des Reichsgründers in der Kunst Yorubas (Frobenius 1912–1913). Bastian (1859) erwähnt die Figur des verstorbenen Bakongo-Königs, die während der Zeit der Räucherung seiner Leiche den König präsentieren sollte, ohne daß uns jedoch mitgeteilt wird, ob es sich hier um ein naturgetreues Porträt des Königs handeln soll. Auch Denkmäler bestimmter Könige lassen sich bei den Figuren der Kongoplastik feststellen (Maes 1928), von denen die Statue des Königs Mikobe Mbula der Bakuba porträtähnlich zu sein scheint. Ebenfalls als Porträt sind einzelne Statuen der Bushongo-Könige bekannt (Torday und Joyce 1910), und aus Loango kennen wir Holzbilder ganz bestimmter, irgendwie verdienstvoller, als Denkmäler aufgestellter Individuen (Pechuel-Loesche 1907, Bastian 1859). Unter ihnen befinden sich Ehrenfetische berühmter Bonganga, darunter der einer Hebamme, eines Privatmannes und eines schwarzen Gelehrten, die sich durch Verdienste hervortaten. Aus Südnigeria ist die Porträtbüste von Moia, der Priesterin des Nimm, bekannt, die in Ton und Flechtwerk ausgeführt wurde (Talbot 1926).

Es heißt sehr wenig, tief in die naturvölkische Kunst eindringen, wenn es tatsächlich Gelehrte gibt, die das Vorhandensein primitiver Künstler überhaupt leugnen: »L'artiste, en afrique noire, n'existe pas!« (»In Schwarzafrika existieren keine Künstler!«) (Hardy 1927) oder sie nur als Karikaturisten ansehen (Germann 1911). Zwar ist unser Wissen um die Persönlichkeit des naturvölkischen Künstlers sehr gering, die Monographien und Reiseberichte schweigen sich über ihn aus; dennoch läßt sich ein knappes Bild von ihm zeichnen. In der Tat regt sich in uns angesichts so vieler Meisterwerke voller Originalität, Schwung und Charakteristik das Bedauern über die Anonymität ihrer Schöpfer, für deren Qualifikation nur ihre Werke Zeugnis ablegen können, deren Namen wir nicht kennen und nicht kennen werden. Wer ist der Mann, dessen fertigem Werk wir gegenübertreten, und welche Einschätzung findet sein Gewerbe bei seinen eigenen Stammesgenossen?

(1937)

Josef Čapek

Die Kunst der Naturvölker. Afrika

Von lebendigen und unmittelbaren Kundgebungen war die Rede; tatsächlich ist die Kunst dieser farbigen Völker von einer ungeheuren Lebendigkeit und *Natürlichkeit* durchdrungen. Die pulsiert in ihr so überaus heftig und unreguliert, daß das Empfinden des Normaleuropäers keinen Angriffspunkt findet; von einem erschrockenen Schwindel befallen, neigt es am ehesten dazu, diese Lebendigkeit und Natürlichkeit als Primitivismus oder Barbarei zu bezeichnen. Und wenn es in dieser Kunst eine Natürlichkeit zu erkennen vermag, so allenfalls in Form einer groben, zu Häßlichkeit und Wildheit verrenkten Grimasse. Man ist gewöhnt, in Primitivismen die Unzulänglichkeit des Anfängers oder eine unmotorische Starre zu sehen, etwas Tönernes oder klotzig Schwerfälliges, Unbewegliches und noch dazu dürftig zum Ausdruck Gebrachtes, das den Odem höheren Lebens noch nicht in sich trägt. Primitivismus also gleich Unzulänglichkeit, Barbarismus gleich Vergröberung – so als ob man in jedem Fall etwas Höheres, Besseres im klassischen Sinne zu gewärtigen oder von ihm auszugehen hätte, was hier nur in der Form des peinlich Unausgegorenen, Schiefen oder bereits Verdorbenen vorbuchstabiert wäre. Richtig ist, daß der Barbarismus hinsichtlich des Klassizismus – nicht nur des europäischen, haben doch auch die exotischen Künste ihre Klassizismen – etwas Ungeläutertes vorstellt, während der Primitivismus sich (wie schon der Name sagt) bei den Wurzeln, den Ursprüngen aufhält. Doch schleicht sich hier in unseren Blick gleich wieder das alte Vorurteil, das die Möglichkeit, sich primitiver oder barbarischer Kunst in gebührender Unvoreingenommenheit zu nähern, von vornherein vereitelt.

Dabei *müssen* sich Primitivismen durchaus nicht bei den Ursprüngen aufhalten, sie können auf eine bereits gegebene Form appliziert, ihr beigegeben, jedoch aus freien Stücken und mit ihrem eigenen künstlerischen Gehalt auf ihr und in ihr plaziert sein. Nehmen wir nur die schlichten, volkstümlichen Interpretationen höherer, herrschaftlicher Stilarten wie bei uns zum Beispiel des Barock. Maßgeblich für die Betrachtung wäre in diesem Fall nicht *das Primitivisierte am Barock*; von Bedeutung ist vielmehr, was *das Volkstümliche am Primitiven* ist. Hält sich zum Beispiel der slowakische Volkskünstler beim Schnitzen seiner »laienhaften« Statuette an alle typischen Merkmale der Hl. Maria von Lourdes, ist doch nicht diese Madonna in ihren äußerlichen Attributen das Wesentliche; wichtig ist hier gerade jenes volkstümliche plastische Empfinden in seinen verborgenen Charakterzügen, das aus der Madonna von Lourdes beinahe etwas wie einen altertümlichen Götzen hat werden lassen. Dieses ist in seiner Beschaffenheit roher und elementarer als jenes Sekundäre, was man Stil nennt.

Der Stil Afrikas gilt dem europäischen Empfinden als primitiv und barbarisch. Doch sind diese Begriffe äußerst unzutreffend und zu kurz greifend. Dieser Stil ist nämlich weder primitiv in bezug auf etwas Höheres, das ihm vorausgegangen wäre, noch hat er es auf Höheres, womöglich »europäischer Wertarbeit« Vergleichbares abgesehen. Er ist primär, ruht einfach und natürlich auf seinen Wurzeln, nichts sonst. Nichts ist an ihm, was einmal vollkommen gewesen und nun degeneriert wäre, und nichts auf europäische Art Bestes oder Höchstes dürfte sich an ihm noch entfalten oder seiner Entfaltung entgegensehen. Es ist ein vollkommener, in sich vollkommen geschlossener Stil; seine plastische Ordnung zeigt keine unzulänglichen, unterentwickelten oder unreifen Züge; er ist im Gegenteil ganz auf der Höhe seines Strebens und seiner Ordnung. Indem wir für diese Kunst die Worte »barbarisch« und »primitiv« gebrauchen, charakterisieren wir eher die Psyche dieser Völker als ihre Werke. Primitiv oder barbarisch ist die Psyche, die diesen Stil hervorgebracht hat, nicht aber der Stil in seinen bildnerischen Bestandteilen und Realisationen selbst. Die primitive, barbarische Psyche verleiht diesen Äußerungen ihr individuelles Gepräge. Ließe sich sagen, daß sie dies unzulänglich, formal ausdruckslos, flau oder auch nur halbherzig tut? Nein, hier ist alles in höchstem Maße eingelöst, was man von der kreativen Entäußerung eines Charakters, einer bestimmten existentiellen Konstitution erwarten darf; zwar ist nicht alles vorhanden, was die durch die Brille klassizistischer Stilideale schielende akademische Ästhetik verlangt – aber handelt es sich bei dieser Brille nicht eher um Scheuklappen?

Künstlerischer Stil! Das ist auch so ein trügerisches Wort. Was bedeutet Stil? Es ist ein Ausdruck der Zeit, die zeitliche Dimension eines bestimmten geistigen und formalen Gehalts, gesellschaftlicher und sozialer Bedingungen, auf die wir aus einem gewissen zeitlichen Abstand blicken. Das Jetzt, dessen unmittelbar Beteiligte wir sind, können wir nicht als fertigen, exakt umgrenzten Stil betrachten, es sei denn, wir hätten ihn theoretisch-programmatisch antizipiert und uns in den Kopf gesetzt, anhand einiger solcher Paragraphen den Stil der Zeit zu etablieren. Es ist jedoch ein Fehler, sich des Stils seiner Zeit zu sehr bewußt zu sein; ein allzu folgsames und entgegenkommendes Wissen um den Stil der Zeit wird heutzutage mit einer Einbuße an Spontanität und Individualität hart bestraft. Hierin liegt auch ein bißchen die Ohnmacht der modernen Zeiten: Enorm viel schöpferische Energie wird aus programmatischer Pedanterie an einen Stil der Zeit verschwendet, wenig davon bleibt übrig für eigentliche Äußerungen, eigenen Ausdruck. – Der primitive beziehungsweise barbarische Künstler ist sich nicht bewußt, daß er einen Stil pflegt; er hat gewiß nicht die geringste Ahnung, daß so etwas wie Stil überhaupt existiert und er selbst Träger oder Produzent eines solchen sein könnte. Nichtsdestoweniger ist die Kultur eines jeden Volkes, selbst dieses allerprimitivsten, auch die Summe von Exempeln und Gegebenheiten, an deren geistigen Potenzen man sich in Sinn und Richtung inspiriert und orientiert; und der Primitive sieht sich inmitten einer ausgesprochen fertigen Umgebung, mit fertigen, zur Nachahmung auffordernden Realisationen von vielem, wozu er sich künstlerisch getrieben fühlt – und doch ist auch hier letztlich jede Äußerung individuell, und in ihr behalten eigene schöpferische Vorstellungen und Gedanken, behält die ureigene, eher dem inneren Drang als den bewußten Geboten des Stils gehorchende Natur die Oberhand. Schon aus diesem Grund ist die Kunst der Naturvölker so unbändig vieldeutig.

Die Kunst der Primitiven ist also sehr naturwüchsig und authentisch, voller Lebendigkeit, Instinkt und innerer Anarchie, der keine dogmatischen Grenzen gesetzt sind. Woher kommt dann aber dieser große, nach europäischem Empfinden (welches doch inzwischen einiges gewohnt ist) beinahe übertrieben große Anteil Geometrie? Von den durch alle Kunst – ob nun die alte oder die junge exotische oder auch die heutige europäische – gehenden zwei Strömungen sprachen wir schon, doch war darüber noch nicht alles gesagt und wird es auch so bald nicht sein. Von diesen beiden Stilarten scheint die naturalistische um einiges universaler, fast möchte man sagen, internationaler zu sein. Deutlich naturalistische Werke, aus welchem Winkel der Welt sie auch stammen, haben etwas gemein: Sie sind sich gewissermaßen um so ähnlicher, je mehr sie entpersönlicht und entgesellschaftlicht sind, je deutlicher und fataler sie uns auf die äußere Natur verweisen. Zwar verweist uns auch jene andere, extrem geometrisierende, stilisierende, abstrahierende Richtung mehr oder weniger auf die Natur, doch ist da, wo wir an ihrem konzentriertesten und sozusagen klassischen

Kern sind, die Geometrie in erstaunlichem Maße an die psychische Struktur eines Volkes und sein religiöses und soziales Dasein gebunden und in ihrer Expressivität dazu angetan, alle Wesensmerkmale einschlägiger bildnerischer Begabung zu transportieren, all ihre inhaltlichen Akzente, inklusive des relativen Anteils Natürlichkeit – und zwar so, wie sie vom Temperament eines Volkes verstanden, gefühlt und übermittelt wird. Jener naturalistischen Richtung hingegen mag ein Mehr an Individualität und Zeitlosigkeit innewohnen, vielleicht auch an anarchischer Sensitivität, uneingeschränkter, sich jeder Nivellierung entziehender malerischer und plastischer Freiheit. Sie mag am leichtesten den momentanen und unmittelbaren, subjektiven Sinnesbezug des Menschen zur sichtbaren Natur abbilden. Und dennoch befördert sie, als ein großer, die Welt umfließender Strom, in ihrer unmittelbaren, subjektiven Menschlichkeit etwas allen Menschen dieser Erde Verwandtes, Gemeinsames: nämlich eben dieses sinnliche Menschentum, diese Natur. Denken Sie sich die vielen Individualitäten zusammen (es muß ja nicht im KZ sein), und es wird daraus eine ungestalte Masse; denken Sie sich die verschiedensten Naturen zusammen, und es wird daraus organisches Leben. Denken Sie sich das alte Ägypten und das Barock zusammen, es bleiben zwei unvereinbare Stile, zwei verschiedene Welten, zwei nicht kommunizierende Bilder zweier unterschiedlicher Lebensformen. Doch ein anderes Bild ergibt sich, wenn wir uns einmal alles von der Welt wegdenken, was geistiger Vorstellungskraft entspringt, was künstlerische Stile verschiedener Zeiten und Völker zustande bringen, dabei jedoch das gelten lassen, was rein naturalistisch gebildet oder aber dinglich und technisch ist. Was auf diese Weise bestünde und uns den naturhaften und technischen Aspekt der Welt repräsentierte, gliche einander auf der ganzen Welt in erheblichem Maße. Stile sind das, worin sich konkrete Menschengemeinschaften in all ihren lebens- und geistesweltlichen Aspekten ausdrücken, sie sind folglich das, worin sich Zeiten, Orte, Völker am grundlegendsten voneinander unterscheiden. In ihnen offenbart sich am deutlichsten die ganze Komplexität der menschlichen Existenz, und sie bezeugen am großartigsten die Ausdrucks- und Gestaltungsmöglichkeiten der Kunst. In ihrem Rahmen entfaltet sich das menschliche Sein zu seiner größtmöglichen formalen Vollkommenheit; es ist Sache des Stils, alles und jedes mit seiner plastischen Kraft zu durchdringen, angefangen von der Kleidung und den einfachsten Gerätschaften bis hin zu Göttergestalten und hoher Domarchitektur, Palästen und öffentlichen Gebäuden.

Diese zwei grundlegenden Strömungen, die naturalistische und die geometrische, sind schon seit langem Gegenstand der Reflexion, wobei sie ganz verschieden heißen können: Realismus und Abstraktion, apollinischer und dionysischer, einfühlender und abstrakter, physioplastischer und ideoplastischer, sensorischer und imaginativer Stil. All diese Bezeichnungen sind indes lediglich Annäherungen, keine von ihnen bringt das Wesen der Dinge hinreichend klar zum Ausdruck. Vor allem ist der Realismus in der Kunst der Naturvölker durchaus nicht sehr realistisch und die Abstraktion nicht buchstäblich abstrakt, denn ersterer wird religiös, letztere im natürlichen Zusammenhang vorgetragen. Wir wollen uns hier lieber an die Ausdrücke »naturalistisch« bzw. »geometrisch« halten, weil sie zwar relativ eng, dafür wenigstens mit einiger Anschaulichkeit die jeweilige Betrachtungs- und Darbietungsweise fassen. Das Naturalistische deckt sich für mich mit dem Sensorischen, das Geometrisierende mit dem Imaginativen. Wobei letzteres Wort das Wesen der geometrischen Richtung recht gut trifft; es definiert an ihr immerhin den Anteil Phantasie, den der Intellekt neben der trockenen Abstraktion einzubringen hat.

Und was ist mit dem Realismus? Es scheint mir, als paßte dieser Begriff, wenn es um die Künste der Naturvölker geht, nicht recht ins Vokabular der Betrachtung. Realismus hat stets etwas Programmatisches, Apostolisches an sich; er geriert sich mitunter vornehmlich als Reaktion auf etwas, was nicht Realismus ist, als dessen Negation. Wenn von Naturalismus gesprochen wird, hat man immerhin die Vorstellung von etwas einigermaßen Rohem; ertönt das Wort Realismus, läßt einen das gleich an eine polemische Zuspitzung denken: die eigene Wahrheit verkündend, alles zufällig Abweichende kompromittierend und überhaupt ein wenig auf gehässige Art querulierend. Wirklicher Realismus, so meine ich, hätte ein rigoroses und anspruchsvolles Konzept zu sein: *Realität, die nicht durch den Geist gegangen ist, ist keine künstlerische Realität*, sie bleibt ein äußeres, mehr oder minder gut imitiertes oder ausgemaltes Faktum, eine Feststellung oder Reportage. Künstlerischer Realismus ist nicht nur Sache einer bestimmten Technik. Ein starker, leidenschaftlicher Realitätsbezug kann ohnehin nicht deskriptiv sein; von der Realität besessen zu sein ist zwingend ein geistiger Zustand, nicht nur ein sinnlicher: *Ein künstlerisches Verhältnis zur Realität muß künstlerisch im vollständigen Sinn des Wortes sein.* Und deshalb darf als Gegenstand eines wahren Realismus nicht bloß die Natur herhalten, sondern weit darüber hinaus: das Leben selbst! Und es reicht nicht, daß Natur und Leben von der Kunst nur beschrieben werden; sie wollen begriffen und ausgedrückt sein.

Mir scheint, bei den Geometrismen in der Kunst der Frühgeschichte, der Naturvölker, in den historischen Stilweisen und ebenso in der Gegenwart handelt es sich nicht bloß um magere Abstraktion; gerade sie leisten sehr viel für einen sachlichen, realen Bezug zu dem, was geistig, was imaginativ ist, was uns namentlich in diesen Elementen auf das Leben und auf das Wesen, auf die Menschen in ihrer Totalität verweist. Wie der sachliche, reale Bezug zum Imaginativen die Schrift mit ihrer unendlichen Vielfalt an Bedeutungen hervorgebracht hat, so bringt der sachliche, natürliche und reale Bezug zu den imaginativen Komponenten der übergreifenden menschlichen Existenz die Kunst und Kultur von Massen, von Zeiträumen und Völkern hervor.

Wo eigentlich endet der plastische Naturalismus, und wo beginnt die plastische Geometrie; wo endet das anarchistische Individuum, und wo beginnt das wohlsortierte Ganze? Es sei noch einmal an die mykenischen Idole erinnert: flächig und doch rund, von warmer, physiologischer Weichheit und doch wiederum geometrisch. Ich kann nicht gut erkennen und noch weniger haarscharf definieren, wo genau in der plastischen Geometrie das lebendige Bild aufhört und das generalisierende Zeichen einsetzt. Ich kann lediglich in manchen Fällen den Schwund konstatieren, ich vermag jedoch nicht exakt zu bestimmen, wo und wodurch das geschieht. Und wo hätte man die urzeitliche Primogenitur zuzuordnen – Naturalismus oder Geometrismus? Hier wäre ich mir auch nicht so sicher; von beidem scheint mir der Menschheit zum unklaren Zeitpunkt ihrer Geburt reichlich in die Wiege gelegt worden zu sein. Richtig ist, daß stets das eine oder andere die Oberhand gewinnt, nie aber ist dessen Alleinherrschaft garantiert. Kein fundamentaler Brüderzwist besteht, es sei denn, er wäre programmatisch ausgerufen. Und gesetzt den Fall, es entstünde daraus doch einmal eine unversöhnliche Feindschaft, und man verfiele mit scholastischer Bockbeinigkeit ins jeweilige Extrem, so stieße man schnell an die eigenen Grenzen: Naturalismus kann leicht seelenlos-amorph und Geometrismus kopflastig-leblos geraten.

Ob Naturalismus, Realismus, Geometrie, Klassizismus – jede Konzeption ist um so besser, je konzentrierter sie ist, ist allemal besser in gesättigter, kompakter Form als in dünnen, lauen Aufgüssen. Konsequenz, auch leidenschaftlich verfochten, steht gut zu Gesicht, soweit es sich um *fruchtbare, organische Konsequenz* handelt. Der Selbstmord in der Kunst beginnt dort, wo sich Konsequenz mit einer Tendenz vermählt, die – aus dem Drang zur absolut geistlosen Nachahmung der Natur (wobei mit Geist das gemeint ist, was alles Menschenwerk zum Leben erweckt) oder aber zur unmenschlich eisigen Abstraktion – Bild oder Plastik nicht mehr als lebendige, eigenständige Wirklichkeiten existieren läßt, sondern zu toten Gegenständen macht – Abziehbild oder Muster ohne Wert, jedenfalls ohne eigenes Leben. Dies aber ist nirgendwo in den Künsten der primitiven, barbarischen Völker und überhaupt in keiner guten Kunst der Fall. Es darf eher zu den Risiken der modernen Zeiten gerechnet werden, wo das Metier, das Ressort mehr Druck und Aktivität im Kopf des Künstlers erzeugen als die kreative Spontaneität; wo ein ausgedachtes Prinzip sein egozentrisches Diktat ausübt und nicht mehr der schöpferische und poetische Mensch, nicht mehr die in die Glut ihrer Lebenstage geworfene Kreatur.

Stile verschleißen; zumeist sind sie in ihren Anfängen gesünder als an ihrem Ende. Die Stile der Naturvölker *sind* heute am Ende, doch sind sie nicht verschlissen; sie zerbrachen unter dem Ansturm der weißen zivilisierten Welt, von deren Kultur für das eigene Schaffen nichts zu gewinnen war. Sie sind am Boden – nicht etwa infolge eines mählichen Niedergangs, sondern durch unheilvollen Sturz aus ihrer vollen Höhe. Bis zuletzt bergen sie ihr spezifisches Leben in sich, ihre vitale und in vielem auch tragische Form. Jenes Geometrische ist gleichsam ein formender Organismus aus Knochen und Muskeln, dessen Natur sich regeneriert, immerfort durchflossen von frischem Blut. Beides macht heute – nicht nur in den Künsten der Naturvölker, nein, überall – den Stil zum lebendigen Organismus, zur geistigen und künstlerischen Natur.

Was aber sind Exotismen? Kunst, die uns einfach fern liegt, aus fremden Gegenden, von lokal begrenzter Gültigkeit und Wahrheit? Zweifellos macht die entlegene Autochthonie einen wesentlichen Teil jedes

Exotismus aus. Und dies gewiß nicht nur im gegenständlichen, sondern vor allem auch im formalen Bereich. Ihre Authentizität ist uneingeschränkt, doch hält sie keine Lösungen für *unser* Leben bereit. Der exotische Ausdruck ist eben Entäußerung eines anderen Lebens, sehr verschieden von dem unseren, und vor allem Ausdruck einer anders temperierten Geistesart, die sich – gleich, ob nun auf kürzerem und schnellerem oder längerem Wege – jedenfalls in einem anderen Moment Bahn bricht als unsere. Chinesische oder japanische Kunst ist uns auch exotische Kunst; ihre Exotik schwindet für uns jedoch in dem Maße, in welchem sie europäischer Ästhetik entgegenkommt; indes dürfte auch europäische Kunst in chinesischen und japanischen Augen exotisch sein. Fremde Kunst rückt uns um so näher, je enger sie – nach unserer Ansicht – ihrer eigenen Klassik verbunden ist; doch ist es wohl weitgehend *unser* Klassizismus, der die Vorlieben bemißt. Was unserem europäischen Blick am klassischsten erscheinen mag, in Afrika zum Beispiel jene beninischen Plastiken, muß nicht unbedingt das sein, was der Schwarze selbst für seine Kunst als klassisch ansieht.

Was aber heißt »klassisch«, welche Klassizität kann es in der Kunst exotischer Völker geben? Wir kennen unsere eigene und dürfen annehmen, daß die ihre von vergleichbaren Gesetzmäßigkeiten bestimmt wird. Klassizität entsteht wohl dann, wenn die Kunst in ihrem Innersten mehr und mehr bewußt verwaltet wird; wenn sie in hohem Maße vervollkommnet und dabei auch vermenschlicht, idealistisch anthropomorphisiert wird, wenn die unausgewogenen Anteile in ihr ausgewogen werden, der Ausdruck quasi hoheitlich vereindeutigt wird. Wenn, während sie zu immer größerer, wohlproportionierter Schönheit heranwächst, zuweilen auch schon Gefahr droht: Ordnung, wo sie kanonisierend wirkt, kann sich leicht verselbständigen und neigt dann zur Schablonenbildung. Zu Lob und Ehren des Allgemeinmenschlichen entfalten sich hier gewiß die hehrsten Kräfte und Tugenden, infolge jenes Automatismus hingegen kommt es zu den Sünden von Verflachung und Konvention; der universalisierende Zug, welcher dem Klassizismus auf so noble Art eigen ist, kann verkommen zum gleichmütig-überheblichen, abwesenden Blick auf die Dinge dieser ungerechten, ungeordneten Welt; Vollkommenheit – und erst recht Konvention – meidet das wirkliche Leben.

Der Weg der Kunst vom rein Barbarischen zum Klassischen (also zur Reife oder zum Verschleiß, wie man will) kann lang sein – wenn sie ihn denn überhaupt geht. Was die Kunst angeht, sprechen wir bekanntlich viel lieber von Entwicklung als von Fortschritt, denn es ist ein fließender, kein sprunghafter Prozeß. Jede Menge Zwischenstufen, Pendel- und Suchbewegungen sind hierbei möglich. Das trifft auch auf die naturalistischen und geometrisierenden Künste zu, die Grenze zwischen ihnen ist vielfach fließend. Jeder dieser Zustände, gleich wieviel Zeit es zu seiner Entwicklung braucht, jedes wahrhaftige Werk kann seine künstlerische Vollwertigkeit dadurch behaupten, daß es in sich noch genügend organische und vitale Spannung aus der Unausgewogenheit zwischen getrost auch klassischen Bestandteilen bezieht.

Welche Strömung, die naturalistische oder die geometrische, ist nun aber die magischere? Das weiß ich nicht zu sagen – scheint mir doch beiden die gleiche Magie zugrunde zu liegen. Zuweilen bin ich versucht, sie am ehesten in einer Art Naturalismus zu erblicken, wo, anstatt mit fertigen Formen und imitativem Kauderwelsch zu arbeiten, *die naturalistischen Formen des Vergänglichen fruchtbar zwischen dem Lebendigen und dem Ewigen, dem Begrenzten und dem Endlosen changieren*. Denn in seinem Formwillen kann dieser Naturalismus am unmittelbarsten sein, und wo er eine geistige Inkarnation der Materie schöpferisch bewerkstelligt – von der Substanz des Seins zur Substanz der künstlerischen Form –, dort riecht es mehr nach Leben, nach des Lebens reinen Mysterien. Weniger Magie finde ich im Geometrismus dort, wo sie in nur mehr sehr formeller, symbolischer, konventioneller Gestalt heraufbeschworen wird. Der zauberische Drudenfuß, das Pentagramm, ist gewiß nur noch ein bloßes Zeichen, ein imaginäres Instrument und schon lange kein lebendiger Herd magischer Kräfte mehr; nur noch ein Etikett, eine Konserve; nicht aber ein unmittelbar schaubares magisches Geschehen. Dabei gilt es stets zu bedenken, daß der Weg vom sinnlichen Imitat, von der individuellen Äußerung hin zum allgemeinen Zeichen ein Weg des Geistes ist. Das magische Geschehen äußert sich aber gerade in der außergewöhnlichen Inbrunst und Natürlichkeit der wilden Geometrie. Künstlerische Werke sollen hier nicht lediglich die Wirklichkeit spiegeln, sie sollen lebendiger und äquivalenter Teil von ihr sein; um also in sie vorzudringen und sich in ihr anzusiedeln, sind sie so eindrücklich in der Form, so wild und naturwüchsig, so ungestüm und expressiv. Die Intensität und Konzentration der Primitiven spiegelt sich – genauso wie die Natur – nicht in anderen Dingen, hält sich nicht sklavisch an ein Vorbild; die egoistische Kraft des Primitivismus stellt das Eigene ins Zentrum von allem, auch der Zeit: kein Vergleich mit dem beschreibenden, anekdotischen, handlungsorientierten Vorgehen unserer fortgeschrittensten Künste; diese geometrischen Verkörperungen der Wirklichkeit zielen nicht auf den einen flüchtigen Moment zwischen dem, was an Handlung vorausging, einhergeht oder notwendig folgen wird. Es steckt mehr Materialität darin, mehr ureigene Faktizität, weit mehr Substanz, und diese Substanz ist zum Fürchten lebendig. Vor dieser ungebremsten, dynamisch geballten, vorsätzlich furchterregenden Stofflichkeit nimmt sich die europäische Kunst irgendwie lau, blutleer und verwaschen aus; je darstellender und illusionistischer, je erzählerischer sie wird, je mehr zeitliche Aspekte sie in sich aufnimmt, desto mehr läuft sie in die Breite und verschwimmt.

Und eben hierin müssen wir uns der europäischen Kunst annehmen. Man mag sagen, sie sei ihrem Wesen nach der primitiven und barbarischen Kunst an Universalität überlegen; sie sei subtil, ergreife in denkbar verfeinerter Form von einem Besitz; sie sei mit besonderer Einfühlungsgabe versehen; sie sei durchdrungen von hehren und schönen Gefühlen und Gedanken. Ihre Konzeption ist ausladend und hochtrabend, sie annektiert alles, was um sie ist, hoch droben und tief drunten: Die Wolken, das Spiel der Lüfte, die Wasser, die Blätter am Baum, Regungen der Sinne und der Gefühle pflegen ihr gleichermaßen kostbar und als

Figuren wesentlich zu sein. Sie betreibt die Vereinigung von Mensch und Gottheit mit einer Landschaft, welche die ihre ist, die Verschmelzung des Geistes mit einer Natur, welche die ihre ist, sie geht ihre eigenen Wege und ist auf ihre Art unermeßlich reich. Wozu das alles aufzählen? Nehmen wir nur ein Werk wie Watteaus »Einschiffung nach Kythera« – welch hohe Symphonie von Gefühlen, Zaubern, Beziehungen! Diese Musik, diese Lieder, dieser harmonisch vielstimmige Choral aus allem, was das Bild anschaulich und für die Ewigkeit in sich zu fassen vermocht hat! Welch raumgreifende Umarmung – als sei diesem tiefen und warmen menschlichen Raum gegönnt, all das auf ewig zu umschließen, was der Künstler liebt und wonach er sich sehnt! Und da die Negerfigur: in sich gekehrt, streng konturiert und abgeschlossen, allein; so plötzlich, überraschend und ungebeten wie eine Erscheinung; vom Himmel in die Welt gefallen wie der Schrei eines Vogels; und dieser Vogel ist stark, kein kleiner Sänger; er beherrscht die feindliche Umgebung. So tritt er in Erscheinung, ein Stück Natur, überaus mysteriös und energiegeladen – so blickt er uns an wie das wilde, scheue Antilopengeschöpf, krümmt sich wie ein Affe – diese Karikatur des Menschen! –, streckt sich wie eine Raubkatze, steht steif und unbeweglich wie ein monströses Hippopotamus. Es steckt eine unglaubliche Vitalität darin und so schrecklich viel Unsolidarität. Eine Vitalität egozentrischster Art, viel zu konzentriert und alles in allem recht feindselig.

Sonderbar! Beinahe möchte man meinen, das zivilisierte Europa hätte ein Bröckchen dieser hohen Konzentration in seine Maschinen gesteckt. In seine Schiffe, Flugzeuge, Lokomotiven. Während es sich für seinen ausschweifenden Willen die Kunst vorbehalten hat. Und so werden ausgerechnet die technischen Requisiten zu etwas wie Lebewesen, zu Wohl- und Wundertätern, nützlich und grausam zugleich – doch ohne jedes Geheimnis und ohne die Gnade der künstlerischen Magie.

(1938)

Für diesen Band aus dem Tschechischen übertragen von Andreas Tretner. Die Textauswahl besorgte Gabriela Kovaricek.

Hans Himmelheber

Zukunft der Negerplastik

Alle Kolonialmächte haben heute erkannt, daß die Negerkunst erhalten werden muß. Bei den Franzosen widmet sich das Institut Français d'Afrique Noire, bei den Belgiern die Société des Amis de l'Art indigène, bei den Engländern der Nigerian Antiquities Service dieser Aufgabe. Allenthalben sind Museen der Eingeborenenkunst entstanden, in Dakar, Abidjan, Bamako, Fumban, Accra, Ibadan, Lagos, Jos, Léopoldville. Die nach westlicher Art gebildeten Eingeborenen finden langsam zurück zu einer Schätzung der afrikanischen Kulturwerte, so daß es schon eine ganze Anzahl afrikanischer Ethnologen, besonders in den englischen Gebieten, gibt.

Leider läßt sich nicht bestreiten, daß nach wie vor von den Missionen kostbarstes afrikanisches Kunstgut vernichtet wird. Noch grundsätzlicher wirken sich allerdings die Fortschritte des Islam auf die Negerkunst aus. Das Christentum würde an sich ein Fortbestehen der Negerkunst erlauben, ja, könnte sie befruchten, während der Islam mit seinem Verbot figürlichen Bildwerks die Negerplastik in seinen Gebieten mit Stumpf und Stiel ausrottet.

Ich hatte aber den Eindruck, daß noch mehr als die religiösen Einflüsse die wirtschaftlichen Veränderungen die Negerkunst schwächen. Das Schnitzen »lohnt nicht mehr«. Wenn man mit gleicher Anstrengung im Kakaobau zehnmal soviel Geld verdient, so daß man sonntags im Bademantel im Dorf spazieren und Bier trinken kann, dann verliert das Schnitzen an Reiz.

So ist es eben wichtig, daß man den Negerkünstlern Aufträge gibt, die sich wirtschaftlich für sie lohnen. Auch wenn wir mit den Ergebnissen nicht zufrieden sind, wenn zunächst eine unerfreuliche Bastardkunst dabei entsteht, so bleibt auf diese Weise doch das Schnitzen als Handwerk erhalten, es werden Lehrlinge ausgebildet, die die Fertigkeit der Alten auf eine kommende Generation übertragen, bis eines Tages neue Aufgaben eine neue Negerkunst entstehen lassen. Mittlerweile muß man die Negerkünstler immer wieder auf ihre eigene Kunstwelt hinweisen und ihnen nicht europäisches Kunstgut als Vorbild geben. So veranstaltete die Société des Amis de l'Art indigène in Léopoldville schon vor 20 Jahren Wettbewerbe unter den eingeborenen Schnitzern, in welchen man ihnen die Aufgabe stellte, ein hervorragendes altes Negerkunstwerk nachzuschnitzen oder nach eigenen Gedanken abzuwandeln. In Abidjan sah ich am dortigen Museum Holzsäulen, die ein Baulekünstler im Auftrag des Institut Français d'Afrique Noire mit sehr gelungenen Reliefs beschnitzt hatte. Man konnte deutlich beobachten, wie er sich von Säule zu Säule mehr in diese Aufgabe hineingefunden hatte.

(1960)

Chris. Marker

Die Statuen sterben auch

Vorwort zur Publikation des Drehbuches 1961

Da ist ein Film, von dem viel geredet worden ist. Sicher ein wenig zuviel. Es ist wahrscheinlich, daß er, wenn er jetzt von der Zensur freigegeben würde, die ihn seit zehn Jahren unter Verschluß hält, enttäuschen würde. Den »Kolonialismus«, den er in seinem letzten Teil unter Anklage stellt, wer verteidigt ihn noch in diesen aufgeklärten und entkolonisierten Zeiten, in denen wir leben? Tatsächlich, und selbst zur Zeit seiner Realisierung, waren die Gründe für das Verbot dieser »Größe und des Verfalls der Negerkunst« nie sehr klar. Sie bezogen sich wahrscheinlich mehr auf die Form als auf den Inhalt, und genauer, mehr auf die Respektlosigkeit gegenüber einer gewissen Spielregel, einem gewissen Kodex als auf »die Form«. So konnten einige Prominente, die zufällig in den Nachrichtensendungen, die im letzten Teil des Streifens verwendet wurden, und deren Gesichter sowohl den Autoren wie dem Publikum unbekannt waren, sich nie von der (merkwürdig schmeichelhaften) Idee freimachen, daß sie persönlich gemeint waren. Es steht fest, daß das Pamphlet ein Genre ist, das in der Literatur zwar erlaubt und in Ehren gehalten ist, nicht aber im Medium der Massenunterhaltung Film.

Aber es geht nicht darum, hier einen Streit wieder aufzugreifen, der von nun an ohne Interesse ist. Nur ein paar Anhaltspunkte: 1950 auf Wunsch von Présence Africaine in Angriff genommen, wurde der Film 1953 vollendet trotz der Tadié-Cinéma-Productions, nachdem er ihretwegen unterbrochen und dank ihr begonnen worden war. Die Kontrollkommission verweigerte ihm ihr Visum auf die scheinheilige Art, die ihr eigen ist, indem sie auf die Notwendigkeit einiger Schnitte hinwies, sich aber hütete, diese zu präzisieren, »um nicht die Stelle der Autoren einzunehmen«. Danach herrschte zehn Jahre lang Schweigen, dann wurden die beiden ersten Akte kommerziell ausgewertet – welchem Vorgehen die Autoren zugestimmt hatten unter der Bedingung, daß der so verstümmelten Kopie ein Titel mit dem Hinweis »Verstümmelte Kopie – nicht mit dem Original zu verwechseln« beigefügt würde. Aber der Produzent, der sich an diese Bedingung zu halten versprochen hatte, vergaß sie im letzten Moment ... Gleichzeitig deuteten vage Gerüchte auf die Möglichkeit einer baldigen Zulassung hin. Wenn sie sich bestätigten, würde der zehnjährige Verzug zwischen Realisierung und Zulassung wenigstens erlauben, eine konkrete Antwort auf die bisher schwer zu lösende Frage zu finden: Um wieviel hinken die Behörden der Realität hinterher?

(1961)

Kommentar des Films

Wenn die Menschen gestorben sind, betreten sie die Geschichte. Wenn die Statuen gestorben sind, betreten sie die Kunst. Diese Botanik des Todes nennen wir die Kultur.

Das Volk der Statuen ist sterblich. Eines Tages werden unsere steinernen Gesichter ihrerseits zerfallen. Die Zivilisationen lassen diese verstümmelten Spuren hinter sich wie die Kieselsteine des kleinen Däumlings. Aber die Geschichte hat alles verschlungen.

Ein Gegenstand ist tot, wenn der lebendige Blick, der sich auf ihn gerichtet hat, verschwunden ist. Und wenn wir verschwunden sind, dann werden unsere Gegenstände dahin gehen, wohin wir die der Neger schicken: ins Museum.

Die Negerkunst: wir betrachten sie, als ob sie ihre Daseinsberechtigung in dem Vergnügen findet, das sie uns verschafft. Die Intentionen des Negers, der sie erschafft, die Gefühle des Negers, der sie betrachtet, sie entgehen uns. Weil sie in Holz eingeschnitten sind, halten wir seine Gedanken für Statuen. Und wir finden Pittoreskes da, wo ein Vertreter der schwarzen Gemeinschaft das Gesicht einer Kultur sieht.

Sie betrachtet ihr Lächeln von Reims. Es ist das Zeichen einer verlorenen Einheit, wobei die Kunst der Garant eines Übereinkommens zwischen der Welt und dem Menschen war. Das Zeichen dieser Gravitationskraft hat ihr, jenseits aller Rassenmischungen und Sklavenschiffe, dieser alte Boden der Vorfahren hinterlassen: Afrika.

Hier ist die erste Teilung der Welt. Das Afrika des 11., des 12., des 15., des 16. Jahrhunderts. Durch alle Zeitalter hindurch war Afrika, dessen Form sich allmählich deutlicher abzeichnete, der Kontinent der Rätsel, und schwarz war sogleich die Farbe der Sünde.

Die Erzählungen der Reisenden sprachen von Ungeheuern, von Flammen, teuflischen Erscheinungen. Schon begann der Weiße, seine eigenen Dämonen auf den Schwarzen zu projizieren, um sich zu reinigen. Wenn der Reisende aber jenseits der Wüsten und Wälder glaubte, das Reich Satans zu betreten, so entdeckte er Nationen und Paläste.

Welche Musik wiegte diese kleine Prinzessin, diese kleine Orange, gereift in den Höhlen von Benin? Welcher Kult herrschte in dieser kleinen Republik der Nacht? Wir wissen nichts davon. Diese großen Territorien sind die totesten Königreiche der Geschichte. Sie bestanden zur Zeit des Heiligen Ludwig, zur Zeit von Jeanne d'Arc, und doch sind sie uns weniger bekannt als Sumer und Babylon. Im letzten Jahrhundert machten die Flammen der Eroberer aus dieser ganzen Vergangenheit ein absolutes Rätsel. Schwarz in schwarz, ein Kampf von Negern in der Nacht der Zeit, hat uns der Schiffbruch nur diese schönen, eingeritzten Wracks hinterlassen, die wir befragen.

Aber wenn ihre Geschichte ein Rätsel ist, so sind uns ihre Formen nicht fremd. Nach den Frisen, den Ungeheuern, den behelmten Atriden von Benin, allen Kleidungsstücken Griechenlands für ein Volk von Insekten, sind hier die Apollonfiguren von Ide, die zu uns in einer vertrauten Sprache sprechen. Und zu Recht bezieht der Schwarze aus ihnen den Stolz auf eine ebenso alte Zivilisation wie die unsrige. Unsere Vorfahren können sich betrachten, ohne ihre leeren Augen niederzuschlagen. Aber diese Bruderschaft im Tod genügt uns nicht. Die wirkliche Negerkunst, diejenige, die uns außer Fassung bringt, finden wir in viel größerer Nähe.

Das Rätsel beginnt bereits jetzt und hier, mit dieser armen Kunst, dieser Kunst des Hartholzes, mit diesem heiligen Teller beispielsweise. Es hat nicht viel Zweck, ihn als religiöses Objekt zu bezeichnen, in einer Welt, wo alles Religion ist, ebensowenig wie man einen Kunstgegenstand so bezeichnen kann in einer Welt, wo alles Kunst ist. Hier beginnt Kunst beim Löffel und hört bei der Statue auf. Und es ist die gleiche Kunst. Wir kennen eine Kunst, bei der das Ornament auf einem Nutzgegenstand wie einer Kopfstütze und die zweckfreie Schönheit einer Statue zwei verschiedenen Ordnungen angehören. Hier verschwindet dieser Unterschied, wenn wir näher hinsehen. Ein Kelch ist kein Kunstgegenstand, sondern ein kultischer Gegenstand. Diese Holzschale ist ein Kelch. Wenn er den Sitz auf Füßen ruhen läßt, erschafft der Schwarze eine Natur nach seinem Bild. Damit ist jeder Gegenstand heilig, weil jede Schöpfung heilig ist. Sie erinnert an die Erschaffung der Welt und setzt sie fort. Auch die bescheidenste Tätigkeit leistet einen Beitrag zur Gesamtheit der Welt, in der alles gut ist. Der Mensch bestätigt seine Herrschaft über die Dinge, indem er ihnen sein Zeichen aufprägt, manchmal auch sein Gesicht.

Tierische Formen wie auf dieser Webspule, pflanzliche Formen wie auf diesen Schminkdosen: die ganze

Schöpfung zieht unter den Fingern des schwarzen Künstlers vorbei. Gott hat ihm den Weg gewiesen, er ahmt Gott nach. Und so erfindet auch er den Menschen.

Grabwächter, Totenwachen, Wachhunde des Unsichtbaren, bilden diese Statuen der Vorfahren doch keinen Friedhof. Wir legen Steine auf unsere Toten, um sie daran zu hindern, das Grab zu verlassen; der Neger bewahrt sie in seiner Nähe auf, in einem Korb, der mit ihren Knochen gefüllt ist, um sie zu ehren und von ihrer Kraft zu profitieren. Von den Toten kommt jede Weisheit und jede Sicherheit. Sie sind die Wurzeln alles Lebendigen. Und ihr ewiges Gesicht nimmt manchmal die Form einer Wurzel an.

Diese Wurzeln blühen. Die unabsichtliche Schönheit der Tiere und Pflanzen beleuchtet das Gesicht eines jungen Mädchens. Und wir können dieses Licht wohl für ein Lächeln nehmen, oder ihr Öl für eine Träne, die uns bewegt, sofern wir wissen, daß diese Bilder uns nicht kennen, daß sie einer anderen Welt angehören, daß wir nichts zu tun haben bei diesen geheimen Zusammenkünften von Vorfahren, die nicht die unseren sind.

Wir möchten hier Leiden entdecken, Heiterkeit, Humor, obwohl wir von alledem nichts wissen. Kolonisatoren der Welt, wollen wir, daß alles zu uns spricht: die Tiere, die Toten, die Statuen. Und diese Statuen sind stumm. Sie haben Münder, die nicht sprechen. Sie haben Augen, die uns nicht sehen. Und sie sind keine Idole. Eher Spielzeuge, ernsthafte Spielzeuge, die wertvoll sind durch das, was sie repräsentieren. Ihnen wird weniger Idolatrie entgegengebracht als unseren Heiligenbildern. Niemand bewundert diese strengen Puppen. Die Negerstatue ist nicht der Gott, sie ist das Gebet.

Gebet für die Mutterschaft, für die Fruchtbarkeit der Frau, für die Schönheit der Kinder. Es kann bedeckt sein mit Verzierungen, die den Wert von Illuminationen haben. Es kann auch schlicht sein wie diese Kugel aus Erde, die die Ernte schützt, oder die Erde mit dem Tod verbinden, durch die Form und durch die Materie.

Diese Welt ist eine Welt der Strenge. Jedes Ding hat in ihr seinen Platz. Diese Köpfe haben nicht furchterregend, sondern richtig zu sein. Aber betrachten Sie genau ihre Narben, dieses Magnetfeld, in dem alle Formen des Himmels und der Erde gefangen sind. Der Gegenstand braucht sie nicht, um zu existieren und zu dienen. Dieses Überfließen der Schöpfung, die ihre Zeichen wie Muscheln auf den glatten Flächen der Statue zurückläßt, ist ein Überfließen der Imagination, ist die Freiheit. Das Sonnenrad, der Blumenknoten, Wasserkurven, Astgabelungen entfalten sich hier nacheinander. Die Verfahren vermischen sich, das Holz ahmt heimlich den Stoff nach, der Stoff entnimmt seine Motive der Erde. Man bemerkt, daß diese Schöpfung keine Grenzen hat, daß alles kommuniziert und daß diese Welt der Strenge von ihren Planeten bis zu ihren Atomen ihrerseits die Welt der Schönheit enthält.

Dies sind die Gesten eines Gottes. Der Gott, der dieses Wesen geschaffen hat, hat es wiederum gelehrt, Stoff zu weben, und sein Gestus erinnert jeden Augenblick an die Erschaffung der Welt. Und die Welt ist der Stoff der Götter, dem sie den Menschen entnommen haben. Versuchen Sie zu unterscheiden, was hier Erde ist und was Leinwand, was schwarze Haut und was Erde, aus einem Flugzeug gesehen, was Baumrinde ist und was das Äußere einer Statue. Hier ist der Mensch niemals von der Welt getrennt, die gleiche Kraft nährt alle ihre Fibern, unter denen der erste Mensch, der die Gebote übertrat, den Tod entdeckte, indem er die Röcke der Erde aufhob.

Tiermasken,
Menschenmasken,
Masken, die das eine und das andere sind,
Häusermasken,
Gesichtsmasken,
Pierrots der Flüsse,
Harlekine des Waldes –
diese Masken kämpfen gegen den Tod. Sie enthüllen das, was er verbergen will.

Denn die Vertrautheit der Toten führt dahin, den Tod zu zähmen, seiner durch Verzauberung Herr zu werden, ihn zu übertragen, ihn durch die Magie der Muscheln zu bezaubern, und der Zauberer fängt in seinem Spiegel die Bilder dieses Landes der Toten ein, in das man geht, indem man das Gedächtnis verliert.

Obgleich er den Körper besiegt hat, kann der Tod nichts gegen die Lebenskraft ausrichten, die auf jedes Wesen verteilt ist und dessen Doppelgänger ausmacht. Im Leben nimmt dieses Doppelte manchmal die Form des Schattens oder der Spiegelung im Wasser an, und mehr als ein Mensch ist ertrunken, weil er von diesem

Doppelten angezogen wurde. Aber der Tod ist nicht nur etwas, das man erleidet, sondern etwas, das man gibt.

Dies ist der Tod eines Tieres. Wohin ging die Kraft, die diese Hand bewohnte? Jetzt ist sie frei, sie treibt sich herum, sie quält die Lebenden, bis man sie wieder in ihre alte Erscheinungsform zurückführt. Ihr gilt das Blut des Opfers, sie fixiert man bis in ihre legendärsten Metamorphosen, um sie friedlich zu stimmen. Man macht aus ihr siegesgewisse Gesichter, die den Stoff der Welt reparieren.

Und dann sterben auch sie. Sie werden klassifiziert, etikettiert, hinter dem Glas der Vitrinen und Kollektionen konserviert, sie gehen in die Geschichte der Kunst ein. In dem Paradies der Form stellen sich geheimnisvolle Bezüge her: wir erkennen Griechenland in einem afrikanischen Kopf, der älter als 2000 Jahre ist, Japan in einer Maske aus Ogoue, wir erkennen Indien, die sumerischen Idole, unsere romanischen Christusbilder oder unsere moderne Kunst.

Aber während die Negerkunst diese Ruhmestitel erringt, wird sie gleichzeitig zu einer toten Sprache. Und auf ihren Spuren wächst der Jargon der Dekadenz. Auf ihren religiösen Anspruch folgt der kommerzielle Anspruch. Da der Weiße als Käufer auftritt, da die Nachfrage das Angebot übersteigt, da man schnell machen muß, wird die Negerkunst zu einem einheimischen Gewerbe. Zu Tausenden stellt man immer blassere Nachahmungen schöner Figuren her, die die afrikanische Plastik einmal hervorgebracht hat. Das Werkzeug vulgarisiert, die Technik verarmt. In dem Land, wo alle Formen eine Bedeutung trugen, wo die Anmut einer Kurve eine Liebeserklärung an die Welt war, macht sich eine Jahrmarktskunst breit. Die kitschigen Schmuckstücke, die die Forscher den Wilden schenkten, um ihnen zu schmeicheln – jetzt erhalten wir sie von den Negern zurück. Die besondere Schönheit der Negerkunst wird abgelöst von einer allgemeinen Häßlichkeit einer Kunst, deren Objekte Nippfiguren werden, einer kosmopolitischen Kunst, einer Kunst der Blumenvasen, des Papierbeschwerers und des Souvenir-Federhalters, einer Kunst, in deren Hintergrund sich der Turm von Babel abzeichnet.

Auch einer Kunst des Porträts. Unfähig geworden, das Wesentliche auszudrücken, strebt der Bildhauer statt dessen nach Ähnlichkeit. Wir haben ihm beigebracht, nicht weiter als bis zu seiner Nasenspitze zu schnitzen.

Aber was wir aus Afrika haben verschwinden lassen, zählt kaum für uns angesichts dessen, was wir in Afrika hervorgebracht haben.

Wir sind die Marsbewohner Afrikas. Wir kommen von unserem Planeten mit unserer Art zu sehen, unserer weißen Magie, unseren Maschinen. Wir heilen den Schwarzen von seinen Krankheiten, das ist sicher. Er bekommt unsere Krankheiten, das ist auch sicher. Ob er bei dem Tausch gewinnt oder verliert, seine Kunst überlebt dabei jedenfalls nicht. Zwischen dem christlichen Paradies und der weltlichen Unsterblichkeit verarmt der Kult der Vorfahren. Das Friedhofsmonument ersetzt die Totenstatue. All dies wird vom Weißen beherrscht, der die Dinge von seiner Höhe betrachtet und sich über die Widersprüche der Realität erhebt.

Von dieser Höhe herab erscheint Afrika bereits bedeckt mit Modelldörfern, angefüllt mit jenen Beton-Iglus, weißen Blutkörperchen der Zivilisation. Von dieser Höhe herab ist Afrika ein herrliches Laboratorium, in welchem trotz einiger Aderlässe geduldig weiterhin der Typ des guten Negers fabriziert wird, wie ihn der gute Weiße sich erträumt.

Damit zerfällt das ganze Schutzsystem, das der Negerkunst ihren Sinn und ihre Kraft gab. Es zerfällt und verschwindet. Der Weiße nimmt jetzt die Rolle der Vorfahren ein. Die wirkliche Statue für den Schutz, den Exorzismus und die Fruchtbarkeit, das ist jetzt die Silhouette des Weißen.

Alles hat sich gegen die Negerkunst verschworen. Eingezwängt zwischen dem bilderfeindlichen Islam und dem Christentum, das die Idole zerbricht, geht die afrikanische Kultur dem Untergang entgegen. Um sie wieder zum Leben zu bringen, versucht die Kirche, eine neue Mischung zu erzeugen: die kirchliche Negerkunst. Aber jeder der beiden Einflüsse zerstört den anderen, und diese falsche Verbindung hat dem Katholizismus in Afrika seine Überschwenglichkeit, seinen Glanz geraubt, alle jenen negroiden Eigenschaften, an denen man ihn in Europa erkennt.

Die Mächte der Zeit praktizieren die gleiche Schmucklosigkeit. Alles, was Vorwand für die Erschaffung von Kunstwerken war, wird ersetzt, ob es sich nun um die Kleidung oder um die symbolische Geste handelt, um das »gri-gri« oder um das Palaver. Man sagt: ja. Ja … Manchmal sagt man: nein.

Der schwarze Künstler spricht dieses Nein. Nun erscheint eine neue Kunst: eine kämpferische Kunst.

Eine Übergangskunst für eine Übergangsperiode. Eine Kunst der Gegenwart, zwischen einer verlorenen Größe und einer Größe, die noch zu erobern ist. Eine Kunst des Provisorischen, deren Ziel es nicht ist zu überdauern, sondern Zeugnis abzulegen. Hier stellt sich nicht das Problem des Subjekts. Das Subjekt ist dieser von Natur her undankbare Boden, das von Natur her anstrengende Klima, und darin die Arbeit in einem grenzenlosen Maßstab: Ford bei Tarzan.

Das Subjekt ist der schwarze Mensch, von seiner Kultur abgeschnitten, aber auch ohne Kontakt zur unsrigen. Seine Arbeit hat keinen spirituellen oder sozialen Hintergrund. Sie öffnet sich auf nichts, sie führt zu nichts anderem als zu einem lächerlichen Gehalt. In diesem Land des Gebens und des Tauschens haben wir das Geld eingeführt. Man kauft dem Neger eine Arbeit ab und degradiert seine Arbeit. Man kauft seine Kunst und degradiert seine Kunst. Der religiöse Tanz wird zum Schauspiel. Man bezahlt den Neger, um uns die Komödie seiner Freude und seiner Begeisterung vorzuspielen. Und so erscheint neben dem Negersklaven eine zweite Figur: Der Neger-Hanswurst. Seine Kraft dient uns, seine Geschicklichkeit amüsiert uns. Nebenbei dient auch sie uns. Nationen rassistischer Traditionen finden es ganz natürlich, die Sorge um ihren olympischen Ruhm Farbigen anzuvertrauen. Aber ein Schwarzer in Bewegung, das ist immer noch Negerkunst. Und im Sport kann der Schwarze, solange er auf Besseres warten muß, ein gutes Terrain finden, um den Stolz des Weißen zu mystifizieren.

Der Weiße versteht nicht immer Scherz. Er ruft manchmal: »Ich spiel nicht mehr!«, wenn die Dinge schlecht stehen. Wenn ein schwarzer Boxer es sich erlaubt, in einem vom Hitler-Rassismus gezeichneten Land einen Weißen zu korrigieren, so gibt man ihm durch Beleidigungen, Drohungen und Wurfgeschosse zu verstehen, daß er besser zu Hause bleiben solle. Und wenn es nicht mehr ums Spiel geht, wenn der Schwarze sich in die Arbeitskämpfe einmischt, dann wird diese Demonstration mit Gewehren und Gummiknüppeln vorgenommen. Dieses Klima der Verhöhnung und der Drohungen führt den Negerkünstler zu einer neuen Metamorphose, und im Ring oder in seinem Orchester besteht seine Rolle darin, die Schläge zurückzugeben, die sein Bruder auf der Straße erhält.

Jetzt sind wir weit von den Erscheinungsformen der Negerkunst entfernt. Was hat diese Kunst der Kommunion und der Erfindung gemein mit der Welt der Einsamkeit und der Maschine? Der Mensch, der einst den Dingen sein Zeichen aufdrückte, führt jetzt leere Gesten aus. Aber aus dem Grunde dieser Einsamkeit bildet sich eine neue Gemeinschaft, die Negerkunst war das Instrument eines Willens, sich der Welt zu bemächtigen. Der gleiche Wille lebt hier in anderen Formen fort.

Betrachten Sie diese Technik, die den Menschen von der Magie befreit, genau: manchmal geht mit ihr eine seltsame Verwandtschaft der Gesten einher. Man kämpft immer gegen den Tod. Die Wissenschaft rechtfertigt ebenso wie die Magie die Notwendigkeit des Tieropfers, die Kraft des Blutes, die Fixierung der bösen Kräfte. Der Zauberer fängt immer noch Bilder ein, und der Tod ist immer noch ein Land, in dem man sein Gedächtnis verliert.

Nein, wir sind nicht damit fertig, daß wir einen Schwarzen in seine Berühmtheit einschließen. Nichts würde uns daran hindern, gleichzeitig die Erben beider Vergangenheiten zu sein, wenn diese Gleichheit auch in der Gegenwart ihre Entsprechung fände. Zumindest zeichnet sie sich ab in jener einzigen Gleichheit, die man niemandem streitig macht: der Gleichheit der Unterdrückung.

Es gibt keinen Bruch zwischen der afrikanischen Zivilisation und der unsrigen. Die Gesichter der Negerkunst haben sich vom gleichen Gesicht des Menschen abgelöst wie die Haut von der Schlange. Jenseits ihrer toten Formen erkennen wir jenes Versprechen, daß der Mensch einmal die Welt besiegen wird. Ob wir weiß oder schwarz sind – unsere Zukunft besteht aus diesem Versprechen.

(1961)

Robert Farris Thompson

Afrikanische Kunst in Bewegung

> Er muß ja nur sagen, wenn er mich als vieles zeigen will, daß eines mein Rechtes ist, ein anderes mein Linkes, eines das Vordere und ein anderes das Hintere, wie auch oben und unten auf gleiche Weise – denn so, denke ich, habe ich Vielheit an mir.
>
> Plato, *Parmenides*

> Raum und Bewegung können rhythmisch verändert werden. Auch das Dasein läßt sich in dieser Weise beeinflussen, aber damit werden wir uns zu gegebener Zeit befassen, wenn wir über Wettbewerbe sprechen, an denen mehr als vier Personen beteiligt sind. Wenn wir uns jetzt darauf einlassen würden, müßten wir über Geschichte diskutieren, und dieses Flittchen ist jetzt nicht mein Thema.
>
> Larry Neal, »Uncle Rufus raps on the Squared Circle«, *Partisan Review*

Für das Verständnis traditioneller afrikanischer Kunst und afrikanischen Tanzes ist es unerläßlich, sich mit deren Beurteilung zu befassen. Aus diesem Grund beginne ich mit den Normen dieser Traditionen, dem Kanon der schönen Form in Kunst und Tanz, und verweise gelegentlich auf Musik und Kleidung und die fortdauernde Gültigkeit einiger dieser Themen.

Eine Ästhetik ist eine Art von intellektueller Energie, die nur existiert, wenn von ihr Gebrauch gemacht wird, z. B. wenn Standards auf aktuelle Fälle angewandt und neu durchdacht werden. Kritik von Afrikanern ist vor allem verbal, sie wird vertieft durch die Subjektivität der Gedanken und ist Ausdruck einer zweifachen Ermahnung: Verbessere deinen Charakter, um deine Kunst zu verbessern. Kunst und Güte gehören zusammen. Der Weg zur sozialen Reinigung und zu höherer Bestimmung gründet auf einem Prozeß, durch den ein Mensch die wesentlichen Eigenschaften einer ästhetisch definierten Vollkommenheit erwirbt, um in sichtbarer Nähe zum Göttlichen zu leben.[1] Der Prozeß kann in der Kindheit beginnen, etwa wenn eine schwarze Mutter zu ihrem Kind sagt: »Deine Art zu gehen deutet auf deinen Platz im Leben.«

Man hat nachgewiesen, daß visuelle Traditionen in Afrika Gegenstand von Kritik sind[2], aber die Regeln der Bewegung sind noch zu bestimmen. Der nächste Schritt heißt also, die künstlerische Beurteilung des Tanzes in Afrika zu ermitteln und zu definieren, um eine Dimension des kritischen Bewußtseins zu vervollständigen.

Tanzkritik in Afrika

Im Jahr 1912 beobachtete Robert Schmitz künstlerische Bewertung von Tanz bei den Baholoholo in Zentralafrika: »Die Zuschauer teilten einander ihre Meinung über die ästhetischen Qualitäten der Tänzer und die choreographische Geschicklichkeit einer jeden Person mit.« (Schmitz 1912, S. 40) 1938 zeigte Jomo Kenyatta, daß Kikuyu-Kinder in Kenia während des Tanzens von ihren Eltern einer genauen und strengen Prüfung unterzogen werden (Kenyatta 1962, S. 100 f.). Jean Rouch veröffentlichte 1950 Fragmente von Tanzkritik aus Timbuktu. Er fand, daß »die kleinsten Fehler durch endlose Scherze kritisiert werden« und daß, »wenn fehlerfreie Figuren, frei und abstrakt in einer beeindruckenden Serie von Variationen verknüpft, schließlich vom Tänzer beendet werden, indem er in einer dicht über dem Erdboden vollführten Pirouette innehält, aus der verzauberten Versammlung dieses unbeschreibliche Gemurmel anwächst, mit dem Schwarze traditionell Beifall ausdrücken.« (Rouch 1950, S. 223 f.)

Margaret Read berichtete 1960 aus dem heutigen Malawi, was Ngoni über den Tanz denken. Die Ngoni definieren den Tanz als eine Kraft, die Männlichkeit, Charakterstärke und Geburtsrecht verrät. Die Ältesten der Ngoni preisen das Tanzen wegen seiner Stärke und seines perfekten Timings. Das Interesse scheint sich auf das Stampfen der Erde durch nackte Männerfüße zu konzentrieren. Ein Tanz von Ngoni-Männern ist kein Tanz, wenn er nicht kraftvoll dargebracht wird (Read 1960, S. 147, vgl. auch Wolfe 1961, S. 16).

Spätestens 1967 waren ausreichend Nachweise erbracht worden, daß Tanzkritik südlich der Sahara eigenständig existierte. Neue Quellen umfaßten Untersuchungen bei den Akan in Ghana, den Tiv in Nigeria, den Dan in Nordostliberia. Was die Akan betrifft, so entdeckte Kwabena Nketia dort eigene Qualitäten, die beim Tanzen gepriesen werden, insbesondere die kreative Selbstversenkung. Der ideale Tänzer, so die Akan, trachtet während des Tanzens nie nach Applaus, sondern ruft spontan Enthusiasmus hervor durch die völlige Hingabe an seine Beinarbeit und sein Gespür für Bewegung. In der Akan-Kultur kann keine Rede davon sein, daß ein Tänzer auftreten und »den Leuten gewisse Blicke zuwerfen würde« (n'asa nhwehwewanimu), womit er plump Unterstützung oder Lob heischt. Auch wird ein Kenner unter den Akan keinen Tänzer dulden, der nur einen Stil beherrscht. »Er hat nur einen Stil«, mag eine scharfe Kritik lauten, »und nun [hat er die Unverfrorenheit] immer wieder im Kreis herumzugehen« (n'asa fua, nso na ode reko anwan) (Nketia 1963, S. 169).

Charles Keil konzentrierte sich in einem Bericht mit dem Titel *Tiv Dance: A First Assessment* (1966) auf Tiv-Adverbien bei der Analyse von Bewegungen:

> Girnya, der traditionelle Kriegstanz, soll schnell getanzt werden (ferefere), leichtfüßig (gende-gende), mit Kraft (tsoghtsogh) und energisch, wie eine Henne scharrt (sagher-sagher).
> Einige Männer- und alle Frauentänze sollen weich getanzt werden, gelassen »wie von jemandem, der auf einer neuen Matratze schläft« (lugh-lugh), tief, gleichmäßig, respektvoll, als ob man die Erde festtritt (kindigh-kindigh), langsam, stetig, kontrolliert (kule-kule) und vorsichtig, beruhigend und überzeugend (legh-legh).
> Welcher Tanz auch immer getanzt wird, er soll perfekt ausgeführt werden, vollständig, vollkommen, ohne Fehler (tsembele-tsembele), sehr regelmäßig (shanja-shanjas) und in allen Einzelheiten (vighe-vighe).[3]

Hierin liegen eine Menge bedeutungsvoller Inhalte, geschlechtsspezifisch unterscheidbare Ideale von Stärke (Männer), Gelassenheit (Frauen) und Klarheit (alle Tänze), aber wir werden die Diskussion zurückstellen und zu einer weiteren Darstellung der lebendigen Tanzkritik im traditionellen Afrika übergehen.

George Tabmen, ein Dan aus dem Nordosten Liberias, behauptet, daß die Dan in einem Zustand steter kritischer Bewußtheit von Körperbewegung leben. Als einen Beweis führt er die Bereitschaft der Dan an, auch einen gutaussehenden jungen Mann zu kritisieren, wenn seine Art zu gehen seiner Schönheit unangemessen ist: »Er ist hübsch«, kann eine Kritik lauten, »aber er beugt den Kopf, wenn er geht.« (E sa ka a gagban tay gu.[4]) Künstlerische Kritik wird in dieser afrikanischen Kultur für so wichtig gehalten, daß der Vorgang, Musik und Tanz zu beurteilen, zu einer unabhängigen Darbietung werden kann, die die Bewohner eines ganzen Dorfes zu unterhalten und zu informieren vermag. So wird von dem Dorf Blimiple, in der Nähe des Grenzflusses zwischen Liberia und der Elfenbeinküste, gesagt, es sei berühmt für seinen Beurteilungskodex:

> Wenn eine Gruppe von Schaustellern in die Stadt Blimiple kommt und versucht, auf dem Marktplatz aufzutreten, aber überhaupt kein Talent hat, dann wird das Oberhaupt der Stadt oder des Viertels ihnen sagen, daß sie zum Haus des *Woya* (Schlechter Sänger) gehen sollen, und die Stadt wird informiert sein und diese Männer wegen ihrer mangelhaften musikalischen Qualität ignorieren.
> Wenn ein Schauspiel stattfindet, und es stellt sich heraus,

daß die Darsteller ständig wiederholen, eine Strophe immer und immer wieder singen und tanzen, dann wird ein Bewohner der Stadt die Musik unterbrechen und sagen: »Laßt uns zu einem der Häuser unserer Ältesten gehen.« Sein Name ist *Pindou* (Wiederholen).
Sänger, deren Stimmen nicht geschmeidig sind, werden eingeladen, daß Haus von *Zoogbaye* (Raues Singen) zu besuchen.
Wenn die Sänger gewahr werden, daß ihre Mühen nicht geschätzt sind, und sie sich aufsässig zeigen, werden sie zu *Nyazii* ... (Ehrlichkeit) gebracht ... [der ihnen ehrlich sagt, sie seien] schrecklich und sollten ihre Sachen packen und weiterziehen ...[5]

Der junge Dan-Tänzer absolviert einen faszinierenden Spießrutenlauf zwischen den gebieterischen Aufforderungen eines Meistertrommlers und seiner Mitstreiter. Zuerst betritt er den Tanzkreis auf dem Dorfplatz, um den Meistertrommler zu begrüßen, »um seine Bewegung zu erfassen«, also den Grundrhythmus aufzunehmen. Dann beginnt er eine schleppend langsame, einfach gehaltene Sequenz, weil der Trommler seine Bewegungen eingehend prüft. Langsam entwickelt er seinen Tanz; er muß den Trommler mit Gegen-Aufforderungen seiner rhythmischen Fußarbeit aktiv halten. Wenn er hervorragend ist, wird er Beifall erhalten, der bei den Dan nicht mit Händeklatschen ausgedrückt wird, sondern durch symbolisches Ausstrecken beider Arme, die Handflächen parallel nach oben, »wie um den Tänzer zu umarmen, du willst ihn zum Zeichen deines tiefen Respektes umarmen«. Diese Geste kann unterstrichen werden durch den

Ausruf »Yaaa titi!!, der dem Ausdruck von etwas Aufregendem, der Freude der Leute vorbehalten ist«[6].

Das ist ein entscheidender Moment für den Auftritt des Tänzers, denn ruht er auf dem Erreichten aus und läßt ein Zeichen der Freude auf seinen Lippen erscheinen, ohne sofort zu seiner Aufgabe, neue Bewegungsmuster zu finden, zurückzukehren, dann kann ihn das gleiche Schicksal ereilen wie den Akan-Tänzer, der nur einen Stil beherrscht. Er muß mit Entschlossenheit nach neuen Ausdrucksmöglichkeiten suchen. »Wenn der Beifall zunimmt, erstirbt das Lächeln, und du widmest dich aufmerksamer der Fußarbeit.«[7]
(...)

Ephebismus: Die stärkere Kraft, die von der Jugend ausgeht

Körper, die sehr jung und lebendig sind, strahlen Schönheit aus. Ephebismus, oder Jugendlichkeit, wird in Afrika allgemein als ein Aspekt der schönen Form bewundert. Ein Terrakottakopf (Abb. S. 193), eine Antiquität der Akan, gefunden in der südlichen Region des heutigen Ghana, stellt einen wichtigen Priester oder eine königliche Person dar, etwa eine ältere Person, die ihren hohen Rang über Jahre hin erworben hat. Dennoch gibt es keine Spur von Alterung oder Belastung. Das unbewegliche Gesicht ist wie versiegelt. Die Lippen sind besonnen. Die Oberfläche der Haut ist glatt und kräftig. In den Augen der Akan ist diese Darstellung schön, eben weil sie den Dargestellten sowohl ehrwürdig als auch stark erscheinen läßt.[8]

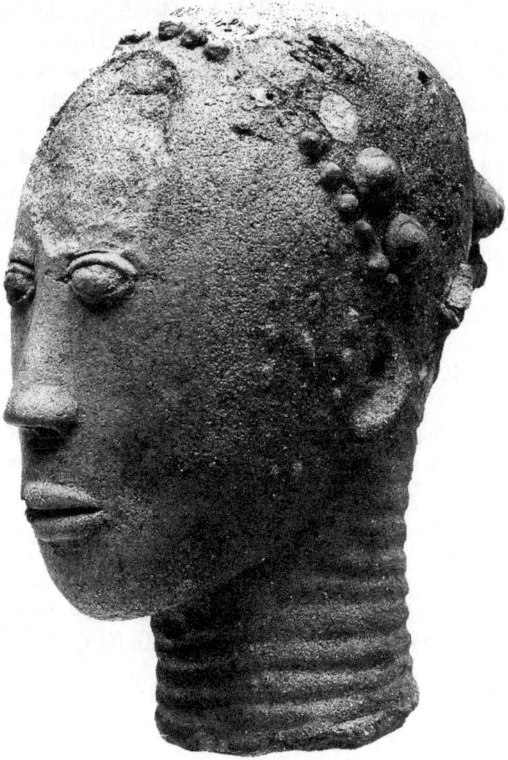

Ghana, Akan, Kopf, Terrakotta, 10"

Traditionsbewußte Mitglieder der Mende, Baoule, Yoruba, Fang und Chokwe teilen diese hohe Bewertung von Neuheit und Jugendlichkeit im künstlerischen Ausdruck.[9] Crowley zeigt, daß Chowke in Angola neue Masken alten entschieden vorziehen, denn erstere haben die »stärkere Kraft, die von der Jugend ausgeht«.[10] Ohne diese Kraft kann ein Objekt nicht seine brillante Wirksamkeit entfalten, und ohne vitale Lebendigkeit sprechen wir nicht mehr von afrikanischer Kunst.

Dies trifft besonders auf den Tanz zu. Die Menschen in Afrika kehren ungeachtet ihres aktuellen Alters zu kraftvollen, jugendlichen Bewegungsmustern zurück, sobald sie sich in Energieströmen bewegen, die von Trommeln oder anderen Rhythmusquellen her fließen. Sie gehorchen den Implikationen von Vitalität in der Musik, ihrem Tempo und ihrem Schwung. Einige westliche Beobachter vermögen dies nicht zu sehen; sie vermissen die magische Erscheinung der Anmut, wenn Männer und Frauen ihre Jugend im Tanz finden (vergleiche Athenes liebevolle Wiederherstellung der jugendlichen Gestalt Odysseus' in entscheidenden Momenten seines Lebens). André Gide z. B. schrieb:

> ... Empfang durch die Frauen und das Kindervolk: schrilles Geschrei, Gesang und frenetisches Gezappel. Die ältesten Frauen sind die rasendsten; diese alberne Hopserei reifer Damen wirkt ziemlich peinlich (Gide 1992, S. 103).

Wie anders im Ton und in der Qualität ist die Aussage eines Beteiligten. So ein altes Mitglied einer Kameruner Ngbe-Gesellschaft:

> Ich mag ihn, weil er Mitteilungen durch seinen Körper ausdrückt. Sogar ein alter Mann kann ein Gespräch tanzen, indem er den ganzen Körper benutzt. Warum dieser alte Mann so tanzt? Um zu zeigen, daß er immer noch Kraft bekommt![11]

Die Stärke der Jugend wird durch weitere Merkmale der afrikanischen Kunst und des Tanzes nahegelegt:

(a) »Swing« jede Note und jede Farbe mit Kraft

Die meisten Tänzer in Afrika (ältere Könige manchmal ausgenommen) bewegen sich zu Rhythmen, die jung und kraftvoll sind, und ihre Körper sind gewissermaßen durch einen lebendigen rhythmischen Impuls gleichgeschaltet. Das verlangt vom Tänzer, jede Note und jeden Schritt mit vollendeter Vitalität auszuführen. Diese einzigartige afrikanische Qualität wurde von den Jazzern in den Vereinigten Staaten im »Swing« adaptiert. »Swing«, so legt Gunther Schuller nahe, ist eine Kraft in der Musik, die ein perfektes Gleichgewicht im Verhältnis zwischen Melodischem und Rhythmischem aufrechterhält (Schuller 1968, S. 7 ff.). In der Musik des Westens wird hingegen die Tonlage für wichtiger erachtet als der Rhythmus. Ein klassischer Musiker kümmert sich nur um die vertikale Exaktheit und schenkt dem vorantreibenden Fluß oder der Bewegung keine Beachtung; er läßt sich nicht in die horizontalen, rhythmischen Anforderungen von Musik hineinziehen.

In Afrika ist die Tonlage undenkbar ohne einen entsprechend starken Impuls im Rhythmus. Tonlage und Betonung werden mit gleicher Strenge und gleicher

Stärke phrasiert und schaffen einen jugendlichen, inneren Antrieb und Schwung. Jazzmusiker nennen diese Qualität »Swing«, aber Schuller nennt es »Demokratisierung von rhythmischen Werten« und erklärt, was er meint:

> Im Jazz werden sogenannte schwache Takte (oder schwache Teile rhythmischer Einheiten) *nicht* unterspielt wie in der »klassischen« Musik. Statt dessen werden sie auf die Ebene starker Takte gebracht und sehr häufig sogar *über den* starken Takt hinaus betont. Der Jazzmusiker tut dies nicht nur, indem er eine ausgewogene Dynamik zwischen »starken« und »schwachen« Elementen aufrechterhält, sondern auch indem er die volle Tonstärke der Noten hält, selbst wenn sie auf schwache Passagen eines Satzes fallen ... Dieses Bewußtsein von Einsatz und Tonstärke läßt den Jazzbläser fast alle Noten sogar in den schnellsten Läufen *staccato* spielen, so daß ein Effekt des Verwischens entstehen kann. Ein reines *legato* ist ihm fremd, da er dann nicht zugleich den Impuls des Einsatzes kontrollieren kann (Schuller 1968, S. 8).

Es ist genau dieser »Impuls des Einsatzes« in der Staccato-Handhabung von Masse und Leerraum, der die »Afrikanness« eines von einem Wum geschnitzten Kopfes aus dem Norden der Kameruner Weideländer ausmacht. Die Hohlräume unter den Brauen, die, reich an ausdrucksstarkem Schatten, die Augen suggerieren, werden genauso wichtig wie »starke Elemente«: die festen Wangen oder der stachelige Zaun von Zähnen. Mögen auch die Linien der Haare mit realistischer Weichheit in die Schnitzarbeit aus dem Westen eingearbeitet worden sein, so darf sich hier nichts schwächlich und unentschieden an der Oberfläche des Objektes abzeichnen. Sein Bewußtsein von einer vollkommen realisierten Ausdruckskraft als Teil des Kanons für Vitalität veranlaßte den Schnitzer, mit einer Reihe deutlicher Akzente eine Frisur darzustellen.

Ausgewogene Dynamik in den Proportionen charakterisiert ein erlesenes, kraftstrotzendes Stück im Kom-Stil aus den Weideländern Kameruns. Die plastische Anordnung der scharf umrissenen Augen paßt zur Intensität der Linien, die die Ohren kennzeichnen; die Krone und die Oberflächen des Gesichts sind deutlich aufeinander abgestimmt.

A. M. Jones hat beobachtet: »Ein Afrikaner setzt normalerweise keine auffällige physische Betonung auf irgendeine Note, sondern singt alle Noten, indem er jeden Ton gleichmäßig ausströmen läßt.« (Jones 1954, S. 28) Dasselbe trifft auf den reichen Gebrauch von Farbe in afrikanischen Textilien zu. Es gibt zwei Wege, den vollen Farbton in Textilmustern zur Geltung zu bringen: entweder durch den Einsatz kontrastierender warmer und kalter Farben von gleicher Intensität oder durch eine ausgewogene Dynamik im Verteilen von hellen und dunklen Farbeinheiten (die Textilien der Akan aus Ghana sind ausgezeichnete Beispiele). Der volle Ton und die Akzentuierung im Umgang mit Farbe wird auf beiden Wegen dadurch erreicht, daß jede Linie gleichermaßen betont wird. Aus diesem Grund scheinen viele oder die meisten der Textiltraditionen Afrikas, an konventionellen westlichen Standards gemessen, »laut« zu sein, aber genau das ist der springende Punkt. Die gleiche Stärke jeder

Note entspricht der gleichen Stärke jeder Farbe. Nun gibt es wahrscheinlich unterschiedliche Grenzen bezüglich der Farbintensität, die von einzelnen afrikanischen Gesellschaften jeweils bevorzugt wird, wie eine Episode in Bida, Nigeria, vom 18. Juli 1965, nahelegt. Ein zugewanderter Eket Ibibio kritisierte im Nupeland rote Nupe-Stoffe, weil »die Sonne, welche rot ist, solche Stoffe heller macht, als sie in Wirklichkeit sind, und weil die Muster auf der Kleidung verschwinden könnten. Der Stoff ist zu hell.«[12] Im allgemeinen ist der afrikanische Gebrauch von Farben auf Stoffen jedoch von leuchtender Lebendigkeit, wie die Textilien von der Elfenbeinküste belegen.

(b) Vitale Lebenskraft: Das »Spielen« der Körperteile in kraftvollem Rhythmus

Die Intensität der afrikanischen Farben hat ihre Entsprechung im Perkussioneinsatz in musikalischen und choreographischen Darbietungsprinzipien Afrikas. Nirgends ist die größere Energie, die von der Jugend ausgeht, deutlicher als im Kanon der vitalen Lebenskraft. Menschen, die in traditionellen Gebieten Tanz kommentieren, befassen sich mit der Qualität, die auch als ganzer Krafteinsatz in Antwort auf die Perkussion beschrieben werden kann. Hier sind einige Stimmen aus dem Volk der Yoruba, »[Agbeke] hat wirklich eine Menge Energie, mehr als jeder andere«; »Tanz bringt Lebenskraft in den Körper; dieser Tanz vermehrt die Ehre und das Gedenken an unseren Herrn, den Gott des Eisens«; Ejagham, »er dreht sich immer und immer wieder im Kreise, um zu zeigen, daß er beim Tanzen Energie hat«.[13]

Afrikanischer Tanz gilt in den Augen seiner Tänzer als ein Instrument von großer Ausdruckskraft. Der Tänzer muß stark sein. Er muß sein Dasein energisch erschüttern und eine Erscheinung schaffen, die in den Worten eines Bangwa-Jägers »schrecklich anzusehen« ist. Vitale Lebenskraft, große Intensität, Tempo und Schwung – das sind einige Facetten der kunstvollen Muskelkraft und der Tiefe der Gefühle, die die Tänze dieses Kontinents charakterisieren.

Das Konzept der vitalen Lebenskraft führt zur Interpretation der Körperteile als eigenständiger Instrumente rhythmischer Energie. Normalerweise ist es unzulässig, ganz gedankenverloren die Arme schwingen zu lassen, während die Beine ungestüm stampfen. Der Tänzer muß jedem »tanzenden« Körperteil die gleiche Lebendigkeit, die gleiche Unabhängigkeit verleihen. Er »tanzt« seine Schultern mit Kraft, er schüttelt kräftig seine Hüften, er vollbringt viele kraftvolle Dinge, während er seine Füße bewegt. Die Verben, die von traditionellen Tanz-Kommentatoren benutzt werden, betonen den offensichtlichen Wert des genußvollen Spiels, das den erstaunlichen Vorgang, jedem Körperteil in demokratischer Weise Leben einzuhauchen, begleitet.

Ein Yoruba sprach zum Beispiel über das *Machen* der Schultern bei kraftvoll betonten Bewegungen; ein Banyang erwähnte beim Tanz seines Vaters das *Spielen* der Zehen; und ein Ejagham machte eine Bemerkung über das Tanzen »mit den Dingen, wo sie sie *machen*«, z. B. die Verwandlung der oberen und unteren Körperteile in völlig unabhängig voneinander belebte Bewegungszonen.[14]

Die Darstellung von jugendlicher Kraft durch verselbständigte Rhythmen wird von Körperpartie zu Körperpartie fortgesetzt. Dieselbe Logik in der Analyse trifft auf die Beurteilung von Skulpturen zu. Susan Vogel stellt fest, daß Baoule-Kritiker aus dem Inneren der Elfenbeinküste den menschlichen Körper, wie er in der traditionellen Skulptur dargestellt ist, beurteilen, indem sie die Körperteile Stück für Stück untersuchen und jedes separat erläutern. Sie schließt daraus: »Die besondere Art, wie die Baoule ihre Kunst betrachten, spiegelt eine ihrer Haupteigenschaften: das Segmentieren.« (Vogel 1971, Anhang S. 19) Die gleiche Analysemethode wird von den traditionellen Yoruba in ländlichen Gebieten angewandt. Alfons Dauer behauptet sogar – und meint, dies treffe für den größten Teil Schwarzafrikas zu –, daß es immer Körperpartien gibt, die beim Tanz rhythmisch besonders betont werden und mit Federbüscheln, Bastfransen, Glocken und ähnlichem geschmückt seien. Kurz gesagt, ich glaube, daß die Segmentierung der menschlichen Körperkraft, das Spielen der Muskulatur, als wäre es eine Reihe von Noten in einer Melodie von jugendlicher Ausdauer und Kraft, einer der zentralen, verbindenden Aspekte der Selbstdarstellung in der Skulptur und im Tanz in Afrika ist.

Die visuelle Seite dieser Beziehung wurde von Robert Goldwater behutsam beschrieben:

> Der afrikanische Bildhauer war damit zufrieden, jeweils nur einen Aspekt der Figur zu zeigen, gleich, ob seine Formen rechteckig, elliptisch oder rund im Umriß waren, ob er viel oder wenig aus dem Zylinder des frischen Holzes

> herausschnitzte, den er sich vorgenommen hatte. Er erschuf ihren »instinktiven« dreidimensionalen Effekt durch kalkulierte Vereinfachung und Isolierung einzelner Teile, was dem Auge erlaubte, jedes für sich als eine kohärent zusammengefügte Gestalt zu erfassen (Goldwater 1967, S. 230).

Das Bildnis einer stehenden jungen Frau mit ausgestreckten Armen, das den Guro zugeschrieben wird, bestätigt augenfällig Goldwaters Äußerung. Aber die Körperteile sind nicht nur unabhängig voneinander rhythmisch ausgearbeitet und verleihen der afrikanischen Darstellungsweise ihre Kraft, sie sind auch in einem größeren Zusammenhang kohärent realisiert. Die dynamischen Aspekte sind auf flexible, schwungvolle Weise ausgedrückt. Jugend ist somit auch durch Biegsamkeit charakterisiert. Deshalb steht die Guro-Frau mit nahezu entspannten Armen und elegant gebeugten Knien.

(c) Beweglichkeit: »les tresors de souplesse«[14]

Afrikaner sprechen von ihrem unschätzbaren kulturellen Gut, der Geschmeidigkeit ihrer Tänzer, indem sie sie mit Wesen vergleichen, die keine Knochen haben. Einer Person zu sagen, sie tanze, als habe sie keine Knochen, ist eines der größten Komplimente, das ein Dan aus Liberia, ein Tiv aus Nigeria oder ein Yanzi aus Zaire machen kann (aufgegriffen wird dies in einer Strophe von Lightning Hopkins: »Rock me baby, like your back ain't got no bones«). Die Dan in Liberia kritisieren, ebenso wie die Yoruba, streng den Mangel an Geschmeidigkeit beim Stehen, und die Luba in Zaire sagen schlichtweg, als handle es sich um ein choreographisches Gesetz, daß eine Person ihre Hüften so geschmeidig wie nur möglich bewegen muß. Der Luba-Tänzer, so sagte mir ein junger Luba in Kinshasa, muß seine Beweglichkeit mit gebeugten Knien, mit gebeugten Ellenbogen und weichen Schwingungen zur Musik beweisen.[15]

Im Kongo hat man eine sehr eindeutige Auffassung von Beweglichkeit beim Tanz: Tanze mit gebeugten Knien, damit man dich nicht für eine Leiche hält.[16] Kurzum, Afrikaner sind sich dessen bewußt, wie wichtig Beweglichkeit als ein Zeichen von Jugend, als ein Beweis für die lebhafte Bereitwilligkeit, auf Wechsel in Musik und Sprache zu reagieren, ist. Genau das sind die afrikanischen *tresors de souplesse*.

Geschmeidiges Tanzen verlangt eine komplizierte Reihe von Übernahmen, besonders vom Leben in die Kunst. So Peggy Harper:

> Die Gewohnheit unter Landfrauen, Lasten auf dem Kopf zu tragen, führt zu einem Gang, bei dem die Unebenheiten des Erdbodens durch die Beweglichkeit der Hüften und Knie ausgeglichen werden, wobei die Fußknöchel relativ fest bleiben und der Kopf unbeirrt aufrecht getragen wird, damit das zu tragende Objekt nicht umstürzt. Diese Gewohnheit stärkt die Muskeln von Nacken und Rücken und fördert die Haltung eines im Rücken aufgerichteten Torsos, bei dem Kopf und Nacken wie eine fortgesetzte Linie des Rückens gehalten werden, und entwickelt eine ausgeprägte Beweglichkeit in der Beckenregion.
> Diese und viele andere Alltagsmuster von Bewegungen spiegeln sich in den grundlegenden Körperpositionen, die

> in vielen Formen des nigerianischen Tanzes wiederkehren. Eine charakteristische Körperhaltung beim Tanz besteht in dem gerade aufgerichteten Torso, die Beine werden als Sprungfedern benutzt, die Knie beugen und strecken sich fließend, wobei sie die rhythmischen Bewegungsmuster des Tanzes ausführen, und die Füße fest auf dem Boden stehen (Harper 1969, S. 288 f.).

Diese Haltung stimmt genauestens mit dem vorgeschobenen Becken und den sprungbereiten Knien unter dem stolz im Rücken aufgerichteten Torso überein, wie sie das kleine Meisterwerk nordnigerianischer Skulptur charakterisiert. Diese Merkmale treffen außerdem auf die Figur einer Frau zu, die den Kossi zugeschrieben wird, einer ethnischen Gruppe, die in der Stadt Kumba in Kamerun und deren Umgebung, nordwestlich von Douala, lebt. In dieser Figur, die angeblich von einem Dorfaltar stammt und deren Funktion nicht dokumentiert ist,[17] erstreckt sich die gerade Linie des Rückens bis zu Nacken und Kopf und setzt sich über die gebeugten Knie bis zu den massiven Füßen fort. Der Eindruck von geschmeidiger Kraft in den Hüften und Knien ist bemerkenswert.

(1974)

Für diesen Band aus dem Amerikanischen übertragen von Christiane Vonnahme.

1 Siehe zum Beispiel: Henderson 1972, S. 266: »Selbstläuterung verändert die gesamte Persönlichkeit eines Menschen, um ihn in die Nähe der göttlichen Ordnung der Dinge zu bringen.«

2 Vgl. Willett 1971, S. 208–222 für einen guten Überblick über das verfügbare Material zu afrikanischer Ästhetik.

3 Persönliche Mitteilung an den Autor vom 1. Februar 1966.

4 Informationsperson 1.

5 Ebd.

6 Ebd.

7 Ebd.

8 Als einem der »Sprachkundigen« der Agogohene von Agogo ein Foto dieses Gegenstandes gezeigt wurde, bemerkte er: »Dieser hier ist für mich der Schönste. Wenn man den Nacken betrachtet, so paßt er zu ihm. Die Ashanti haben ein Sprichwort: ›Ein gutaussehender Mensch ist ein Mensch mit Ansehen‹« (Eno na eye me fe esiane se nanim fere. Wohwe ne kon a efata no paa. Asante foo ka see obi ho ye fe a na owo animnonyam). Agogo, Nord Ashanti, 2. Januar 1971. Dem Agogophene gefielen die Zeichen von Jugend in der strengen Wölbung des Kinns und in der Glätte der Haut.

9 Daniel Crowley »An African Aesthetic« in: Jopling 1971, S. 323. »Genau wie alte und getragene Masken weggeworfen oder den Termiten überlassen werden, so werden leuchtende Farben dunklen vorgezogen ...« Die Mende- und Baoule-Fallstudien stammen aus unveröffentlichten Feldforschungen von Frank Dubinskas und Susan Vogel. Die von James Fernandez gesammelten Zeugnisse der Fang erscheinen ebenfalls in der Jopling-Anthologie auf S. 366: »Die Statue zeigt beides, einen Aspekt des Kindes und einen des Ahnen.« Man beachte, daß die Fang sowohl Kindlichkeit als auch hohes Alter durch eine glänzende Muskulatur auszudrücken scheinen.

10 Daniel Crowley »An African Aesthetic«, in: Jopling 1971, ebd.

11 Informant 60.

12 Informant: »James«, aus dem Eket Distrikt, im Land Ibibio, Nigeria, auf dem Zentralmarkt von Bida am 18. Juli 1965. Er

mochte die Muster der Nupe-Stoffe ebenfalls nicht und kritisierte ihre ›off-beat-Phrasierung‹: »Es ist zerstreut, nicht gleichmäßig ausgerichtet.«

13 Informant 40, 36, 59.

14 Informant 43, 47, 68.

14 Die Reichtümer der Geschmeidigkeit.

15 Informant 87.

16 Ich verdanke Professor Wyatt MacGaffey vom Haverford College diese Information. Persönliche Mitteilung vom 3. Mai 1972.

17 Quelle: Kathrine Coryton White Archiv.

Claude Lévi-Strauss

Der Weg der Masken

Im Jahre 1943 schrieb ich: »Es gibt in New York einen verzauberten Ort, wo sich die Träume der Kindheit ein Stelldichein geben; wo jahrhundertealte Baumstämme singen und sprechen; wo undefinierbare Gegenstände den Besucher mit der ängstlichen Starre von Gesichtern belauern; wo Tiere mit übermenschlicher Sanftmut ihre kleinen Pfoten gleich Händen falten und um das Vorrecht bitten, dem Auserwählten den Palast des Bibers zu bauen, ihn durch das Reich des Seehundes zu geleiten oder ihn in einem mystischen Kuß die Sprache des Frosches oder des Eisvogels zu lehren. Diesen Ort, dem veraltete, aber erstaunlich wirkungsvolle museographische Methoden den zusätzlichen Reiz des Dämmerlichts der Höhlen sowie der schwankenden Anhäufung verlorener Schätze verleihen, diesen Ort kann man täglich von 10 Uhr bis 17 Uhr besichtigen im American Museum of National History: Es handelt sich um den weitläufigen Saal im Erdgeschoß, den Indianerstämmen der Nordküste des Pazifik gewidmet, die von Alaska bis Britisch Columbien reicht.

Sicher ist die Zeit nicht mehr fern, da die Sammlungen aus diesem Teil der Welt aus den ethnographischen Museen verschwinden werden, um in den Museen der Schönen Künste zwischen dem alten Ägypten oder Persien und dem europäischen Mittelalter Platz zu nehmen. Denn diese Kunst darf sich mit den größten Kunstformen messen, und in den anderthalb Jahrhunderten, die wir von ihrer Geschichte kennen, zeugte sie von einer Vielfalt, die die anderen bei weitem übertraf, und entfaltete scheinbar unversiegbare Fähigkeiten der Erneuerung (...)

In diesen anderthalb Jahrhunderten entstanden und blühten nicht nur eine, sondern zehn verschiedene Kunstformen: von den Schulterumhängen der Chilkat, die zu Beginn des 19. Jahrhunderts noch unbekannt waren und mit einem Schlag die höchste Vollendung der Webkunst erreichen, wobei nur das aus Moospflanzen gewonnene helle Gelb, das aus Zedernrinde gewonnene Schwarz und das Kupferblau von Mineraloxyden Verwendung finden, bis hin zu den kunstvollen Skulpturen aus polierter, wie schwarzer Obsidian glänzender Tonerde, die, im Zustand von Nippes, den flammenden Niedergang einer Kunst veranschaulichen, die unter die Herrschaft von Stahlwerkzeugen geriet und die der Stahl auch zerstören sollte; ferner die verrückte, nur wenige Jahre dauernde Mode der Tanzhauben, die mit auf Perlmuttplättchen geschnitzten Figuren geschmückt waren, umrahmt von Pelz oder weißem Flaum, aus dem gleich Haarlocken Hermelinhäute quellen. Um sich von jener unaufhörlichen Erneuerung, jener großen Erfindungsgabe, die, überall wo sie wirkt, Erfolg verspricht, jener Verachtung für ausgetretene Pfade, die zu immer neuen Improvisationen drängt und unfehlbar die glänzendsten Früchte zeitigt, eine Vorstellung zu machen, mußten unsere Zeitgenossen auf das außergewöhnliche Schicksal eines Picasso warten. Freilich mit dem Unterschied, daß diese halsbrecherischen Übungen, mit denen uns ein einzelner dreißig Jahre lang in Atem hielt, eine ganze Eingeborenenkultur mehr als fünfhundert Jahre lang praktiziert hat; denn wir haben keinen Grund, daran zu zweifeln, daß diese vielgestaltige Kunst sich im selben Rhythmus seit ihren fernsten Ursprüngen entwickelt hat, die wir nicht kennen. Doch einige Gegenstände aus Stein, welche die Ausgrabungen zutage förderten, zeugen davon, daß diese individuelle Kunst, die schon in ihren archaischen Produktionen zu erkennen ist, auf eine sehr alte Epoche zurückblickt, wenn wir diesem Terminus den relativen Wert geben, der geboten ist, wenn man ihn auf die amerikanische Archäologie bezieht.

Wie dem auch sei, am Ende des 19. Jahrhunderts war die Küste noch mit Dörfern übersät, vom Golf von Alaska bis in den Süden von Vancouver. Zur Zeit ihres größten Wohlstands konnten die Stämme der Nordwestküste hundert bis hundertfünfzigtausend Seelen vereinen: eine lächerlich geringe Zahl, gemessen an dem intensiven Ausdruck und den schlagenden Lehren einer Kunst, die ausschließlich in dieser fernen Gegend der Neuen Welt entwickelt wurde, von einer Bevölkerung, deren Dichte je nach den Regionen zwischen 0,1 und 0,6 Einwohner pro Quadratkilometer schwankte. Im Norden die Tlingit, denen wir Skulpturen von ungemein subtiler und poetischer Phantasie sowie kostbare Ornamente verdanken; weiter südlich die Haida mit ihren monumentalen und kraftvollen Werken; die ihnen vergleichbaren Tsimshian, die vielleicht eine menschlichere Sensibilität zeigen; die Bella Coola, deren Masken einen pompösen Stil aufweisen, in denen das Kobaltblau überwiegt; die Kwakiutl mit ihrer ausschweifenden Phantasie, die sich bei der Herstellung ihrer Tanzmasken verblüffende Formen und Farben einfallen lassen; die Nootka, die ein weiserer Realismus bremst; schließlich im äußersten Süden die Salish, deren sehr vereinfachter Stil eckig und schematisch wird und bei denen sich die Einflüsse aus dem Norden verwischen.

(...)

Für die Betrachter der Initiationsriten zeugten jene Tanzmasken, die plötzlich auseinanderklappten und ein zweites Gesicht preisgaben, zuweilen ein drittes hinter dem zweiten, alle gleich geheimnisvoll und streng, von der Allgegenwart des Übernatürlichen und dem Wuchern der Mythen. Diese primitive Botschaft, welche die Gelassenheit des Alltags durcheinanderbringt, ist so heftig, daß es der prophylaktischen Isolierung der Glaskästen noch heute nicht gelingt, ihre Sprache zu behindern. Man gehe ein oder zwei Stunden lang durch jenen Saal voller »lebender Säulen«; die Worte des Dichters geben genau die Redewendung der Eingeborenen wieder, mit der sie die geschnitzten Pfähle bezeichnen, die die Balken der Häuser stützten: Pfähle, die keine Dinge, vielmehr »vertraut dreinblikkende« Wesen sind, da auch sie an Tagen des Zweifels und der Qual »wirre Worte« von sich geben, den Bewohner des Hauses leiten, ihn beraten und trösten und ihm einen Ausweg aus seinen Schwierigkeiten zeigen. Noch heute kostet es Mühe, in ihnen nur den toten Baumstamm zu sehen und für ihre leise Stimme taub zu bleiben, hinter den Glasscheiben der Schaukästen nicht zu beiden Seiten eines düsteren Gesichts den »kannibalischen Raben« zu ahnen, der anstelle der Flügel seinen Schnabel bewegt, oder den »Herrn der Gezeiten«, der durch ein Blinzeln seiner genial konstruierten Augen Ebbe und Flut beherrscht.

Denn fast alle diese Masken sind sowohl naive wie ungestüme Apparaturen. Ein Spiel von Schnüren, Spulen und Gelenken erlaubt es, daß die Münder den Schrecken des Neulings verhöhnen, die Augen seinen Tod beweinen, die Schnäbel ihn verschlingen. Diese in ihrer Art einmalige Kunst vereint die beschauliche Heiterkeit der Statuen von Chartres oder der ägyptischen Gräber mit den Gaukeleien des Karnevals. Diese Traditionen, alle von gleicher Größe und gleicher Authentizität, deren zerstückelte Überreste heute Jahrmarktsbuden und Kathedralen bewahren, herrschen hier in ihrer ursprünglichen Einheit. Jene dythrambische Begabung zur Synthese, jene fast monströse Fähigkeit, Dinge als ähnlich wahrzunehmen, die andere Menschen als verschieden ansehen, sind sicherlich das ungewöhnliche und geniale Zeichen der Kunst von Britisch Columbien. Von einem Schaukasten zum anderen, einem Gegenstand zum benachbarten, ja zuweilen von einem Teil desselben Gegenstands zum anderen hat man den Eindruck, als würde man vom alten Ägypten in unser 12. Jahrhundert überwechseln, von den Sassaniden zu den Karussells der Jahrmärkte unserer Vorstädte, vom Versailler Schloß (mit seinem frechen Pathos für Embleme und Trophäen, seinem fast zügellosen Gebrauch plastischer Metaphern und Allegorien) zum kongolesischen Urwald. Man sehe sich die Vorratstruhen aus der Nähe an, ihr mit schwarzer und roter Farbe betontes Relief: ihr Schmuck scheint rein dekorativ zu sein. Doch nach traditionellen Normen sollen darauf ein Bär, ein Hai oder ein Biber dargestellt sein, freilich ohne irgendeinen jener Formzwänge, die andernorts den Künstler im Zaum halten. Denn das Tier erscheint gleichzeitig von vorn, von hinten und von der Seite; man sieht es sowohl von oben wie von unten, von außen wie von innen. In einer außergewöhnlichen Mischung aus Konvention und Realismus hat ein zeichnender Chirurg das Tier gehäutet und auseinandergenommen, sogar seine Eingeweide entleert, um ein neues Wesen zu rekonstruieren, das in allen anatomischen Punkten mit den rechteckigen Flächen übereinstimmt, und einen Gegenstand zu schaffen, der sowohl eine Truhe als auch ein Tier und sowohl ein oder mehrere Tiere als auch ein Mensch ist. Die Truhe spricht, hütet wirksam die Schätze, die ihr anvertraut wurden, in einem Winkel des Hauses, von dem alles verkündet, daß es selbst das Skelett eines noch größeren Tieres ist, das man durch die Türe betritt, ein weit geöffnetes Maul, und in dessen Innern, in hunderterlei liebenswürdigen oder tragischen Formen, ein Wald von menschlichen und nicht menschlichen Symbolen steht.«

Später lernte ich noch andere Sammlungen der Nordwestküste kennen. Die des American Museum – wie manch andere ein Opfer der Verwirrung der Konservatoren – hat viel von der Anziehungskraft verloren, die ihr Franz Boas durch seine Form der Präsentation so gut zu bewahren verstand. Max Ernst, André Breton, Georges Duthuit und ich haben uns bescheidenere Sammlungen zugelegt: wir teilten uns, je nach unseren aktuellen Mitteln, die bei den New Yorker Antiquaren zum Verkauf angebotenen Gegenstände – in einer Zeit, die heute selbst schon mythisch erscheint, da solche Werke kaum Interesse erweckten; meine eigene Sammlung mußte ich 1951 verkaufen. Als Kulturberater der Botschaft hatte sich mir 1947 die Gelegenheit geboten, für Frankreich eine berühmte Sammlung zu erwerben, die sich heute in einem Museum an der Westküste der Vereinigten Staaten befindet: statt zu versteuernder Dollars hätte der Verkäufer lieber ein paar Bilder von Matisse und Picasso gehabt. Trotz meiner Bemühungen gelang es mir nicht, die Verantwortlichen für unsere Kulturpolitik, die sich gerade in New York aufhielten, für diesen Plan zu gewinnen. Freilich hatten die staatlichen Kunstsammlungen damals keine moderne Malerei zu verkaufen, und man hielt mein Vorhaben für utopisch, die beiden genannten Künstler direkt anzusprechen, denen man die Nutzung, ja das Eigentum an jenen wunderbaren Gegenständen hätte überlassen können; wären sie erst einmal in Frankreich gewesen, dann hätten sie gewiß eines Tages den Weg in unsere Museen gefunden.

Trotz und zum Teil wohl auch aufgrund dieser Widrigkeiten ist die fast körperliche Beziehung, die ich zwischen den beiden Weltkriegen beim Anblick der seltenen Objekte, die es damals in den französischen Kunstsammlungen sowie bei einigen Antiquaren gab, zur Kunst der Nordwestküste geknüpft hatte, niemals abgerissen. Erst kürzlich spürte ich sie wieder an den Stätten, wo diese Kunst entstand und sich entwickelte, als ich die Museen von Vancouver und Victoria besichtigte und sie erneut aufleben sah unter dem Meißel oder Stichel geschickter indianischer Bildhauer oder Goldschmiede, von denen manche ihren großen Vorgängern ebenbürtig sind.

Dennoch war im Laufe der Jahre jenes Gefühl der Verehrung stets von einer gewissen Unruhe begleitet: diese Kunst stellte mich vor ein Problem, das ich nicht zu lösen vermochte. Einige Masken, alle vom gleichen Typus, verwirrten mich. Ihr Stil, ihre Form waren befremdlich; ihre plastische Berechtigung entzog sich mir. Wiewohl gründlich vom Meißel des Bildhauers bearbeitet und mit vielem Zubehör ausgestattet, trotz all dieser hervortretenden Teile machten sie einen kompakten Eindruck: geschaffen, um vor dem Gesicht getragen zu werden, ohne daß die nur wenig gehöhlte Rückseite sich wirklich dessen Form hätte anschmiegen können.

Diese Masken, sehr viel breiter als ein Gesicht, sind oben abgeflacht, doch ihre anfangs gekrümmten Seiten nähern sich einander an und laufen dann parallel oder sogar schräg nach unten aus; das letzte Drittel ähnelt somit einem Rechteck oder einem umgekehrten Trapez. Das untere Ende ist völlig horizontal, so als hätte man die Maske plötzlich mitten durch einen herabfallenden Unterkiefer abgesägt, aus dem eine geschnitzte oder rot bemalte große Zunge heraushängt. Etwa in Höhe des ersten Drittels der Maske ragt der Oberkiefer heraus. Unmittelbar darüber wird die Nase, die zuweilen nur schematisch angedeutet ist oder ganz fehlt, meist durch einen weit vorspringenden Vogelkopf mit leicht geöffnetem oder geschlossenem Schnabel ersetzt; zwei oder drei ähnliche Köpfe schmücken, gleich Hörnern, den oberen Teil der Maske. Die verschiedenen Formen der Nase, die Zahl und Anordnung der Hörner kennzeichnen verschiedene Typen von Masken, die in einigen Gruppen Biber, Ente, Rabe und Schlange genannt werden, in anderen Gruppen Biber, Ente, Rabe, Eule und Frühlingslachs. Doch unabhängig von dem Typus bleibt die allgemeine Form die gleiche, ebenso wie die der Augen, die aus zwei Holzzylindern bestehen, die entweder aus der Masse geschnitzt oder später aufgesetzt sind und weit aus den Höhlen hervortreten.

Beim Anblick dieser Masken stellte ich mir immer wieder dieselben Fragen. Weshalb diese ungewöhnliche, ihrer Funktion so wenig dienliche Form? Zweifellos sah ich sie unvollständig, denn einst krönte sie ein Diadem aus Schwanen- oder Bergadlerfedern (die einen weiß, die anderen mit weißer Spitze), zwischen denen mehrere mit Flaumkugeln bestückte dünne Stäbe steckten, die bei jeder Bewegung des Trägers erzitterten. Ferner ruhte der untere Teil der Maske auf einem breiten Kragen, einst aus starren Federn, heute aus besticktem Stoff. Doch diese Zutaten, die auf alten Fotografien zu sehen sind, betonten eher das Befremdliche der Maske, ohne ihre rätselhaften Aspekte zu erhellen: weshalb jener weit offene Mund, jener herabhängende Unterkiefer, der eine riesige Zunge bloßlegt? Weshalb jene Vogelköpfe, die mit dem übrigen in keiner offenkundigen Beziehung stehen und so ganz unpassend angebracht sind? Weshalb jene vorstehenden Augen, das unveränderliche Merkmal aller Typen? Weshalb schließlich jener fast dämonische Stil, der in den benachbarten Kulturen, ja sogar in derjenigen, in der er entstand, nichts Vergleichbares hat?

Auf alle diese Fragen konnte ich erst dann eine Antwort geben, als ich begriffen hatte, daß sich die Masken, ebensowenig wie die Mythen, nicht für sich und durch sich allein, als isolierte Gegenstände deuten lassen. Semantisch gesehen, gewinnt ein Mythos erst dann einen Sinn, wenn man ihn in die Gruppe seiner Transformationen eingebettet hat; ebenso entspricht ein Maskentypus, rein plastisch gesehen, anderen Typen, deren Form und Farben er transformiert, um zu seiner Individualität zu gelangen. Damit diese Individualität derjenigen einer anderen Maske entgegensteht, ist es erforderlich und ausreichend, daß zwischen der Botschaft, welche die erste Maske übermitteln oder konnotieren soll, und der Botschaft, welche die andere Maske in derselben oder einer benachbarten Kultur zu befördern hat, dieselbe Beziehung vorherrscht. In dieser Perspektive wird man nun feststellen, daß die sozialen oder religiösen Funktionen der verschiedenen Maskentypen, die man einander gegenüberstellt, um sie vergleichen zu können, untereinander in derselben Transformationsbeziehung stehen wie die plastische Form, die Zeichnung und die Tönung der Masken als materielle Gegenstände. Und da sich an jeden Maskentypus Mythen knüpfen, die den Zweck haben, seinen legendären oder übernatürlichen Ursprung zu erklären sowie seine Rolle im Ritual, in der Ökonomie und in der Gesellschaft zu begründen, wird eine Hypothese, die eine Methode, welche sich bereits bei der Untersuchung der Mythen bewährt hat, auf Kunstwerke ausdehnen will (die jedoch nicht nur Kunstwerke sind), ihre Bestätigung finden, wenn wir letztlich zwischen den Gründungsmythen jedes Maskentypus Transformationsbeziehungen nachweisen können, die denen entsprechen, die in rein plastischer Hinsicht zwischen den eigentlichen Masken vorherrschen.

Um dieses Programm zu erfüllen, kommt es darauf an, daß wir uns zunächst dem Maskentypus zuwenden, der uns so viele Rätsel aufgegeben hat, und sämtliche Informationen, die wir über ihn besitzen, ordnen, das heißt alles, was wir über seine ästhetischen Merkmale, seine Herstellungstechnik, den Gebrauch, für den er bestimmt ist, sowie die Wirkungen, die man von ihm erwartet, schließlich alles, was wir über die Mythen wissen, die etwas über seinen Ursprung, seine Gestalt und seine Verwendungsbedingungen aussagen. Denn erst wenn diese Akte zusammengestellt ist, kann man sie sinnvoll mit anderen Akten konfrontieren. (...)

(1975)

Bennetta Jules-Rosette

Image-Macher und Image-Konsumenten

Internationaler Handel mit Souvenirkunst ist heute ein millionenschwerer Industriezweig. Statistiken aus den letzten Jahren setzen die weltweite Nachfrage nach handwerklichen Exportgütern bei ungefähr 2600 Millionen US Dollar an, wobei 37 % der Nachfrage von sogenannten Drittweltländern befriedigt werden (Benjamin 1981a, S. 58). Die USA sind einer der größten Abnehmer dieser Exporte, die Einkäufe amerikanischer Touristen im Ausland nicht eingerechnet. Trotz alledem sind ernstzunehmende soziologische Studien zu Themen wie touristische Kunst und ethnische Kunst – einschließlich solcher Objekte, die an Flughäfen in der Dritten Welt erhältlich sind – relativ neu.[1] Oft werden diese Gegenstände überhaupt nicht als Kunst angesehen. Kunsthistoriker betrachten sie als nicht-authentische, minderwertige Nachahmungen, die einer genaueren Untersuchung nicht wert sind. Bestenfalls gelten sie als soziale Zeichen einer wenig geistreichen Akkulturation ihrer Urheber und des Verschwindens von Tradition.

Der afrikanische Künstler, der außerhalb einer kontinuierlichen Tradition arbeitet, gilt als von der kommerziellen Welt korrumpiert und von westlichen Erfolgsstandards verführt. Dieser Mythos verzerrt die individuellen Gründe afrikanischer Künstler, am touristischen Kunstmarkt teilzunehmen, beispielsweise persönliche Bestrebungen, Erfolg und Reaktionen auf eine sich verändernde soziale und ökonomische Realität.

Touristische Kunst als Zeichensystem

Reisende mittleren Einkommens haben ein ähnliches Verhältnis zu touristischer Kunst wie zum Fernsehen: Es fällt ihnen nicht leicht, ihren Konsum einzugestehen. Dem Kauf eines amüsanten oder exotischen Souvenirs auf einer Fahrt in andere Länder können jedoch nur die wenigsten Touristen widerstehen. Kuriosa werden als Mitbringsel für Freunde gekauft oder enden als Staubfänger in der Ecke eines Regals. Die Unsicherheit der Konsumenten resultiert teilweise aus dem Fehlen klarer ästhetischer Standards, die es ermöglichen würden, die Einkäufe zu bewerten und zu authentisieren. Mißverständnisse halten an, weil die Touristen von einem übersättigten Kunstmarkt verwirrt sind. Während alte Kunstformen Afrikas, wie Bronzefiguren aus Benin, in allen Einzelheiten und voll Ehrfurcht untersucht worden sind, sprechen Kritiker der touristischen Kunst jede ästhetische Dimension ab. Die zeitgenössischen Kunstformen können, folgt man Kritikern wie Goldwater, weder als authentisch noch als afrikanisch[2] bezeichnet werden. Machen Schulen europäischer Künstler, wie die Kubisten oder die Expressionisten, Anleihen bei afrikanischen Formaten und Themen, so behauptet man, sie experimentierten auf innovative Weise mit »Primitivismus«. Den neuen afrikanischen Künstlern hingegen wird vorgeworfen, authentische Formen zu verfälschen. Die international anerkannten afrikanischen Künstler sind sich der historischen Entstehung traditioneller Stile und der gegenwärtigen künstlerischen Theorien, in die sie traditionelle Formen einpassen können, bewußt. Die Unübersichtlichkeit und der offensichtliche Kommerz auf dem touristischen Kunstmarkt sind für Sammler und Historiker der alten Schule allerdings Beweis genug, daß dieser Markt nichts von Belang hervorbringen kann.

In diesen Kritiken an der Qualität und der ästhetischen Dimension des touristischen Kunstmarktes kehren bestimmte Themen immer wieder. Sie können in Form von fünf Annahmen über die Art und die Qualität der Produktion touristischer Kunst umrissen werden: (1) touristische Kunstobjekte sind massenproduziert; (2) viele touristische Kunstobjekte werden von unerfahrenen Handwerkern hergestellt; (3) mehrere Handwerker – im Gegensatz zu einem individuellen Künstler – arbeiten gemeinsam an einem einzelnen Stück; (4) die Nachfrage der Konsumenten ist wichtiger als die Kreativität der Produzenten bei der Herstellung dieser Kunst; (5) die entstehenden Kunstwerke sind qualitativ minderwertig oder künstlerisch uninteressant. Jede dieser Annahmen setzt entweder eine konventionelle oder eine enge ethnoästhetische Herangehensweise an touristische Kunst voraus, ohne ihre kommunikativen Ziele oder Inhalte zu analysieren. Untersucht man die Beziehung zwischen den Motivationen der Künstler und der Nachfrage auf dem touristischen Kunstmarkt, erhält man, neben neuem Datenmaterial zu diesem Thema, aufschlußreiche Ergebnisse über die Qualität und die soziale Verwendung dieser Kunstwerke. Dabei zeichnen sich zwischen dem Künstler, dem Kritiker und dem Publikum kontinuierliche Austauschprozesse ab. Diese finden innerhalb eines Systems touristischer Kunst[3] statt. Zwischenhändler dienen als Übersetzer bei der Kommunikation. Sie tauchen in vielerlei Gestalt auf; vom Straßenhändler bis zum gebildeten Kritiker.

Das System touristischer Kunst basiert auf einem Prozeß doppelter Reflexion zwischen dem Künstler und dem Publikum. Die Künstler stellen *images* her, die ihr Publikum wahrnimmt und kauft. In diesem Prozeß stellen die Künstler ihre Sicht von sich selbst und ihrer Arbeit dar. Die Objekte werden mittels Zwischenhändler zum Konsumenten übertragen. Deren Einflußnahme wiederum interpretiert und »verkauft« die Kunstwerke. Anschließend übermitteln die Zwischenhändler dem Künstler die Reaktionen der Konsumenten. Dieser Kreislauf wird sowohl auf lokaler als auch auch auf internationer Ebene von den Zwischenhändlern unterbrochen. Die Künstler können die Form und den Inhalt ihrer Kunstwerke ändern, je nach ihrer Sicht der Publikumsreaktionen, die ihnen von Zwischenhändlern und Kulturmaklern übermittelt wurden.

Das touristische Kunstobjekt dient stellvertretend als Erfahrung des Fremden und Exotischen. Es hat die Eigenschaften sowohl eines *Zeichens*, das für etwas steht, als auch eines *Symbols*, das verschiedene Bedeutungsebenen repräsentiert und verdichtet. Turner und Turner (1978, S. 245) haben angemerkt, daß »ein *Symbol* sich von einem *Zeichen* sowohl aufgrund seiner vielfältigen Bedeutungen, als auch in der Art seiner Signifikation unterscheidet[4].« Obwohl die Kommunikation im ›System touristischer Kunst‹, oberflächlich gesehen, Sprechakten ähnelt, sind das Vokabular und die Syntax dieser Art Kommunikation nicht festgelegt und ihr Inhalt kann zweideutig sein. Als Zeichensystem vereint touristische Kunst sowohl ikonische Elemente, oder visuelle Merkmale, als auch linguistische Ausdrücke, wie Unterschriften der Künstler, Widmungen oder Gravuren.

Visuelle Merkmale sind sowohl denotativ als auch konnotativ. Barthes (1988, S. 90 ff.) behauptet, Konnotation sei ein sekundärer Interpretationsprozeß, der auf dem Kern, der denotativen Bedeutung eines Objektes, aufbaue. Andere Wissenschaftler (Baudrillard 1972, S. 193 ff; Eco 1987, S. 54–57) vertreten die Auffassung, daß der Unterschied zwischen Denotation und Konnotation illusorisch sei, da beide äquivalente Aspekte desselben Interpretationsprozesses sind. Nimmt man die Sichtweisen der Künstler und Konsumenten zusammen, so vereinigt das touristische Kunstobjekt alle Ebenen von Bedeutung und Ausdruck. Als Kommunikationssystem fehlt touristischer Kunst die Spezifik der Sprache, da Objekte eine Vielzahl von Bedeutungen implizieren und gleichzeitig diverse Bedeutungen an sie herangetragen werden können. Künstler und Konsumenten schreiben touristischen Kunstgegenständen unterschiedliche Bedeutungen als

Zeichen und als Träger symbolischen und kommerziellen Austausches zu.

Touristische Kunst kann demzufolge aus drei unterschiedlichen Perspektiven analysiert werden: (1) im Hinblick auf ihren Wert als Zeichen für Image-Macher und Image-Konsumenten; (2) auf der Grundlage ihres symbolischen Tauschwertes in der Kommunikation zwischen Künstlern und ihrem Publikum; und (3) in bezug auf ihre Verwendung und ihren Marktwert. Sowohl der symbolische als auch der sozioökonomische Wert der touristischen Kunst hat unterschiedliche Bedeutungen für Kunstmacher und -konsumenten. Demzufolge kann touristische Kunst nicht ausschließlich aus der Sicht der Konsumption bewertet werden. Die Prozesse der Entwicklung und Produktion bleiben weiterhin unerforschte Gebiete der touristischen Kunst. Der Zeichenwert eines Kunstgegenstandes verwandelt sich in einen symbolischen Tauschwert, wenn ein künstlerisches Genre ein größeres Publikum für sich gewinnen kann. Der breite Zuspruch, den ein Objekt erfährt, erhöht – bis zu einem bestimmten Punkt – gleichzeitig seinen Marktwert. Ein solches Objekt verliert seine Anziehungskraft erst mit der Zeit oder bei extremer Vervielfältigung.

Darüber hinaus ist touristische Kunst kein Zeichensystem, das einen einheitlichen Bestand an Objekten oder kulturellen Bedeutungen umfaßt. Visuelle Merkmale touristischer Kunst spielen vielmehr auf ein Bild einer exotischen Erfahrung an, die vom Touristen gesucht wird, ohne daß sie notwendigerweise eine direkte Repräsentation[5] dieser Erfahrung sein müssen. Touristische Kunst übersetzt eine Zeichenebene in eine andere. Souvenire sind Zeichen für die Reise des Touristen, sind der Beweis seiner Reise. Sie sind nur in zweiter Linie Statussymbole für Konsumenten. Die kleine Statue einer Giraffe ist nicht als Repräsentation eines Tieres von Bedeutung, sondern, auf einer anderen Ebene, als Zeichen für die Region, in der sie vorkommt. Als Teil der Kommunikation verkörpert sie nicht zuletzt auch die Wahrnehmung des Künstlers vom Objekt. Aus diesem Grund setzt touristische Kunst – genau wie andere zeitgenössische Kunstformen – nicht das holistische Zeichensystem voraus, von dem Lévi-Strauss (Charbonnier 1969, S. 62) behauptet hat, es charakterisiere die »Kunst der primitiven Gesellschaften«. Touristische Kunst spricht ein heterogenes Publikum an, das die Feinheiten eines kulturspezifischen Stils nicht lesen kann oder es vorzieht, sie zu ignorieren. Deshalb sind Stilschwankungen und -krisen charakteristisch für touristische Kunst.

Die Kommunikation im System touristischer Kunst verläuft indirekt. Ihre Struktur variiert, abhängig von der Art und Intensität der Reaktion des Konsumenten. Dieses Kommunikationsmuster ähnelt dem der Massenmedien insofern, als der Künstler nie in direkten Kontakt mit den Konsumenten tritt, ähnlich, wie das bei Theaterkritiken und Fernsehumfragen in den USA der Fall ist. Die ästhetischen Elemente der Kommunikation ändern sich ebenfalls. Touristische Künstler halten nicht an ihrer Tradition fest; darum mögen ihre Innovationen nicht revolutionär sein, sondern sollen eher den populären Geschmack treffen. Abbildung 1 liefert eine Darstellung der kommunikativen Prozesse im System touristischer Kunst.

Nimmt man an, daß das System touristischer Kunst ein Vehikel interkultureller Kommunikation und ein Spiegel der Veränderung ist, wird es notwendig, einige zentrale Punkte näher zu betrachten. Ein wichtiges Problem ist die Häufigkeit und Intensität dieser interkulturellen Kontakte und die Frage, ob sie direkt oder indirekt verlaufen. Von zentraler Bedeutung sind auch die Anreize für die Aufnahme von außen kommender *images* und Stile in die indigene Form der Kunstproduktion. Es scheint außerdem wichtig, schon existierende Variationen des künstlerischen Produktionsprozesses aufzuzeigen. Zunächst kann man sich diesen Problemen nähern, indem man betrachtet, wie die Kunst indigener Kulturen von Ethnologen beschrieben worden ist.

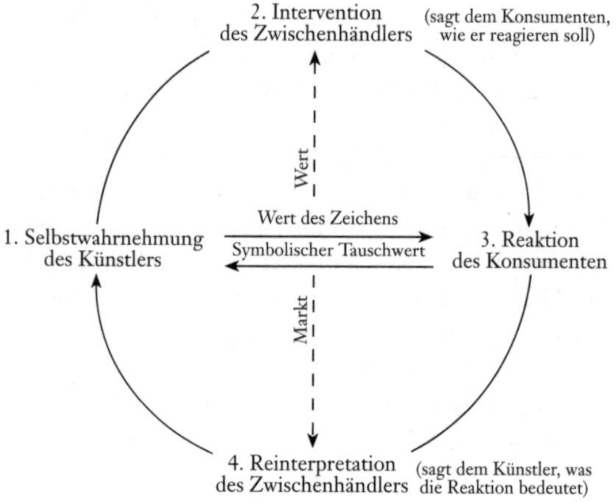

Abb. 1: Kommunikation im System touristischer Kunst

Indigene Kulturen und integrierte Kunst

Ethnologen haben immer den Unterschied betont zwischen einer integrierten Kunst kleiner Gesellschaften, d. h. traditioneller Kunst, die soziale oder zeremonielle Funktionen erfüllt, und Objekten, die primär für den Export hergestellt werden.[6] Der traditionelle Künstler stellt gleichzeitig sowohl funktionale Gegenstände wie Töpfe, Speere und dekorative Kleidung her wie auch zeremonielle Masken, Schnitzereien oder Insignien für die Konsumption der lokalen Gruppe. Alles, was er produziert, hat eine soziale oder symbolische Funktion. Die Künstler erlangen Prestige als Hersteller von Emblemen, auch wenn die Objekte nicht mit ihrem Namen versehen sind. Obgleich die Künstler sich innerhalb der Vorgaben ihrer Tradition bewegen, besteht ihre Arbeit nur selten in blindem Kopieren (Anderson 1979, S. 161). Mit den Worten von Alexander Alland (1977, S. 43): »Die Künstler, die in schriftlosen Kulturen leben, produzieren und manipulieren die Symbole, die den ideologischen Rahmen ihrer Kultur aufrechterhalten.« Die Kunst verschmilzt mit den Wertvorstellungen der Gruppe. Zeitgenössische Kunst hingegen ist gekennzeichnet von einer Individualisierung künstlerischer Stile und Produkte. Walter Benjamin (1974, S. 442) behauptet: »... die technische Reproduzierbarkeit des Kunstwerks emanzipiert dieses zum ersten Mal in der Weltgeschichte von seinem parasitären Dasein am Ritual.«

Auch in einer Broschüre des Zambia Information Services (Holy 1971, S. 19) findet sich diese idealisierte

Trennung von »authentischer«, traditioneller Kunst und neueren Stücken:

> Zieht man dieses Merkmal traditioneller Kunst in Betracht, ist es möglich, sie mit Hilfe von zwei Kriterien zu definieren. Das erste Kriterium geht davon aus, daß traditionelle Kunst aus Objekten besteht, die vom Künstler für den Gebrauch und die Konsumption durch Mitglieder seiner eigenen Gesellschaft produziert sind. Das zweite geht davon aus, daß traditionelle Kunst aus künstlerischen Objekten besteht, die traditionelle Zeichen und Merkmale eines speziellen etablierten und definierten Stils zeigen. Diese beiden Kriterien grenzen traditionelle zambische Kunst klar von massenproduzierten, künstlerisch wertlosen Kuriositäten ab.[7]

Wahre Kunst, so wird in diesem Fall angenommen, wird von und für eine lokale Gesellschaft geschaffen, statt für externe Konsumenten. Künstlerische Stile symbolisieren die Gruppe, die sie auch produziert. Dem entspricht die Meinung, daß wahre Kunst, aufgrund ihrer rituellen und sozialen Bedeutung, Durchschnittskonsumenten nicht zugänglich gemacht werden sollte. In kleineren Gesellschaften ist Kunst Gemeinschaftsbesitz (vgl. Forge 1973, S. 173). Eine bestimmte Lineage (oder Clan) besitzt Masken, Insignien und Symbole, die bei zeremoniellen Anlässen verwendet und von Generation zu Generation weitergegeben werden. Diese Objekte sind keine »Kunst«; der postindustrielle Westen hat sie nur immer so interpretiert. Valentin Mudimbe (Mudimbe 1982, S. 2) unterstreicht, daß diese Dinge in der Sicht des Westens »zu Kunst wurden, indem ihnen gleichzeitig eine ästhetische Qualität zugesprochen wurde und eine Fähigkeit, künstlerische Formen hervorzubringen und sie möglicherweise sogar zu reproduzieren«. Obwohl sie in ihrem alltäglichen Umfeld jedem bekannt sind, bleiben die Schöpfer dieser Kunstwerke in der breiteren Öffentlichkeit oft unbekannt. Der symbolische Besitz einer Gruppe repräsentiert optisch eine gemeinsame Identität.[8] Die Bedeutung des Objektes leitet sich aus einer sozialen Einheit ab. Es wird angenommen, daß diese Art Kunst zwangsläufig repräsentativ ist und Aspekte der menschlichen Welt, der natürlichen Umgebung oder des Kosmos abbildet, manchmal sogar aller drei zugleich.[9]

In einer solchen Umgebung sind unpersönliche Kunstgegenstände, die für einen Markt von Fremden und Ausländern produziert werden, undenkbar. Totems, Masken und Embleme spiegeln die Beziehung einer bestimmten Gruppe zu ihrem größeren kulturellen Kontext wider. Demzufolge diente Kunst in den alten afrikanischen Königreichen oft eher der sozialen Stratifikation als der Integration. Schnitzereien, Goldgüsse und Musik waren ersonnen, um die Elite von der gemeinen Masse, Priester von Gläubigen und Männer von Frauen abzugrenzen. Künstlerische Innovationen waren im allgemeinen auf solche beschränkt, die von der Elite akzeptiert wurden.

Kunsthistoriker haben untersucht, welche Rolle kulturelle Diffusion für künstlerische Innovation spielt. Anthony Forge (1973, S. 169 ff.) beschreibt die Anleihen der Schmuck- und Maskierungsstile unter Iatmul- und Abelan-Gruppen in Neuguinea. Ähnliche Studien sind in Westafrika unternommen worden. Ein von Nelson Graburn (1976) herausgegebener Band enthält mehrere Essays, die den Einfluß direkten Kulturkontakts auf Veränderungen künstlerischer Stile beschreiben, die sich zum Beispiel in den Specksteinschnitzereien der Inuit (Kanada) und den Silberschmiedearbeiten der Navajo und Zuni zeigen. Die Einführung des Specksteinschnitzens in Zimbabwe unter dem Einfluß der Europäer stellt einen vergleichbaren Fall dar, bei dem Kulturkontakt zu indigener künstlerischer Innovation führte. Weder die Diffusionisten noch die Verfechter der Theorien zum Kulturkontakt können die Wurzeln der touristischen Kunst, ihre unabhängigen Innovationen und den Einfluß der Kommerzialisierung auf neue stilistische Möglichkeiten adäquat erklären.

In traditionellen Kulturen kann auch »profane Kunst« zur Quelle der Innovation werden. Bei den Chokwẹ in Zaire[10] waren profane Kunstformen wie Korbflechtereien, Metallarbeiten und Töpferei schon immer weiter entwickelt als religiöse Kunst. Ähnliche Verhältnisse fand man bei den Tiv in Nigeria und den Ureinwohnern Madagaskars (Anderson 1979, S. 49). In anderen Fällen bewegt sich Kunst aus religiösen in profane Bereiche, bleibt dabei aber mit ihrem ursprünglichen Kontext verbunden. Paula Ben-Amos (1976, S. 321 f.) erklärt, daß junge Schnitzer aus der Stadt Benin (Nigeria) nicht in der Lage waren, sich von stilistischen Beschränkungen zu befreien, solange sie unter der königlichen Herrschaft des Obas (heiligen Königs) standen. Es gelang ihnen erst, als sie nach Lagos, in die Landeshauptstadt, migrierten. Dort traten sie in Handelsbeziehungen zu den Touristen und begannen mit neuen Materialien und künstlerischen Formen zu experimentieren. Als viele der Schnitzer in den 50er Jahren wieder in ihre Heimat zurückkehrten, lösten sie sich auch hier von dem alten Patronagesystem und gründeten neue Werkstätten, die in innovativer Weise auf kommerzielle Nachfragen reagierten. Warren d'Azevedo (1973, S. 135 f.) untersucht den Einfluß eines Patronagesystems auf die hauptberuflichen traditionellen Schnitzer bei den Gola im westlichen Liberia. Und auch er erwähnt die Innovationen, die durch die Kommerzialisierung hervorgerufen werden.

Jede Gesellschaft hat ihr eigenes fragiles Gleichgewicht zwischen dem Heiligen und dem Profanen, sowie zwischen einer elitären und einer populären Dimension traditioneller Kunst. Es ist deshalb falsch anzunehmen, daß der Niedergang traditioneller Kunst ausschließlich durch einen Prozeß der Kommerzialisierung des Künstlers zustande kommt. Es ist wahrscheinlich realistischer, die sich auf lokaler Ebene verändernden sozioökonomischen Strukturen, die sich ausweitende technologische Basis und die immer vielfältigeren lokalen und ausländischen Konsumentengruppen für die Veränderungen verantwortlich zu machen.

An der Elfenbeinküste und in Zambia stellte ich fest, daß einige Elfenbeinschnitzer einen Schritt in Richtung Kommerzialisierung unternahmen, indem sie Zwischenhändler und Verkäufer nutzten, um die Verkaufsmöglichkeiten kleiner Dorfunternehmen und Heimindustrien auszuweiten. Viele Holzschnitzer an der Elfenbeinküste und in Livingstone, Zambia, werden an Museen ausgebildet und von ihnen subventioniert. Das hat zur Folge, daß sowohl ihre Geschäftsverbindungen als auch ihr Stil vom Museumsbetrieb bestimmt sind. Die Museen selbst beschäftigen kaum Zwischenhändler und Verkäufer. Wenn sich Schnitzer der Zwischenhändler außerhalb der Museen und Galerien bedienen, haben diese sowohl auf den Stil als auch auf das Marketing der touristischen Kunstobjekte großen Einfluß.

Folk-, Populär- und Elitekulturen

Robert Redfield untersuchte in *Folk Culture of Yucatan* (1941) sich verändernde Aspekte von Folk-Kultur. Diese Arbeit war wichtig, weil sie den Gebrauch des Begriffs *Folk*[11] in ethnologischen Studien populär machte. Während der 50er Jahre waren Folk-Kunst und Folk-Religionen in ethnologischen Studien groß in Mode, und Soziologen untersuchten eifrig den Übergang bäuerlich-volkstümlicher in industrielle Gesellschaften. Ähnlich wie die integrierte Kunst galten auch Folk-Gesellschaften als einfach und homogen. Redfield (1956, S. 92–98) entwarf zwar eine Theorie des Kulturkontaktes und Synkretismus, diese hatte aber kaum einen Einfluß auf seine frühen Studien zu volkstümlichen Gesellschaften. Individueller Ausdruck wurde in Folk-Kulturen als Nebenprodukt homogener Gruppenwertvorstellungen und Ideale gesehen (vgl. Lewis, 1978, S. 10). Was eine Gesellschaft und ihre Strukturen zu Folk-Gesellschaften macht, ist nur selten explizit definiert worden. Die Kategorie *Folk* wurde als ein Oberbegriff für eine Vielzahl verschiedener kultureller Formen, die in vorindustriellen Gesellschaften auf unterschiedlichen Stufen sozialer Organisation und ökonomischer Entwicklung gefunden wurden, verwendet. In der Einleitung zu einer Sammlung von Folk-Religionen stellt Charles Leslie (1960, S. xii) fest:

> Die Faszination moderner Kulturen am Primitiven läßt sich an vielen Aktivitäten ablesen: Kenner sammeln die Kunst nordamerikanischer Indianer, afrikanischer und ozeanischer Kulturen. Und selbst die Künstler wenden sich oft zur Ausbildung oder zum Vergnügen der Kunst der primitiven oder volkstümlichen Gesellschaften zu ... Stets imitierend, spiegelt sich in populärer Kultur der Einfluß des Primitivismus auf die *haute culture* wider. Versandhäuser verkaufen Reproduktionen primitiver Kunst. Folksongs werden zu Pop-Hits.

In Volkskulturen sind Produzenten und Konsumenten oder Ausführende und Publikum oft dieselben Personen. So gesehen, zerstört und verunreinigt Massenkultur Volkskulturen, indem sie sie verpackt, mit einem Etikett versieht und als indigene Kunst an Außenstehende verkauft. Volkskunst wird als natürlich und unverfälscht angesehen. Ihre Formen verbinden auf bescheidene Weise Tradition mit neuen Werten. Massenkultur standardisiert und kommerzialisiert die Formen der Volkskunst. Aus einer die Volkskultur idealisierenden Sicht betrachtet, orientieren sich sowohl volkstümliche als auch populäre Kunst an der Masse. Während Volkskunst etablierte Vorstellungen reflektiert, schafft populäre Kunst neue Werte in einer Form, die allen zugänglich ist.

Stillschweigend wird Volkskultur immer mit etwas anderem verglichen: mit *haute culture*, um einen Ausdruck von Leslie zu verwenden. Zwischen den Idealen einer hohen Kultur, neuen Reproduktionstechniken, die für das Wachstum eines Marktes für populäre Kultur verantwortlich sind, und dem Profitstreben gibt es eine inhärente Spannung und Asymmetrie (vgl. Williams 1981, S. 107).[12] Die Kunst und Kultur der Elite wird von einem kleinen Teil der Gesellschaft produziert und gefördert. Obwohl Folk-Kulturen ebenfalls Stile kennen, die sich an der Elite orientieren, zum Beispiel Watutsi-Poesie (vgl. Albert 1964, S. 35–54) oder die königlichen Schnitzereien der Akan, verblaßt die Unterscheidung meist, wenn Soziologen und Kritiker Folk-Kulturen mit der *haute culture* industrialisierter Gesellschaften vergleichen. Letztere gilt als originär, hat eine komplexe Form und existiert für sich selbst statt für einen Konsumenten (vgl. Lewis 1978, S. 10). Gemeinsam mit der Kunst der Elite bildet sich auch der Kunstmäzen heraus, das Konzept des einzigartigen künstlerischen Genies und der »Kult um das Original«.

In seiner Diskussion der Unterschiede zwischen Elitekunst und Volkskunst vernachlässigt Leslie allerdings die Rolle des Publikums in der heutigen Gesellschaft. Mäzenatentum ist nicht einfach ein Nebenprodukt künstlerischer Produktion. Die Struktur des konsumierenden Publikums und der Kunstmarkt unterstützen und formen zukünftige Kunstwerke. Zunächst produzieren Künstler im Bereich der touristischen Kunst für eine anonyme Käufergruppe. Ihre Bemühungen werden in erster Linie als kommerziell angesehen, so als zielten sie auf Massenproduktion. Künstlern hingegen, die sich ein Netz an Mäzenen und Klienten aufbauen, während sie eigentlich auch aus ökonomischen Absichten produzieren, werden meist höhere künstlerische ästhetische Ideale unterstellt. Obwohl in beiden Fällen u. U. ähnliche Kunst produziert wird, ist es – sowohl in Europa als auch in Afrika – oft erst die Unterteilung des Publikums in eine breite Masse und einige auserwählte Mäzene, die es »Künstlern der Elite« ermöglicht, sich vom Stigma des Kommerziellen zu lösen.

Wenn diese Charakterisierungen der Folk-, Populär- und Elitekultur auch ein Körnchen Wahrheit enthalten, so verschwimmen diese Unterscheidungen doch in einem nicht-westlichen Kontext. Elitäre und populäre Elemente existieren in afrikanischer Kunst schon seit langem nebeneinander, wie es beispielsweise Schmuckobjekte für den Handel und königliche Kunst- und Aufführungstraditionen zeigen. Die Auffassung, daß Kunst etwas für jeden ist und nicht in den Bereich von Geheimgesellschaften und Priesterschaften gehört, ist relativ neu und in afrikanischen Traditionen noch nicht sehr etabliert. Touristische und populäre Kunst – letztere bezeichnet neue Kunstformen, die für einen lokalen Massenkonsum entwickelt wurden – sind beide Ausdruck desselben Phänomens: der Produktion expressiver Formen durch eine besondere Gruppe, hergestellt, um von einem breiten Publikum benutzt und bewundert zu werden. Touristische Kunst verändert die Beziehung zwischen dem Kunstproduzenten/Kulturschöpfer und dem Konsumenten. Mit dem Akt des Kaufens dieser Kunstobjekte selbst geht eine Neubewertung ihrer kulturellen Bedeutung einher: ihre Verwandlung von indigenen Symbolen in Waren. Lokale Auffassungen dieser neuen afrikanischen Kunst gegenüber beschreibend, merkt Marshall Ward Mount (1974, S. 63 f.) an:

> Einige Mitglieder der obersten Schicht heutiger afrikanischer Gesellschaften – oft als die »neuen Eliten« bezeichnet – sammeln gelegentlich diese Gegenstände. Viele von ihnen sind Intellektuelle und sehr gebildete Leute, oftmals Absolventen europäischer, afrikanischer oder amerikanischer Universitäten ... Eine geringe Zahl dieser Leute hat auch das Gefühl, daß sie sich im Moment noch auf dem Ruf der Kunst ihrer Vorfahren ausruhen kann.

Ungeachtet lokaler Reaktionen auf diese Kunst gibt es in Entwicklungsländern Tausende kleiner Handwerksunternehmen. In Abidjan liegt fast ein Drittel der Arbeitsplätze in diesem informellen Sektor. Im westlichen Nigeria gehen geschätzte 20 % der ländlichen männlichen Bevölkerung kleinen handwerklichen Nebenbeschäftigungen mit touristischer Kunst nach. In Sierra Leone sind es etwa 11 % (Benjamin 1981a, S. 56). Kleine Kunsthandwerksbetriebe werden deshalb immer wichtiger für das soziale und ökonomische Leben in den Ländern der Dritten Welt. Ein großer Teil der Nachfrage nach ›touristischen Kunst-Objekten‹ kommt aus den Industriestaaten. Allein die USA kaufen 60 % von Kenias Exporten an kunsthandwerklichen Erzeugnissen (Benjamin 1981b, S. 73). Diese Nachfrage führt dazu, daß Künstler Bilder ihrer Kultur zu rein kommerziellen Zwecken erzeugen. Es kann allerdings auch argumentiert werden, daß Künstler nicht nur auf eine Nachfrage von außen reagieren, sondern auch helfen, diese Nachfrage zu wecken und am Leben zu erhalten.

Obwohl das Konzept der Dritten Welt schwierige definitorische Probleme aufwirft, ist es ein nützlicher Ausgangspunkt, um die Rolle der Künstler, die touristische Kunst in Ländern herstellen, die sich in Richtung höherer industrieller Entwicklung bewegen, zu vergleichen. Vor nicht allzu langer Zeit haben Soziologen und Ökonomen begonnen, Entwicklungsländer – basierend auf einem Einkommen-pro-Kopf-Indikator – in eine Dritte und eine Vierte Welt zu unterteilen (vgl. Goldthorpe, 1975, S. 2 ff.; Graburn 1976, S. 1 f.). Eine weitere Unterscheidung wurde vorgenommen zwischen Drittweltländern, die auf dem Weg in eine Industrialisierung sind, und Völkern der Vierten Welt, die sowohl in industrialisierten als auch in Drittwelt-Staaten als unterprivilegierte und ausgebeutete Minoritäten leben (vgl. Berreman 1972, S. 385–414). Die Kunst dieser Menschen ist einem unterschiedlichen Maß an Kulturkontakt und Herrschaft ausgesetzt, und die Möglichkeit, sich in kommerzielle Unternehmungen zu wagen, ist eng an einen schwankenden ökonomischen Druck gebunden.

Eine wieder andere Herangehensweise an Image-Macher und neue Kunstformen der Dritten Welt hat nicht die Anpassung an, sondern die Ablehnung von westlichen Stilen und Motiven hervorgehoben. Teshome Gabriel (1982, S. 8) ist der Auffassung, daß die neuen Filme aus der Dritten Welt, die er »third cinema« nennt, stilistische Konventionen und ideologische Inhalte westlicher Filme kritisieren. Obwohl sie das Medium Film als Kommunikationsmittel akzeptieren, haben sich Filmemacher aus der Dritten Welt – in ihrem Selbstverständnis als populäre Künstler – von westlichen ästhetischen Strukturen und Inhalten abgewendet und sich statt dessen für eine »Ästhetik der Befreiung« entschieden, die eine symbolische Reaktion auf westliche Stile darstellt. Zwar weist touristische Kunst nicht unbedingt, wie das »third cinema«, die Charakteristika einer direkten ideologischen Konfrontation auf, doch greift sie ebenfalls auf ein etabliertes Medium darstellender Kunst zurück, um neue Inhalte zu transportieren.

Kunstschaffende, Kunsthändler und Kunstkonsumenten

Es ist ein Traum der Gelehrten, Bedeutungen festlegen zu können, indem man sich auf ihre Geschichte beruft. Philologen und Zeichentheoretiker zeigen uns, wie wir die »wahre« Bedeutung eines Wortes finden können, indem wir nach seinen Wurzeln suchen. Auf vergleichbare Weise wird angenommen, daß wir, wenn wir nur den Ursprung eines Kunstwerkes finden könnten, auch den Schlüssel zu seinem Verständnis hätten. Wenn wir die undeutlichen Grenzen zwischen Volkskulturen und Elitekulturen überschreiten, zeichnen sich zwei zentrale Theorien von Bedeutung ab. Die erste geht davon aus, daß die Bedeutung eines Kunstwerkes in den Wurzeln einer Volkskultur gesucht werden muß und bei der ursprünglichen Absicht des Künstlers. Die Kunstgeschichte beschäftigt sich zu einem großen Teil mit der Suche nach diesen ursprünglichen Bedeutungen, die jedoch oftmals ungeklärt bleiben.

Im Gegensatz dazu steht die Meinung, daß dominante kulturelle Modelle und Interpretationen Bedeutung bestimmen. Bei diesem Ansatz sickern Einstellungen gegenüber Kunstwerken und Prozessen von einer Kultur der »Elite« in die Kultur der »Masse« hinunter.[13] Leslies Verständnis vom Gebrauch »primitiver« Kunst als Quelle von Innovation und Stil in der Moderne folgt dieser Sichtweise. Die Kubisten beispielsweise behandelten moderne afrikanische Schnitzereien als *objets trouvés* oder als zufällige Entdekkungen, die sie zu einem neuen Umgang mit Form inspirierten (vgl. Forge 1973, S. xiv). Was immer auch als gewitzt oder schick gilt, erreicht eine breitere Schicht der Bevölkerung durch Reproduktionstechniken, Massenproduktion oder Massenmedien. Die ursprüngliche Bedeutung des Folk-Kunstobjektes wird in diesem Fall bewußt von den Imagemachern der Elite, wie Künstlern, Kritikern, Kommentatoren und Kulturvermittlern unterschiedlichster Art, verändert.

Der Imagemacher kontrolliert anfangs die Möglichkeiten und Mittel, seine Ideen zu verbreiten. Das Objekt selbst – eine Skulptur, ein Bild oder ein Lied – nimmt die Bedeutung an, die ihm von den Kulturmachern und -verbreitern übergestülpt wird. Dieser Prozeß hat wenig mit den historischen Wurzeln des Objektes zu tun. In manchen Fällen wird das Kunstwerk sogar von einem Medium in ein anderes transferiert, so wird eine volkstümliche Geschichte zur Schnitzerei oder eine Schnitzerei zum Bild oder ein

Handwerk der Männer zu einer Kunstform der Frauen. Während dieses Prozesses können die ursprünglichen Bedeutungen verwässern oder verlorengehen.

In einer Studie über populäres javanisches Theater zieht James Peacock (1968, S. 254) vergleichende Untersuchungsergebnisse heran, um hervorzuheben, daß populäre Kunst oftmals größere gesellschaftliche Transformationen vorhersagen kann:

> Sozialwissenschaftler haben rückblickend gezeigt, daß entscheidende institutionelle Veränderungen in der Kunst vorweggenommen werden. Zum Beispiel argumentiert Kracauer, daß die Ideale der Nazis, schon Jahrzehnte bevor sie sich in der Politik manifestierten, in deutschen Filmen zum Ausdruck kamen, und Löwenthal demonstriert, wie eine Szene aus *Der Sturm* Veränderungen in westlicher Klassenstruktur vorwegnahm.

Mit einem ähnlichen Blickwinkel stellt Stella Newton (1980, S. 5) die sich verändernden Kleidermoden des 14. Jahrhunderts als Form populärer Kunst in eine kommunikative Struktur:

> Von allen Besitztümern, die Menschen geschaffen haben, wird Kleidung ... zu einem wichtigen Kommunikationsmedium ... Sorgsam ausgewählt, kann ihr Design zum Maßstab für den Geschmack ihres Trägers werden, seiner Einschätzung der Situation oder der Begleitung, in der er sich befindet; oder, andersherum, ein willentliches Verbergen seiner Ansichten vom Leben und der Gesellschaft zum Ausdruck bringen.

Aber der unmittelbare Einfluß touristischer Kunst als Kommunikationsform zwischen Imagemachern und Imagekonsumenten ist noch komplexer. Irgendwo zwischen dem historischen Authentizitätsansatz und der »Von-oben-nach-unten«-Theorie gibt es die Ansicht, daß Bedeutung durch die unmittelbare Erfahrung, Wahrnehmung und den Gebrauch des Kunstwerkes entsteht. Individuen interpretieren das Objekt für den alltäglichen Gebrauch immer wieder neu, unabhängig von einer Interpretation der etablierten Elite oder seiner Geschichte. Infolge der Aktivitäten von Kunst- und Kulturhändlern umfaßt der Handel mit touristischer Kunst mittlerweile den gesamten afrikanischen Kontinent; darunter Hauptstädte wie Abidjan und Nairobi, die die höchsten Touristenzahlen zu verzeichnen haben. Die Kunst, die in diesen Städten verkauft wird, ist nicht unbedingt indigen, sondern wird von Händlern in die Stadt gebracht. Daniel Crowley (1981, S. 67) merkt an:

> Der Tourist, der einmal die kenianischen Naturparks besucht hat, möchte ein passendes Souvenir, auch wenn es nicht in der unmittelbaren Umgebung seiner Fotosafari hergestellt worden ist. Mehr und mehr Händler haben es für nötig befunden, ihr Angebot zu diversifizieren, und viele von ihnen haben jetzt Kunst und handwerkliche Gegenstände aus ganz Afrika vorrätig. Ein Großteil dieser Kunst wird von Großhändlern angeboten, die die Produktion stimulieren und das Aussehen der Objekte aufgrund ihrer Kenntnis der Nachfrage auf dem Markt beeinflussen, um anschließend die fertigen Produkte so weit wie möglich zu exportieren.

Eine Begleiterscheinung dieses Prozesses ist, daß heutige Konsumenten manche Werke traditioneller afrikanischer Kunst zu rein dekorativen Zwecken nutzen. Unlängst wurden Reproduktionen von *Akuaba*-Puppen der Ashanti, die ursprünglich Fruchtbarkeit symbolisieren, im Westen in Form von dekorativen Ornamenten als Trachtenschmuck für Frauen und Männer verkauft. Der Kunsthistoriker Wingert (1962, S. 107) hebt in seiner Beschreibung der traditionellen Akuaba-Figur hervor, daß die symbolische Bedeutung der Puppe auf dem »Ideal einer vollkommenen Form und Schönheit (basiert), die eine schwangere Mutter sich für ihr noch ungeborenes Kind wünscht«. Die heutzutage populäre Akuaba-Kette hat einen exotischen Reiz, der ihre ursprüngliche Verbindung zu weiblicher Fruchtbarkeit völlig unterschlägt. Der runde flache Kopf und das Fehlen essentieller Ornamente kommen der Massenproduktion moderner afrikanischer Kunsthandwerker entgegen, die einen Verkauf an ein möglichst großes Publikum anstreben. Mittlerweile ist die Form der Puppe so vereinfacht worden, daß sie problemlos von Maschinen gefertigt werden kann, ohne daß die ursprünglichen Image-Macher konsultiert werden müssen.

Die Interaktionen zwischen den Produzenten, Händlern und den Konsumenten der Kunst sind wichtig für das Verständnis dieser Kette von Ereignissen. So wie viele andere afrikanische Unternehmer können Image-Macher den Kontakt zu ihrem Markt verlieren, wenn er den lokalen Rahmen überschreitet. Die Akuaba-Puppen wurden ursprünglich von Akan-Handwerkern hergestellt. Diese blieben allerdings nicht die

Image-Macher, nachdem die Puppen kommerziell vermarktet wurden. Ähnlich erging es den Silberschmiedearbeiten der Navajo, die etwa ab Beginn des 20. Jahrhunderts im Südwesten der USA kommerziell gefertigt wurden. Die wachsende Popularität dieses Schmucks Mitte der 70er Jahre und seine zunehmende Standardisierung führten zur Imitation und Massenproduktion der Navajo-Formen durch Unternehmer, die selbst keine Navajo mehr waren (vgl. Adair 1944, S. 61). Die Kunst der Maori auf Neuseeland erfuhr eine ähnliche kommerzielle Transformation, als Europäer sie zu reproduzieren begannen. An diesem Punkt interpretieren Kunst- und Kulturhändler die Funktionen der Kunstobjekte für ihre Konsumenten neu. Die Konsumenten geben den Dingen dann ihrerseits eigene dekorative, soziale, repräsentative Funktionen und erfinden eine Bandbreite an neuen Bedeutungen. Oft entwickeln sie nur für kurze Zeit eine Begeisterung für ein bestimmtes Genre, das dann wenig später schon wieder passé ist. Der Künstler entfremdet sich also in diesem Prozeß von den Produzenten und den Konsumenten. Diese Diskrepanz zwischen der Sichtweise der Imagemacher und jener der Konsumenten wird in einer Feststellung eines nordamerikanischen Kunsthändlers deutlich: »Afrikanische Kunst war vor ein paar Jahren noch sehr ›in‹. Jetzt ist sie nicht mehr ›in‹. Ich meine, es ist ein bißchen wie in der Mode. Es sollte zwar nicht so sein, aber es ist so.«

Weil touristische Kunst schon immer eine kommerzielle Komponente hatte, sind Innovationen stark von den Reaktionen der Konsumenten abhängig. Wenn es den Künstlern gelingt, neue Verwendungszwecke zu finden, die die Konsumenten den Dingen geben könnten, können sie weitere Produkte für diese Bedürfnisse maßschneidern. Dabei kann auch damit experimentiert werden, selbst die Nachfrage in gewünschte Bahnen zu lenken. In diesem Moment sind die Künstler selbst die *Image-Macher*. Durch Reduzierung oder Verzicht auf ethnisch-kulturelle Merkmale, die in Folk-Gegenständen Verwendung finden, können Imagemacher den Markt für ein Objekt erweitern, während gleichzeitig eine Ahnung vom exotischen Reiz erhalten bleibt. Sind die Künstler allerdings zu erfolgreich, riskieren sie, den Markt an eine Massenproduktion zu verlieren.

Der Konsument bildet ein rätselhaftes, aber wesentliches Glied in dieser Kette. Der Image-Macher weiß nie genau, wohin das neue Image gehen wird. Darüber hinaus ist der neue Produzent sich oftmals auch *gar nicht bewußt*, daß es überhaupt ein Image gibt. Die Popularität indischen Madrastuchs ist ein gutes Beispiel. Durch die Kombination traditioneller Farbstoffe und zeitgenössischer Motive setzten die Textilhersteller in Madras aufs richtige Pferd. Ballenweise wurden Stoffe für ein völlig unbekanntes westliches Publikum hergestellt. Als die Begeisterung vorüber war, fuhren die Produzenten – sich der Unberechenbarkeit des westlichen Marktes nicht bewußt – fort, den Stoff zu produzieren, in der Hoffnung, die Popularität würde sich wieder einstellen. Die Verbindung zum Konsumenten ist demnach unberechenbar, insbesondere was die Märkte in der Dritten Welt angeht. Die Künstler und Produzenten reagieren auf eine Nachfrage, die sie zwar wahrnehmen, von der sie aber kulturell und ökonomisch isoliert sind. Sie können die Reaktionen des Auslands weder verläßlich messen noch kontrollieren. Die Konsumenten ihrerseits sind sich des Ursprungs der Produkte nicht bewußt und nehmen an, daß die Gegenstände im Westen entworfen wurden und nur aus Bequemlichkeit und Profitgründen in den Fabriken und Heimindustrien der Dritten Welt hergestellt wurden.

Diese für die Produktion entwickelte Ästhetik bildet sich im Zusammenspiel mit der Nachfrage im Ausland heraus. Der Import von Kunstobjekten aus den Märkten der Dritten Welt führt für die Künstler, Händler und Konsumenten zu einer Reihe kultureller Probleme (vgl. Murkerji 1983, S. 210 ff.). Obwohl Kunstproduzenten handwerkliches Können in ihren eigenen Arbeiten zu erkennen vermögen, streben sie statt dessen nach Diversifizierung und Neuheit und versuchen, das Interesse des Auslands zu gewinnen. Aus der Sicht des westlichen Kritikers ist das Ergebnis ein völliges Fehlen ästhetischer Standards. Dieser offensichtliche Mangel ist in Wirklichkeit eine ambivalente, zögerliche Antwort auf eine wahrnehmbare Nachfrage der Konsumenten. Demnach entwickeln die Image-Vermittler, -Produzenten und -Konsumenten gemeinsam die ästhetischen Standards touristischer Kunst. Ich werde diese Standards im folgenden die *Ästhetik symbolischen Austausches* nennen.

Hans Robert Jauß (1970, S. 7–37) hat die Rolle des Publikums bei der Entstehung solcher Standards als »Rezeptionsästhetik« bezeichnet. Anstatt das Kunstpublikum als passive Rezipienten der Formen, die ihnen präsentiert werden, zu betrachten, schlägt Jauß vor, sie als Öffentlichkeit zu sehen, die einen aktiven Beitrag in den kommunikativen Prozessen leistet, in denen ästhetische Formen definiert werden. Dieser Rezeptions- oder symbolische Tauschprozeß ist insbesondere bei den gegenwärtigen Massenmedien sichtbar und läßt sich, möchte ich hier behaupten, ebensogut auf touristische Kunst anwenden. Die Empfindung des eigentlichen Aktes der Konsumption von touristischer Kunst (vgl. Veblen 1899/1934, S. 83), aber auch anderer Freizeitaktivitäten, verändert die Bedeutung von Objekten und symbolischen Codes. Ein universelles Genre, wie es die idyllische Landschaftsmalerei innerhalb der touristischen Kunst darstellt, wird durch die Qualität der Nachfrage der Konsumenten akzentuiert und reinterpretiert. Obwohl es nicht immer möglich ist, in der Kunst eine deutliche Korrelation zwischen Produktion und Konsumption auszumachen, ist die Rolle des Publikums weit mehr als ein Hirngespinst im Kopf eines Künstlers.

Soziologische Bedeutung touristischer Kunst

Kunst hat, historisch gesehen, eine wichtige Rolle in afrikanischen Gesellschaften gespielt. Archäologen und Kunsthistoriker haben die reichhaltige bildhauerische Tradition Westafrikas bereits einer internationalen Öffentlichkeit nahegebracht. Obwohl europäische Entdecker und Reisende schon im 15. Jahrhundert Beispiele afrikanischer Kunst in ihre Heimat mitbrachten und seit langem afrikanische Schnitztraditionen beeinflußt haben, fiel die Entwicklung eines tieferen

Verständnisses und die Integration afrikanischer Kunst in die ästhetischen Kategorien Europas mit der imperialistischen Expansion in den afrikanischen Kontinent zusammen. Demzufolge muß das globale Bewußtsein von afrikanischer Kunst in ihren vielfältigen Erscheinungsformen – die touristische Kunst eingeschlossen – heute gleichzeitig als ein Ergebnis dieser sozialen und ökonomischen Geschichte und als Kommunikationssystem, das an vergangenen und gegenwärtigen Beziehungen zwischen Afrika und dem Rest der Welt anknüpft, betrachtet werden.

Afrikanische Künstler – die Subjekte dieser Studie – verbinden konventionelle kulturelle Ideale mit neuen Produktions- und Darstellungsformen. In dieser Hinsicht ähneln sie den Mitgliedern neuer afrikanischer religiöser Kulte, die als Image-Macher innovative kulturelle Formen erfinden, um sich dem heutigen städtischen Leben anzupassen und es erklären zu können. Die Künstler reagieren auf den sozialen und ökonomischen Druck der Moderne, indem sie Kunstformen schaffen, die ihre Einstellungen zur Vergangenheit und ihre Interpretationen der Gegenwart wiedergeben.

(1984)

Für diesen Band aus dem Amerikanischen übertragen von Jay Rutledge.

1 Die jüngste Studie zu Touristenkunst ist *Ethnic and Tourist Arts: Cultural Expressions from the Fourth World* (1976), herausgegeben von Nelson Graburn. Graburns Werk enthält vier Fallstudien zu zeitgenössischer afrikanischer Kunst. Es berührt nicht die spezielle Entwicklung populärer afrikanischer Kunst und übersieht den Einfluß der Kunstakademien im »frankophonen Afrika«. Die Arbeiten von Marshall Ward Mount (1974), Maude Wahlman (1974), Ilona Szombati-Fabian und Johannes Fabian (1976, S. 1–21) und Dolores Richter (1980) beschäftigen sich mit den akademischen Einflüssen populärer Kunst und den ökonomischen Aspekten künstlerischen Wandels. Alle diese Studien unterstreichen die soziale und kulturelle Bedeutung zeitgenössischer Kunstwerke, die zu kommerziellen Zwecken hergestellt wurden.

2 Robert Goldwater (1964, S. 118–120) stellt in einem Epilog über moderne Schnitzereien der Senufo die Frage, ob zeitgenössische Arbeiten überhaupt als Senufo angesehen werden können. Er unterscheidet zwischen Kunst, die in Afrika »ohne gültigen ethnischen Hintergrund« hergestellt ist, und kulturellem Wissen und Kunstwerken, die von integrierten künstlerischen Traditionen zum Zwecke der lokalen Konsumption hervorgebracht werden. Obwohl er auch Momente der Innovation in zeitgenössischer Kunst aufspürt, warnt er doch davor, diese mit vergangenen Stilen zu verwechseln. Goldwater ist auch der Autor eines weiteren Buches (1938) über Primitivismus in der modernen Kunst, in dem er die europäische Aneignung afrikanischer Motive im Kubismus und Expressionismus rühmt.

3 Dieser zentrale Begriff lautet im Orginal »tourist art system« (Anm. d. Übers.).

4 Das Symbol noch weiter vom Zeichen unterscheidend, stellen Victor Turner und Edith Turner (1978, S. 245) fest: »Bei Symbolen gibt es eine Art Ähnlichkeit (entweder metaphorischer oder metonymischer Art) zwischen dem Ding, das bezeichnet wird und seiner Bedeutung; Zeichen kennen eine solche Ähnlichkeit nicht … Die Bedeutung eines Symbols kann durch ein kollektives Dekret alten Bedeutungsträgern hinzugefügt werden.«

5 In der Terminologie der Semiotik handelt es sich hier um den Prozeß der Semiose (Eco 1987, S. 103–105; Greimas und Courtés 1979, S. 339), durch welchen das Zeichen, die Referenten und die implizierte Bedeutung eines Ausdrucks miteinander in Verbindung gebracht werden. In touristischer Kunst ist das Objekt, das repräsentiert wird (z. B. eine Tierfigur) nicht immer der alleinige Referent des Zeichens. Dieser Prozeß der Signifikation deutet auf das Problem der vielfältigen Bedeutungsebenen oder »Interpretanten« eines gegebenen Objektes hin und auf die Möglichkeit, daß die vom Künstler intendierte Bedeutung durch das Verständnis des Konsumenten verzerrt wird. Umberto Eco (1987, S. 105) faßt den mit der Semiose einhergehenden Interpretationsprozeß auf einer kulturellen Ebene zusammen: »In Wirklichkeit können wir Interpretanten aber doch ›berühren‹ (das heißt, wir können eine kulturelle Einheit empirisch testen), denn die Kultur übersetzt ständig Zeichen in andere Zeichen ... sie offeriert ihren Angehörigen damit eine ununterbrochene Kette kultureller Einheiten, indem sie weitere kulturelle Einheiten bildet und so die vorigen übersetzt und erklärt.«

6 Nelson Graburn (1976, S. 5–7) unterscheidet zwischen funktioneller Kunst, die für die lokale Konsumption hergestellt wird, auch wenn sie von externen Stilen beeinflußt ist, und reintegrierter Kunst, wie zum Beispiel den bestickten *Mola*-Blusen der Cuna-Indianer aus Panama. Die reintegrierten Kunstgegenstände, jetzt kommerziell hergestellt, werden von ihren Produzenten noch immer als funktionale Gegenstände geschätzt. Ich gebrauche den Ausdruck *integrierte Kunst* hier anders. Für mich bezieht er sich auf Kunstwerke, die für die lokale Konsumption hergestellt und als Embleme oder Repräsentationen der Gruppe benutzt werden.

7 Das Faltblatt mit dem Titel *Zambian Traditional Art* (Holy 1971) hebt die lokale kulturelle Herkunft zambischer Kunst und zambischen Handwerks hervor und setzt diese von künstlerischen Traditionen in Zambias Nachbarländern ab. Der Text betrachtet neue Kunstformen als unauthentisch und wertlos. Der Autor der Schrift, Ladislav Holy (1971, S. 18), faßt zusammen:

»In dieser Broschüre haben wir versucht zu demonstrieren, daß es lange Zeit bevor touristische Kunstgegenstände massenproduziert wurden, um an europäische Touristen verkauft zu werden, eine ganz andere Form der Kunst in Zambia gab, die künstlerisch wertvoller und außergewöhnlicher war als die Souvenirkunst von heute. Diese Kunst ist nicht tot, sondern entwickelt sich bis heute entlang ihrer eigenen Regeln weiter.«

8 Émile Durkheim (1984, S. 121 f.) stellte einige Überlegungen zur Rolle totemistischer Embleme als Indikatoren von Gruppenidentität an. Das Totem war Eigentum und Repräsentation der Gruppe nach außen. Diese Annahmen über soziale Funktionen traditioneller Kunst bilden den Hintergrund für Vergleiche mit zeitgenössischen Werken. Diese Art Kunst ist aus Durkheims Sicht eine kollektive Repräsentation der Gruppe.

9 Claude Lévi-Strauss (1971, S. 239–263) vergleicht chinesische Kunst mit Skulpturen der Indianer an der Nordwestküste Kanadas in bezug auf ihre intensiven Stilisierungen und ihre einzigartigen darstellenden Codes. Eine geteilte Repräsentation mit asymmetrischen Details und einer schematischen Abbildung der Struktur (Skelett und innere Organe) charakterisiert diese figurativen Stile. Trotz allem beruht sogar der Gebrauch einer abstrakten stilisierten Darstellung in diesen Kunstformen auf einer figurativen Bildsprache.

10 Heute demokratische Republik Kongo (Anm. d. Übers.).

11 Der Begriff ›folk‹ steht in den USA in einem wissenschaftsgeschichtlichen Kontext, dessen Spezifik sich nur beschränkt auf Europa übertragen läßt. Aus sprachlichen Gründen werde ich den Begriff im folgenden als Volk (volkstümlich etc.) übersetzen oder im Original belassen (Anm. d. Übers.).

12 In Italien hatten vor mehr als fünf Jahrhunderten sozioökonomische Veränderungen und die Entstehung einer populären Kultur ganz ähnliche Auswirkungen (Burke 1972, S. 29–31). Das 14. und 15. Jahrhundert stellten für Italien eine Zeit der Rezession dar. Viele Banken waren am Ende des 15. Jahrhunderts bankrott. Die italienische Renaissance in Kunst und Schrift wurde erst durch einige Despoten – die damals herrschende Elite – finanziell möglich gemacht. Die wohlhabenden einflußreichen

Familien wie die Medicis und Sforzas wurden Kunstmäzene, die Künstler wie Leonardo, Michelangelo und Tura unterstützten. Die *signoria* finanzierte Kunst aus mehreren Gründen, wobei die Instabilität des Handels und ähnlicher ökonomischer Unterfangen wohl nicht die geringste Rolle gespielt haben dürften. Peter Burke (1972, S. 83) umreißt drei Gründe für diese Art der Förderung: »Pietät, Prestige und Genuß«.

13 Pierre Bourdieu und Jean-Claude Passeron (1977, S. 87) benutzen den Ausdruck »kulturelles Kapital«, um in einer modernen französischen Gesellschaft den Zugang unterschiedlicher sozialer Gruppen zur Kultur der Elite zu beschreiben. Sie behaupten, daß das »kulturelle Kapital« eines Studenten über Karrieremuster und Erfolg innerhalb des französischen Bildungssystems entscheidet. Diese Herangehensweise gleicht Leslies Modell einer Verteilung der Werte der hohen Kultur in der Masse. Die Kulturschaffenden sind in diesem Fall auch die sozialen und ökonomischen Eliten. Populäre Kultur ist eine Imitation der Symbole und Standards der Elite.

Fritz W. Kramer

Die Guineaküste und die Frau aus dem Wasser

Der Bund mit den Meerwesen an der Küste von Kamerun

An der Guineaküste, von Sierra Leone bis zur Mündung des Zaire, und an vielen Strömen und Seen Afrikas begegnet uns das Gegenbild, das »Andere« der jeweils eigenen Kultur zuweilen unter der Form einer mythischen Welt, die, am Grunde des Meeres, der Flüsse oder Seen gelegen, die Ordnung des Lebens auf dem Land in der Natur des Wassers und seiner Fauna widerspiegelt. Wir haben an den Besessenheiten und Maskeraden der Kalabari gesehen, wie man durch die Darstellung der Gestalten dieser Gegenwelt eigenes Anderssein auslegte, teils indem man es rituell anerkannte, teils indem man unter dieser Form den komischen Idiosynkrasien der Mitmenschen den Spiegel der Satire vorhielt; in diesem Fall erfüllte das differenzierte Inventar der Wassergeister eine ähnliche Aufgabe wie das der ethnischen Typen in den Besessenheitskulten Ost- und Zentralafrikas. In anderen Kulturen waren solche Konvente dagegen zu Bünden durchgeordnet und stärker in die organisierte Gesellschaft eingebunden, wie wir es bereits am vorislamischen *bori*-Kult der Hausa beobachteten.

An der Küste von Kamerun lebten die Wassergeister, *mengu*, menschenähnlich und doch nicht Menschen, fischähnlich und doch nicht Fische, in Seen, Wasserfällen und Strudeln, vor allem aber im Meer, an Stellen, die den Fischern und Seefahrern Gefahr brachten. Schon in ihrer äußeren Erscheinung zeigte sich ihre Zweideutigkeit; einmal erschienen sie als furchtbar und häßlich: »am ganzen Körper behaart, mit breitem Munde, der die Wangen bis an die Ohren spaltet; die Augen glotzten viel zu groß für den kleinen Körper«; ein anderes Mal erschienen sie als hellfarben und betörend schön; oft erlagen Männer ihren Verlockungen und heirateten sie. Manchmal sah ein Fischer ein Meerweib auf einem Uferfelsen oder einer einsamen Insel sitzen; lieh es ihm seine Gunst, so mochte er sich Reichtum, Ruhm, Kinder oder Klugheit wünschen; wurde er seiner Geliebten jedoch untreu, so verwandelte sie sein Glück in Verderben (Ittmann 1957, S. 141, 144).

Die *mengu* herrschten über das Meer und die Flüsse, die Ahnen über die kultivierte Erde; die einen waren launisch, unberechenbar und frei von moralischen Bindungen, die anderen wachten über dem Tun und Lassen ihrer Nachkommen, straften Verstöße gegen die Solidarität der Abstammungsgruppe und belohnten Fügsamkeit mit dem Gedeihen des Landes. Dieses Verhältnis wiederholte sich in den Beziehungen zwischen der politischen Ordnung, repräsentiert durch die Häuptlinge, und dem Bund der Adepten des *mengu*-

Kults, denn diese bildeten nicht nur einen losen Konvent, sie waren fest organisiert und traten in Konkurrenz zu den verbindlichen politischen Instanzen. Wir wissen, daß die Häuptlinge schon seit 1879 versuchten, die politischen und rechtlichen Funktionen, die der *djengu*-Bund sich angeeignet hatte, zurückzugewinnen, den Bund auszuschalten und seine rituellen Paraphernalien zu vernichten (Ittmann 1957, S. 176).

Die Adepten des Bundes, die sich ebenfalls *mengu* nannten, weihten den Wassergeistern Kultplätze auf dem Meer, wo sie Opfer darbrachten; jährlich feierten sie ihre großen Kultfeste am Strand und an den Ufern der Flüsse. Der Bund kontrollierte die Fischerei und die Schiffahrt; er verfügte über die magischen Mittel, mit deren Hilfe allein man irgendeine spezifische Berufstätigkeit ausüben konnte, die des Wahrsagers, des Heilers, des Wettermachers, des Kriegers oder des Richters. Nicht zuletzt verfügte der Bund über erhebliche materielle Ressourcen, da er nicht nur den Initianden Eintrittsgelder abverlangte – das war auch in den Konventen und Konventikeln der Besessenen üblich –, sondern zudem Straf- und Bußgelder verhängte und regelmäßige Abgaben, gewissermaßen Steuern, eintrieb. Mit diesem System der Berufsorganisation, der Besteuerung und Rechtsprechung stand der *djengu*-Bund, wie Ittmann feststellt, an der Schwelle zum Staat; alle männlichen Angehörigen des Stammes, nicht aber die Sklaven und fremden Beisassen – und nur bestimmte Frauen –, ließen sich in den Bund initiieren, um Zugang zu seinen magischen Geheimnissen zu erhalten; sie unterwarfen sich seiner Disziplin, aber blieben dennoch zugleich der Ordnung der Häuptlinge und der Abstammungsgruppen unterstellt. Obwohl eine Keimform des Staates, stand der Bund also noch im Verhältnis der komplementären Ergänzung und Opposition zu den angestammten politischen Instanzen – wie die *mengu* zu den Ahnen (Ittmann 1957, S. 137, 163 f., 175).

Die Mädchen, die sich, in der Regel zu Beginn der Pubertät, in den Bund initiieren ließen, waren im Gegensatz zu den Jungen und Männern, die dem Bund aus Brauch und Opportunität beitraten, Besessene, die, von Krankheit und Niedergeschlagenheit getrieben, Heilung suchten. »Die Betreffenden«, schreibt Ittmann, »magern ab, leiden an Erbrechen und Durchfall, Würmer gehen ab, nicht selten auch durch Mund und Nase; sie werden apathisch, klagen über Kopf- und Leibweh und Schmerzen in den Gliedern, sie reden im Schlaf, sehen Gesichter, hauptsächlich *mengu*-Dämonen; Zeichen des zweiten Gesichts machen sich bemerkbar, dabei begehen sie allerlei ungereimte Sachen, als würden sie von einer fremden Macht geleitet; sie singen *mengu*-Schlager (...), bald stöhnen sie und seufzen wie gequält, dann liegen sie wieder wie tot da.« (Ittmann 1957, S. 149)

Die Initiation weicht kaum von dem Muster ab, das wir aus den »akephalen« Besessenheitskulten kennen; aufgrund der Diagnose eines Wahrsagers trommelte man vor der Novizin verschiedene Rhythmen, bis sie auf einen Rhythmus reagierte und damit den Geist, von dem sie besessen war, zu erkennen gab; spontan oder infolge einer allgemein bekannten Verhaltensweise sprang sie dann auf; sie lief in den Wald, wo sie umherirren sollte, dichte Dornenhecken durchdringend, ohne sich zu verletzen, Flüsse durchquerend, ohne naß zu werden. Die eingeweihten Frauen streiften dann, auf der Suche nach ihr, durch die Wälder; sie sangen die Lieder der *mengu*, bis die Novizin ihnen antwortete. Eingefangen und ins Dorf zurückgeleitet, hatte die Initiandin fortan bestimmte Tabus zu beachten; sie wurde Riten unterzogen, die sie für den eigentlichen Initiationsakt stärken sollten. Auf dem Höhepunkt dieser Prozesse wurde das Mädchen, an Gurte gebunden, in tiefes Wasser getaucht, in den »Abgrund der *mengu*«, in den sie offenen Auges blickte. So verlor sie das Grauen vor den Mächten der Tiefe; sie wurde neu geboren und konnte, mit der Gabe, Unsichtbares zu schauen, in die Gemeinschaft zurückkehren (Ittmann 1957, S. 155 f.).

Die differenzierten Rhythmen, mit deren Hilfe die Identität des besessen machenden Geistes ermittelt wurde, erinnern an die differenzierenden Besessenheiten in den Frauenkulten *bori*, *zar* oder *pepo*. Anstelle der Verkleidungen, der fremden Trachten, trugen die von den *mengu* besessenen Frauen jedoch eine einheitliche, nur sie auszeichnende Kleidung aus Bast und Blättern; zu bestimmten Festen traten sie nackt auf; und in beiden Erscheinungsweisen zeigte sich statt der Differenzierung die Einheit der Frauen, statt der Assoziation mit Fremden die Assoziation mit der Natur, dem Wachstum und dem Wasser.

»Sie haben ihr Haar in dicken Strähnen geflochten, die auf die Schultern herabhängen; über dem Haar schwebt der aus Blättern und Federn verfertigte Tanzhut; das Gesicht ist mit weißer Erde bemalt, ein aus Bananenbast geflochtenes Schürzchen deckt die Scham.

Um die Hüften hängt ein Kranz aus Farnkraut, um Hand- und Fußgelenke glänzen einige Messingringe. Manche tragen oberhalb der Fußknöchel ein Rasselband aus den Schalen einer Waldfrucht. Der Oberkörper ist mit Schnüren überspannt, an denen kleine Glöckchen befestigt sind (...). In einer Hand tragen sie einen Stab, in der anderen ein aus Meerrohrfasern erstelltes Körbchen, in dem beim Schütteln Steinchen und Früchtchen rasseln. Eine zweite, an der Hüfte hängende Rassel bezeichnet die Trägerin als Freie. Mit der Rassel schlägt die Tanzende den Takt zum Getöne der Trommeln.« (Ittmann 1957, S. 139 f.)

In dieser Tracht beanspruchten die Besessenen den öffentlichen Raum der Gemeinschaft; ein Warner ging ihrem Aufzug trommelnd oder Flöte blasend voran, um Uneingeweihte zu vertreiben. Und wenn sie nackt durch das Dorf zogen, mußten sich Knaben und Männer in den Häusern verstecken. »Alle Frauen tragen einen Strauß der breiten Blätter des *ngongi*-Grases als Zeichen, daß das Dorf in einem Gefahrzustand lebt, ziehen durchs Dorf und werfen sich auf dem freien Platz vor jedem Gehöft nieder. (...) Gebückt, das Gesicht auf den Boden gerichtet, schreiten sie dahin. Gebärde und Gesang soll allen unguten Streit in Gehöft und Dorf bannen und Frieden stiften.« (Ittmann 1957, S. 169)

Die ungewöhnliche Kleidung aus Bast und Blättern, die Nacktheit, die Schalen der Waldfrucht und das Körbchen aus Meerrohrfasern – all das verweist auf eine Macht des Lebens, die sich, personifiziert als *mengu*, in den besessenen Frauen verkörpert und von diesen gegen die Widersprüche der häuslichen und politischen Ordnung ins Feld geführt wird. Der Frauenflügel des *djengu*-Bundes war die organisierte Macht der Frauen; seine Aufzüge sollten nicht nur das Wachstum des Yams fördern, sie riefen die Männer zum Frieden auf; die Besessenen waren sogar imstande, alle Frauen der Gemeinschaft zum Streik zu bewegen, um den Männern bestimmte politische Entscheidungen aufzuzwingen (Ittmann 1957, S. 167).

Eine Kehrseite und eine Folge dieser Verschmelzung der von den *mengu* besessenen Frauen mit den Kräften der Natur und des Wassers war die radikale Ablehnung alles Fremden und Neuen. Das strengste Tabu, das über die Novizin in der Zeit ihrer Initiation verhängt wurde, betraf die strikte Meidung aller Gegenstände europäischer Herkunft; die wirksamste magische Handlung, mit der die Fischer die gefährlichen *mengu* von ihren Booten fernhielten, bestand darin, Papierschnitzel, Inbegriff europäischer Kultur, aufs Wasser zu streuen; und einmal riefen die *mengu*-Frauen dazu auf, alle Frauenarbeiten, mit Ausnahme der Säuglingspflege, zu verweigern, um die Männer an der Übernahme europäischer Sitten und Güter zu hindern. Die *mengu* selbst nahmen nur sehr selten, und dann nur unter ihrem negativsten, gefährlichsten Aspekt, nämlich dann, wenn sie des Nachts das Lager eines Mannes aufsuchten, um ihm Tod und Unglück zu bringen, die trügerische Gestalt einer Europäerin an (Ittmann 1957, S. 145, Anm.).

Die Ordnung des Landes und die Natur des Wassers

In vielen afrikanischen Mythologien begegnen uns überwiegend weibliche Wassergeister mit menschlichem Oberkörper und theriomorphem Unterleib oder zwar menschlichen, aber in irgendeinem Sinn verkehrten Beinen und Füßen; der Unterleib hatte, wie bei den Nixen der germanischen Mythologie, die Gestalt eines Fischschwanzes; er konnte der unteren Hälfte eines Krokodils gleichen; zuweilen war auch der Körper der Länge nach halb krokodil- und halb menschenförmig; es gab, so die *mengu*, reine Menschengestalten, deren Füße aber nach hinten wiesen und deren Fußsohlen nach oben gekehrt waren, oder deren Beine die Gestalt von Fischen hatten, Fischköpfe an der Stelle der Füße; schließlich konnten die Füße an den Knien angewachsen sein. So unterschiedlich diese Formen auch waren, sie besagen alle, daß diese Wesen im Wasser, aber nicht auf dem Land leben konnten. Regelmäßig dachte man sie sich als hellhäutig, ihr Haar als lang und glatt oder wellig; an der Guineaküste glaubte man zudem, daß sie, in Menschen verwandelt, an Markttagen aus dem Wasser stiegen, daß man manchmal ihren Anblick von fern im Gewühl der Menge auf dem Markt erhaschen konnte.

Sicher lassen sich solche Mischwesen, Symbole im Sinne von Fiktionen, zusammengesetzt aus Elementen der Wirklichkeit, die sich in der Natur nicht miteinander verbinden, nicht in dem Sinn als »Bilder von *passiones*« deuten, in dem dies bei den Fremdgeistern etwa der Ostküste möglich und notwendig war. Zweifellos haben phantastische Verfremdungen und die mythische Idee einer verkehrten Welt am Grunde des Meeres, der Flüsse und Seen diese Symbole mitgeprägt. Man hat aber auch Erfahrungen geltend gemacht, in denen sich das überlieferte Symbol als Deutung einstellt. Dazu gehört der flüchtige Anblick einer Frau in der anonymen Menge des Marktes, vor allem aber der einer Seekuh, *manatus senegalensis*, aus der Ordnung der Sirenen, die, mit fast anthropomorphem Kopf und weiblichen Brüsten, unvermutet im Wasser auftaucht. Das lange, wallende Haar erinnert an die Wellen des Wassers im flüchtigen Glitzern des Mondlichts oder eines Sonnenstrahls im Nebel, in einigen Flüssen Sierra Leones zuweilen noch in einem Diamanten reflektiert.

Die *tingoi* der Mende von Sierra Leone, eine Nixe von erlesener Schönheit, mit sanfter, weißer Haut und langen, wallenden Locken, wurde manchmal, auf einem Felsen sitzend und ihr Haar kämmend, von Fischern aus der Ferne erblickt; sie ließ sich ins Wasser gleiten, und in dem Strudel, den sie dabei verursachte, lief das Kanu Gefahr zu kentern. Fand ein Fischer den Kamm einer *tingoi*, so nahm er ihn an sich, um einen Preis zu fordern, sobald die Nixe ihm erschien und ihr Eigentum zurückforderte. Gewährte sie ihm ihre Gunst, so gelangte er zu großem Reichtum, den er aber ebenso plötzlich wieder verlor, wenn er der *tingoi* untreu wurde oder wenn es dieser gelang, ihren Kamm zurückzuerobern (Harris und Sawyerr 1968, S. 39 ff.).

Die benachbarten Kpelle in Liberia sagten den Wassergeistern eine ähnliche Ambivalenz nach. »Ihr Kopf ist der eines Menschen und der übrige Körper dem Fische ähnlich; sie haben langes Kopfhaar. In der Morgensonne sieht man sie auf den Felsen im Flusse sich sonnen.« Auch sie gewähren »Reichtum, Ansehen und langes Leben, bewahren vor Schädigungen, gewähren Schutz in Gefahren und verleihen übernatürliche Kräfte. Sie verlangen dafür weiße Schafe, weißes Tuch und in bestimmten Abständen Menschenopfer. Wenn ein Mensch abends zu seinen Wassermenschen geht, und bald darauf wird seine Frau krank und stirbt, so weiß man, daß er sie den Wassermenschen übergeben hat. (...) Die Wassermenschen sind in ihrem Charakter unberechenbar und heimtückisch. Sie spenden wohl Reichtum, werden aber ebenso leicht dem Menschen verderblich, machen ihn krank, lassen ihn plötzlich sterben oder versetzen ihn in völlige Armut. Ihr Dienst schließt daher immer ein gewisses Wagnis in sich und die Notwendigkeit, mit peinlicher Genauigkeit ihren Forderungen nachzukommen.« (Westermann 1921, S. 225 f.)

Halb Fisch, halb Mensch, lebten die Flußmenschen der Tembu und Fingo in Südafrika in Kraalen am Grunde der Flüsse. Manchmal sah man sie auf Felsen im Fluß sitzen, wo sie ihr Haar an der Sonne trockneten. Menschen, die ihren Ruf vernahmen, gingen rastlos und bedrückt einher, antworteten nicht, wenn man sie ansprach, bis sie eines Tages davonliefen, um im Wasser zu verschwinden. Nach Tagen, in denen sie von den Flußmenschen die Kunst der Heiler und Wahrsager erlernt hatten, kehrten sie zurück, behangen mit Wurzeln und Rinden, und begannen, Hexen zu überführen, zu heilen und zu weissagen. Andere, die sexuelle Beziehungen zu den Frauen des Wassers aufnahmen, gelangten dagegen zu Reichtum an Vieh und Erntefrüchten (Laubscher 1937, S. 1 ff., 32 f.).

Mythen, Träume und Träumereien dieser Art bildeten den Untergrund einer Reihe von Kulten, die wir trotz ihrer Verschiedenheit wiederum teils der politischen Ordnung und teils dem Bedürfnis nach individueller Differenzierung zuordnen können. Wir haben, im *mengu*-Bund an der Küste von Kamerun, bereits eine Form kennengelernt, die, auf der Grenze zwischen beidem, sowohl die »Kräfte der Natur« vindizierte als auch Ansprüche auf politische Geltung erhob und schließlich die Autorität der Häuptlinge herausforderte. Häufiger finden wir jedoch – in zentralisierten Gesellschaften – eine eindeutige Bindung des Kults der Wassergeister an die mythische Person des Königs, die dann deren Ambivalenz in sich aufnimmt, oder – in Gesellschaften, in denen es entweder keine Könige gab oder diese keinen Anspruch auf die Herrschaft über das Wasser durchgesetzt hatten – »akephale« Besessenheitskulte, in denen der einzelne einen qualifizierenden Bund mit den Gestalten des Wassers einging und Gleichbesessene zum Fest ihres Geistes zusammenkamen.

In der wilden, unkontrollierten Macht, mit der der Mythos das Meer und die Flüsse ausstattete, lag eine Herausforderung der sozialen Ordnung. Selbst dort, wo keine politische Macht einen Kult der großen Gewässer inszenierte, bestand eine gewisse Tendenz, den Mächten des Wassers die moralische Autorität der Ahnen mildernd beizugesellen. So glaubten die Mende, daß sehr entfernte Ahnen mit den Nixen am Grund der Flüsse lebten und einen mäßigenden Einfluß auf sie ausübten; und die Tembu und Fingo glaubten, möglicherweise vermittels einer ähnlichen Vorstellung, daß die Flußmenschen, gefährlich wie sie im allgemeinen waren, gelegentlich in moralischer Absicht in die Geschicke der Menschen eingriffen. (Harris und Sawyerr 1968, S. 44; Laubscher 1937, S. 1).

Im alten Kongoreich veranstaltete man bei der Installation des Grafen von Soyo eine zeremonielle Jagd auf Seekühe, den wichtigsten Prototypus der Nixen, offenbar um die Macht des zukünftigen Herrschers über den Zaire zum Ausdruck zu bringen (Dupré 1982, S. 382). In Benin verband man Oba Ohen, der wahrscheinlich im 14. oder 15. Jahrhundert regiert hatte und dessen gelähmte Beine man in der Form von Fischen vorstellte, mit Olokun, der Gottheit des Meeres, des Reichtums und der menschlichen Fruchtbarkeit, von der er besessen war (Fraser 1972, S. 269; Witte 1982).

Auch Nyikang, der Gründer des Königtums der Shilluk am Weißen Nil, stand in Beziehung zu den Frauen aus dem Wasser. Am Anfang, so heißt es in einer Version des Mythos, der von der Herkunft Nyikangs erzählt, schuf Gott eine große weiße Kuh, die aus dem Nil kam; die Kuh gebar einen Menschen; dessen Urenkel, Ukwa, sah eines Tages zwei liebliche Mädchen mit langem Haar aus dem Nil auftauchen und sich im seichten Wasser tummeln. Statt Beinen hatten sie den Schwanz des Krokodils. Einmal sah Ukwa sie am Ufer sitzen, näherte sich ihnen von hinten und ergriff sie; auf ihre Schreie hin eilte ihr Vater, links grün und von der Gestalt des Krokodils, rechts von der Gestalt des Menschen, aus der Tiefe des Flusses herbei. Die Töchter sträubten sich gegen Ukwa, dem aber der Vater gestattete, sie zu heiraten. Der erstgeborene Sohn der älteren Tochter wurde Nyikang genannt und erbte die krokodilischen Attribute seiner Mutter und seines Großvaters. Nach Ukwas Tod kam es zu erbitterten Nachfolgekämpfen zwischen Nyikang und seinem Halbbruder Duwat; Nyikang floh mit seinen Geschwistern und gründete das Königtum der Shilluk. Noch heute lebt seine Mutter in den Gewässern des Weißen Nils und des Sobats, wo man sie als Krokodil am Ufer sehen kann; zwar bringt man ihr keine Opfer dar, aber niemand darf sich beklagen, wenn sie selbst unter Tieren und Menschen ihre Opfer sucht (Westermann 1912, S. 156 f.).

Wir haben gesehen, daß die Mythen vom Ursprung der verschiedenen Kulturen und Rassen bei den Shilluk alle Stammväter der Menschheit als Brüder darstellten; in diesem Mythos vom Ursprung des Königtums wird die Beziehung zwischen der Ordnung des Landes und der Natur des Wassers dagegen mit einer Ehe gleichgesetzt; in der für die Shilluk verbindlichen väterlichen Linie stammt der Gründer der Dynastie von einer Kuh ab, dem Inbegriff männlichen Besitzes, in der komplementären mütterlichen Linie von den Krokodilsmenschen. Die Macht des Königs erstreckt sich über das Land und den Nil; denn dem Vater des ersten Königs war es gelungen, die Frauen aus dem Wasser einzufangen und zu domestizieren, allerdings nicht so gründlich, daß sie auf ihre Opfer verzichteten.

Auch in den »akephalen« Besessenheitskulten verbanden sich Menschen und Wassergeister aus Liebe, aber die Initiative lag dabei nie bei den Menschen. Eine zeremonielle Jagd auf Seekühe begründete die Herrschaft des Grafen von Soyo über den Zaire; der Vater des ersten Shillukkönigs entführte die Krokodilsfrauen gewaltsam aus dem Wasser. Aber bei den Tembu und Fingo lockten die Flußmenschen den zukünftigen Wahrsager in ihren Kraal; bei den Shona gab es Wahrsager, die nicht von *shave* besessen waren, sondern ihre Kunst den Seejungfrauen verdankten, die sie am Ufer ergriffen, ins Wasser gezogen und ihnen die Gabe der Weissagung verliehen hatten (Gelfand 1962, S. 147 f.).

Oft griffen die Initiationsriten der Nixenkulte diese Symbolik auf, so der *mengu*-Kult, wo man die Mädchen an Gurten ins Wasser eintauchte und sie dem Grauen der Tiefe ins Auge schauen ließ, und ähnlich in einem kongolesischen Kult, in den man junge Mädchen initiierte, indem man sie, auf eine Liege aus frischen Blättern gebunden, in den Fluß tauchte, um sie symbolisch den Nixen zu opfern (Ogrizek 1981–82; 1982). Diese Bilder, die unwiderstehlichen Lockungen des Wassers, erinnern nun aber, da die Wasserwesen ganz überwiegend als Frauen gedacht wurden, auch an die weiblichen Ahnen der Tallensi, deren Verlangen nach Zuwendung Männer in der Mitte ihres Lebens sich nicht dauerhaft entziehen konnten. Die launischen, verführerischen und zugleich sich entziehenden Wesen des Wassers sind, wie die weiblichen Ahnen der Tallensi, von Psychoanalytikern oft als Mutterbilder gedeutet worden (Laubscher 1937, S. 6; Ogrizek 1981–82; 1982; Wintrob 1970; – vgl. zur Interpretation Duerr 1984, S. 227). Und wie das Mutterbild in den weiblichen Ahnen bisweilen die Gestalt einer *fremden* Frau annahm, so konnte sich in den »akephalen« Besessenheiten nun auch das Bild der Nixe mit den Zügen der Europäerin zu einem doppelt verfremdeten Gegenbild der kulturellen Ordnung mischen.

Von den Wassergeistern zu Mammywater

Die ersten Europäer, die man an der Guineaküste sichtete, kamen in Schiffen, die aus dem Meer aufzutauchen schienen, da man zuerst ihre Mastspitzen sah; ihre Haut war hell wie die Haut von Wasserleichen; und sie verfügten über unbekannte Ausrüstungsgegenstände, die man für das Werk der kapriziösen Wassergeister hielt. Auf den großen Strömen zogen sie, wie Fische, ins Innere des Landes (vgl. Duchâteau 1980, S. 56 f.; Görög-Karady 1976, S. 218 f.).

In den mythischen Gestalten der Wassergeister mischten sich von jeher Attribute des Wassers und Attribute fremder Kulturen oder Rassen. Im *mengu*-Kult an der Küste von Kamerun markierten Tabus einen scharfen Gegensatz zwischen den Weißen und ihrer Kultur einerseits und den *mengu* als Repräsentanten sowohl der Tradition als der Natur des Wassers andererseits; die *mengu* wurden aber mit den Pygmäen identifiziert, weil beide sich durch ihre übermenschlichen Kräfte und durch ihre geheimnisvolle Fähigkeit, plötzlich im Wald oder im Wasser zu verschwinden, auszeichneten. An der Ostküste glaubten z. B. die Segeju, die *ruhani*, Nixen, die am Grunde des Indischen Ozeans lebten, Fischer gefährdeten, aber auch

Glück verhießen, seien arabischer Abstammung (Ittmann 1957, S. 141, Gray 1969, S. 174).

In der Kolonialzeit – und zum Teil bis heute – wurde es in weiten Gebieten der Guineaküste, zum Teil auch in Zentral- und Ostafrika, üblich, die Nixen wegen ihrer hellen Hautfarbe, ihres langen glatten oder welligen Haars, wegen ihres Reichtums und wegen ihrer Fremdheit und Unberechenbarkeit mit Europäerinnen gleichzusetzen oder sie zumindest als mit deren Attributen ausgestattet vor- und darzustellen.

Eine Vielzahl ursprünglich sehr verschiedener Wassergeister wurde auf das Pidginwort *mammywater*, auch *mami wata* o. ä. geschrieben, umgetauft und mit einer Reihe von neuen, erstaunlich einheitlichen Attributen versehen.

Der Name *mammywater*, vor dem 20. Jahrhundert in Afrika wahrscheinlich unbekannt, läßt sich zuerst in den afrikanischen Exklaven in der Neuen Welt nachweisen, etwa in Surinam und Haiti, wo er seit der Mitte des 18. Jahrhunderts als *waturmamma* oder *watramamma* dokumentiert ist. Es ist möglich, daß der Name, zusammen mit einzelnen ikonographischen Elementen, von freigelassenen Sklaven an die Guineaküste, etwa nach Liberia, importiert wurde. Seeleute und Wanderarbeiter könnten ihn dann verbreitet und damit zur Vereinheitlichung und gleichsam zur Modernisierung vielfältiger traditionaler und sogar misoneistischer Mythen und Kulte von Wassergeistern beigetragen haben (Paxson 1983, S. 418 f.).

Der neue Typus der *mammywater* bezog seine Einheitlichkeit entscheidend aus Bildwerken europäischer Herkunft, die sich zuletzt als Drucke über die Märkte verbreiteten und von afrikanischen Bildhauern und Wandmalern immer wieder kopiert wurden. Dabei handelte es sich zuerst um volkstümliche Nixenbilder, dann um ein Schaustellerplakat und schließlich um Illustriertenfotos, die man den imaginären Porträts der Wassermenschen zugrunde legte.

Die ersten »nordischen« Nixen an der Guineaküste waren Galionsfiguren von Segelschiffen; ein solches Nixenbild wurde z. B. von einem afrikanischen Künstler in einer afro-portugiesischen Elfenbeinschnitzerei kopiert, die bereits 1743 nach Europa gelangte (Fraser 1972, Abb. 14.10). Noch heute finden sich ähnliche Kopien im Figurenschmuck der *posuban* bei den Fante (Cole und Ross 1978, Abb. 369).

Der Austausch von Bildern zwischen den Kulturen geht oft unvorhersehbare Wege. Die Welt der Heiligenbilder, die die katholischen Missionare ihren Zöglingen ans Herz legten, fand in Afrika im allgemeinen nur mäßigen Anklang, wobei man die Heiligen zudem unter Umständen noch zu Jagdfetischen herabsetzte. Kurz vor dem Ersten Weltkrieg, also zu der Zeit, als die Kubisten und Expressionisten die Abstraktion in der afrikanischen Kunst für sich entdeckten, begann ein obskures Plakat aus Hamburg von der afrikanischen Imagination Besitz zu ergreifen, weil es sich eignete, die rituelle Auseinandersetzung mit der europäischen Welt längs mythischer Linien weiterzuentwickeln und die Gestalt der Wassergeister mit dem Bild der weißen Herrin zu verschmelzen.

In den Aufzeichnungen von Kenneth Murray, der als Kolonialbeamter für die Kunstdenkmäler im Südosten Nigerias zuständig war, fand sich eine Notiz, nach der ein britischer Bezirksamtmann Akpan Chukwu, einem berühmten Schnitzer der Anang, einen Druck mit der Bitte vorlegte, nach dieser Vorlage eine Holzfigur zu schnitzen, die er als Souvenir mitnehmen wollte. Es handelt sich um eine Art Schaustellerplakat, das Murray einem gewissen Arnold Schlesinger zuschrieb und, obschon das Bild einer Frau, den Titel *Der Schlangenbändiger* trug. Wie traumverloren starrt auf diesem Bild eine Frau mit üppigem, schwarzem Haar ins Leere; um Arme und Hals windet sich eine Schlange, während eine andere, um die Hüften gewunden, den Kopf auf ihre Brust gelegt hat. Rechts unten ist ein auf die Spitze gestelltes Quadrat eingesetzt, das einen Jungen mit weiteren, tanzenden Schlangen zeigt. Das Motiv, das Milieu und die Physiognomie der Frau lassen an Indien denken, und da das Plakat später in Indien mit einer Umschrift in Urdu gedruckt wurde, wird es von Afrikanern – und von Kunsthistorikern – häufig mit Indien assoziiert. Das Plakat, auf vielen westafrikanischen Märkten vertrieben, ziert die Wände zahlreicher Häuser, in denen die von *mammywater* Besessenen zusammenkommen; als Wandmalerei und als Plastik aus Holz oder Zement fungiert das Motiv als Kultfigur und als Ladenschild der Wahrsager und Heiler, während die Männer es in ihren Maskeraden ohne rituelle Absicht zur Schau stellen (Salmons 1977, S. 13), (s. Abb.).

Das Bild der Schlangenbändigerin, das ja an sich nichts mit dem Wasser zu tun hat, wurde wahrscheinlich zuerst im Nigerdelta und im Crossflußgebiet mit den Wassergeistern identifiziert und als *mammywater* bezeichnet, da es dort sowohl traditionale Schlangen-

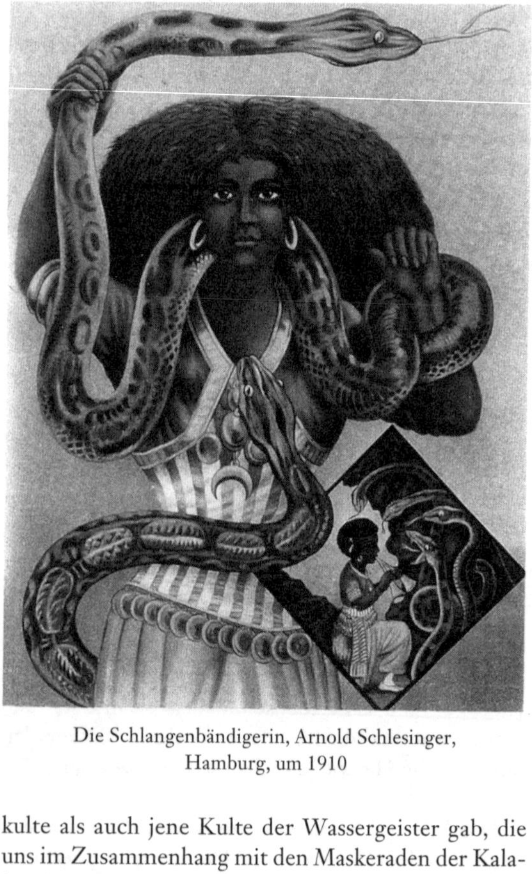

Die Schlangenbändigerin, Arnold Schlesinger,
Hamburg, um 1910

kulte als auch jene Kulte der Wassergeister gab, die uns im Zusammenhang mit den Maskeraden der Kalabari begegneten. Die ältesten in der Literatur belegten Kopien standen jedoch weiter nördlich in den *mbari*-Häusern der Igbo, Tempeln zu Ehren lokaler Schutzgottheiten, geschmückt mit Lehmfiguren und Wandmalereien. Unter diesen Figuren entdeckte P. A. Talbot 1914 das Bild einer Frau, um die sich eine Pythonschlange wand, das aber damals noch nicht als *mammywater* bezeichnet wurde (Cole 1982; Jones 1984, S. 82 ff.; Talbot 1932, S. 93).[1]

In Südostnigeria, zwischen Crossfluß und Benue, fungierte das Motiv der *mammywater* als Schlangenbändigerin in Wandbildern und Figuren aus Holz und Zement als Kultbild in den überwiegend von Frauen praktizierten Besessenheitskulten; Frauen, die sich in den *mammywater*-Kult initiieren ließen, tanzten manchmal, eine *mammywater-Figur* auf dem Kopf, über den Markt, um als Wahrsagerinnen Klienten zu werben (Salmons 1977, S. 11),[2] (s. Abb. 2). Dasselbe Motiv tauchte in Gestalt einer lebensgroßen Gliederpuppe im *ekong*-Spiel der Anang auf, als Maskenaufsatz in den Maskeraden der Männer und, ohne Bezug auf *mammywater*, sogar noch weiter im Norden, bei den Tiv (Till 1983, S. 238; Jahn 1983, Abb. 124; Kasfir 1982, S. 51). Nigeraufwärts, im Gebiet der *hauka*-Kulte, gab es ein Exemplar des Hamburgischen Drucks z. B. in Timbuktu; Doguwa, das Oberhaupt der Fulani-Geister des *bori*-Kults, galt als weiße Frau, der die Fischer Opfer darbrachten, und in Timbuktu wurde die Schlangenbändigerin anstatt mit *mammywater* mit Harakoi, dem Gatten Doguwas, identifiziert, die um Arme und Hals gewundene Schlange aber mit den *hauka* selbst, die man sich, wie wir gesehen haben, als die Geister der modernen Zivilisation dachte (Harris 1930, S. 330; Pâques 1964, S. 585 u. Abb. 17) (s. Abb.).

Freiere Adaptationen der Schlangenbändigerin finden sich in der Kunst der Baule und Guro an der Elfenbeinküste. Die Baule deuteten das Bild als »Priesterkönig«; in den *seri*-Maskeraden der Guro erschien das Motiv in den Maskenaufsätzen, die traditionale Themen und Szenen aus dem modernen Alltagsleben darstellten; die Ikonographie der Schlangenbändigerin war hier ohne Bedeutung, sie gehörte einfach zu der Bilderwelt, die man auf dem Markt antraf. Manchmal hielt man sich bei der Wiedergabe eng an das Original; abgelöst von kultischen Zwecken war es aber auch möglich, die Figur nackt zu geben und dabei entweder die asymmetrische Anordnung der Schlangen beizubehalten oder sie dem traditionalen Ideal der Achsensymmetrie unterzuordnen; schließlich konnte man das fremde Modell vollends den Formvorstellungen der Guro angleichen, wenn man die Schlange sich direkt um das Maskengesicht winden ließ (Himmelheber 1965, S. 116; Fischer und Homberger 1985, Abb. 133, 132; Himmelheber 1965, Abb. 3, 5).

Neben dem Motiv der Schlangenbändigerin behauptete sich jedoch, vor allem in Wandmalereien und Tafelbildern, das klassische Motiv der »nordischen« Nixe. Die Dan, die an den Wänden ihrer Häuser zuweilen kleine Begegnungen mit einfachen Strichzeichnungen festhielten, stellten *mammywater* als Frau mit schlangenförmigem Rumpf dar, in der einen Hand eine moderne Handtasche, in der anderen einen Kamm; und am Cavally gab es ähnliche Zeichnungen, in denen aber menschliche Beine den Fischleib ergänzten (Fischer und Himmelheber 1976, Abb. 230; Holas 1949, Abb. 2; 1952, Abb. 184).

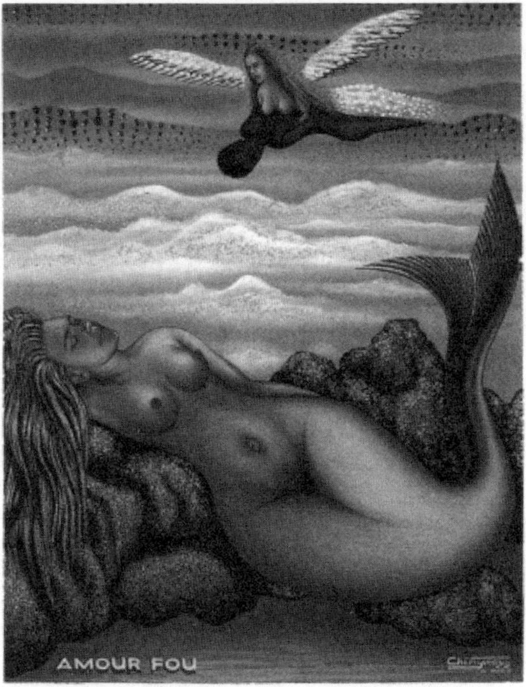

Amour fou (Verrückte Liebe), Chéri Samba, 1989,
Sammlung André Magnin

In den Minengebieten Shabas gab es eine vielleicht nur kurzlebige, den Belgiern abgeschaute Mode, in der Wohnstube gerahmte Bilder aufzuhängen, und das häufigste Motiv war dabei *mamba muntu*, die Krokodilsfrau, die die Gestalt der »nordischen« Nixe hatte und dem Eigentümer Glück bringen sollte. Diese Nixen waren nicht nur allgemein als Europäerinnen zu erkennen, es waren vielmehr oft bestimmte Belgierinnen und Französinnen, die man mit peinlicher Genauigkeit aus Illustrierten oder Modeheften kopiert hatte (Szombati-Fabian und Fabian 1976, Abb. 7–10; Fabian 1978, Abb. 1; Fabian und Szombati-Fabian 1980, Abb. 5, 12, 13; Eckhardt 1979, Abb. 128–130, 242–252).[3]

Die ethnische Fremdheit der Nixe scheint in allen diesen Bildern einerseits der Fremdheit des Wassers im Gegensatz zum Land und zur Welt der Menschen zu entsprechen, andererseits den Eindruck jenes Unheimlichen zu unterstreichen, hinter dem sich das allzu Heimliche, das Verdrängte, das nicht bewußt werden darf, verbirgt – in Analogie zur Unheimlichkeit des fremden Gottes, die, wie Theodor Reik gezeigt hat, die Form ist, unter der der verdrängte eigene Gott zurückkehrt. Insofern verschmilzt in der Gestalt der *mammywater* ein Mutterbild mit dem Bild der unzugänglichen weißen Hausherrin, die als einzige eine unvergleichliche, vollständige Befriedigung gewähren könnte (Reik 1923; Wintrob 1970, S. 151).

Unbeschadet solcher psychoanalytischen Deutungen erweist sich die kolonialzeitliche Bestimmung der Nixe als Europäerin aber auch als die Kehrseite einer anderen, gleichzeitigen Ethnizitätsbestimmung, nämlich der, durch die Jesus für viele afrikanische Kirchen zum Afrikaner und zum Symbol afrikanischer Identität wurde. Die Wassergeister, afrikanischen Ursprungs, wurden zu Europäerinnen, während Jesus, durch Europäer vermittelt, zum Afrikaner wurde.

Die afrikanische Kunst hatte den christlichen Gestalten schon sehr früh afrikanische Züge verliehen; im alten Kongoreich hatte man Jesus nach dem Vorbild der afrikanischen Gottheiten als bisexuelles Wesen dargestellt und die Kreuzigung durch physiognomische Momente und durch die mit dargestellten Trauersitten insgesamt in ein afrikanisches Milieu versetzt (Thiel 1984, Abb. 98; Krieger 1965–69, III, Abb. 167). Das widersprach keineswegs den damals in Europa üblichen Vorstellungen, die Geschichten des Neuen Testaments unter Abstraktion von ihrer historischen Umwelt im Andachtsbild zu vergegenwärtigen. Wenn es nicht auf die Ähnlichkeit des Bildes ankam, sondern auf seine andächtige Wirkung, konnte man die biblischen Gestalten als Niederländer oder Italiener, Chinesen oder Afrikaner abbilden.

In den zwanziger Jahren unseres Jahrhunderts erfuhr die Frage nach der Ethnizität Jesu in Afrika jedoch eine Wendung ins Politische; sie wurde virulent, als unabhängige afrikanische Kirchen im Umkreis von Markus Garvey begannen, Jesus im historischen Sinn als Afrikaner einzufordern. Entweder sollte ein schwarzer Messias ein schwarzes Israel erbauen, oder afrikanische Führer wurden selbst mit Jesus gleichgesetzt. Der Grund für diese Neubestimmung der Ethnizität Jesu war der politische Nationalismus, der den christlichen Kult als Symbol überethnischer Einheit benutzte und für den es darum lebenswichtig war, ihn von seiner Bindung an die Kolonialherren abzulösen. Die Ethnizität der Kultfrage mußte mit der Ethnizität der Gemeinde identisch werden (Firth 1973, S. 410).

Die kapriziösen Mächte des Wassers standen dagegen außerhalb der sozialen Ordnung und jenseits von Gut und Böse; wie die alten Wassergeister sich komplementär zu den Ahnen verhalten hatten und sich nicht um die Moral, die Solidarität, die Gleichheit und Einheit der Gemeinschaft kümmerten, sondern um Glück und Unglück des einzelnen, so formulierte das Bild der *mammywater* nicht die politische Identität gegenüber den Weißen, sondern die Ängste und Hoffnungen des einzelnen, die Gefahren und Verlockungen, denen er sich ausgesetzt fühlte, das Glück, das zufällig ihm und nicht seinen Mitmenschen widerfuhr. Von *mammywater* besessen sein hieß in einem Teil seiner selbst ein anderer sein, und weil die europäische Welt zum Inbegriff des Andersseins wurde, konnte sie eine *Grenze* markieren; die politische Gemeinde stellte sich ihr entgegen, während der einzelne von ihr besessen sein konnte.

Das Fest der Mami Wata *in Togo*

Die eigenständige Art der Auseinandersetzung mit fremden Kulturen und der modernen Zivilisation, die vor und während der Kolonialzeit in vielen »akephalen« Besessenheitskulten geleistet wurde, ist fast überall in Afrika von heteronomen wirtschaftlichen und kulturellen Formen der Einbindung in die moderne Weltzivilisation verdrängt worden. Oft haben postkoloniale Regierungen, wie schon die Kolonialherren, Besessenheitskulte verboten und wirksam unterbunden. In der gegenwärtigen Weltwirtschaftskrise wird nicht selten auch einfach der bescheidene ökonomische Überschuß gefehlt haben, den man zur Finanzierung der Verwandlungsfeste braucht. Nur in wenigen Ländern, so vor allem in Togo, ist diese Institution noch nicht gänzlich untergegangen; wo es einen zwar sehr bescheidenen, aber weit gestreuten Wohlstand gibt, kann sich eine eigenständige Volkskultur entwickeln, die heutzutage noch stärker als in der Kolonialzeit eine moderne Fassade aufbaut, hinter der sich die überlieferten Wege der Kulte desto hartnäckiger fortsetzen.

Die Ewe im Süden von Togo – und im Südosten von Ghana – praktizieren einen Kult der *mami wata*, der viele Züge mit den alten und neuen Kulten der Wassergeister an der Guineaküste teilt, aber im Hinblick auf die Wertschätzung moderner Konsumgüter eine vollendete Antithese zu der puristischen Natursymbolik und dem Konservatismus des *mengu*-Kults in Kamerun bildet. Spätestens zu Beginn des Jahrhunderts glaubten die Ewe an Wassermenschen, die am Grunde des Meeres leben und an Markttagen in Menschengestalt heraufkommen, um den Markt zu besuchen (Spieth 1911, S. 302); und schon damals verehrten sie die kleine Gottheit des Meeres, *wumetro*, die sie in Kultbildern als reitenden, von seiner Frau, seinen Angestellten und seinen Booten begleiteten Europäer darstellten, eine Gottheit, von der sie sich, wie die Ostafrikaner von einigen Fremdgeistern, einen günstigen Einfluß auf ihre Geschäfte mit Europäern erhofften (Spieß 1910, S. 13, Abb. 5). Eine ähnliche Assoziation von Meer, Reichtum und europäischer Kultur prägte Jahrzehnte später, vielleicht seit den fünfziger Jahren, auch den Kult der *mami wata*.

Die Ewe haben den Kult der *mami wata* fest in das

alte System der *vodu*-Konvente integriert; den Namen und die Ikonographie entlehnten sie ihren Nachbarn im Osten oder Westen, aber sie unterstellten *mami wata* der Gottheit *da*, dem *vodu* des Geldes, der Händler, der Edelsteine und Perlen, den man sich als Regenbogen oder Schlange vorstellt (Weise 1984, S. 64, Anm. 2); diesem Pantheon ordneten sie auch *ablo* zu, *vodu* des Meeres, der einst seinen Anhängern einen Topf schenkte, der sich immer neu mit Kaurimuscheln füllte, soviel man auch aus ihm herausnahm (Spieth 1911, S. 133 f.; Wendl 1986, S. 6). Eine ganze Reihe der alten Gottheiten erschien nun, ausgestattet mit Attributen der Modernität, im Gefolge der *mami wata: mami-densu*, *mami-tohosu*, *mami-ablo* usw. Infolge eines exzessiven Synkretismus taucht dieses Pantheon jedoch zugleich in einer hinduistischen Version auf, als *mami-vishnu*, *mami-rama* usw., während die Christen *mami wata* mit der Jungfrau Maria gleichsetzen und ihr mami-josef, mami jesuvi, mami-gabriel und andere Engel und Heilige als Gefolge beiordnen (Wendl 1986, S. 5 f.).

Die in diesen Kulten verwendeten Bilder beeindrucken gewiß nicht durch ihre ästhetische Qualität, wohl aber durch die Heterogenität der Vorlagen, nach denen die Formen und Motive zusammengestellt und vermischt wurden – ein Eklektizismus, der den religiösen Synkretismus noch in den Schatten stellt. Eine Fülle von Skulpturen aus Lehm und Holz stand zwar schon in den alten *vodu*-Konventen der Ewe, aber sie waren wenig ausgeführt und stilistisch von den Akan im Westen und den Fon im Osten abhängig. Zu diesen alten Einflüssen, die nie zu einem eigenständigen Stil integriert wurden, traten in neuerer Zeit Druckwerke aus Indien und Europa, die man, umgedeutet zu Emblemen und Darstellungen der *mami wata*, in Wandbildern und Skulpturen kopierte.

In den *mami-wata*-Konventen der Ewe stoßen wir wieder auf das hamburgische Plakat der »Schlangenbändigerin«, neben der sich aber vor allem das Motiv der »nordischen« Nixe behauptet. Plastische Kopien in Holz oder Zement, mit Autolacken bunt bemalt, zeigen eine Europäerin, marzipanweiß oder schweinchenrosa, mit schwarzem oder güldenem Haar, leeren Augen und einem traurig anmutenden Gesicht, um die sich, stark schematisiert, Schlangen winden; manchmal, in hinduistischen Versionen, ist sie mit den Attributen indischer Götter ausgestattet, vielarmig, auf der Stirnmitte ein Kastenzeichen (Chesi 1979, Abb. S. 245; 1983, Abb. S. 303–305). Noch merkwürdiger wirken die Wandbilder blonder Nixen mit Fischschwanz und üppigem Busen, die einen Spiegel vor sich hin halten und sich kämmen, und die man für Cover Girls oder Pin-Ups halten müßte, wären sie nicht stets von einem Regenbogen umwölbt, der unzweideutig zu verstehen gibt, daß es sich nicht um eine moderne Badenixe, sondern um eine Gottheit aus dem Gefolge des *vodu da* handelt (Wendl 1986, Abb. 2). Hinduistische Versionen zeigen *mami wata* entsprechend braunhäutig und schwarzhaarig, mit Schlüpfer und Büstenhalter, drei Köpfen und sechs Armen (Chesi 1979, Abb. 192 r. u.). Aus Magazinen und Modeheften stammen schließlich sogar Bilder von Frauen ohne Fischschwanz, mit menschlichen Beinen; nur der Badeanzug, den sie anhaben, erinnert dann noch an ihre Assoziation mit dem Strand und dem Meer: Die Säkularisierung des Kultbilds ist zum Abschluß gelangt, obwohl es immer noch eine Gottheit der Besessenen darstellt (Wendl 1986, Abb. 4).

Das Fest der *mami wata*, das vor allem der Initiation der Mädchen und Frauen dient, offenbart diese Ambivalenz, es feiert das Meer des Mythos und zugleich die Welt des Luxus. Wiederum kündigt sich die Besessenheit bei Mädchen und Frauen, selten bei Männern, durch Träume, Krankheiten und Niedergeschlagenheit an, die die Betroffenen veranlassen, den lokalen Konvent der *mami-wata*-Gemeinde aufzusuchen und sich, wenn die Wahrsagerin die Diagnose bestätigt, reinigen und einweihen zu lassen. Die Initiation folgt dem üblichen Muster, wobei allerdings die Novizin, infolge der Einbindung in den *vodu*-Kult, nicht verkleidet wird; vielmehr entblößt man ihren Oberkörper, um ihn mit Kaolin zu weißen. Ein Teil der Initiation findet des Nachts am Strand statt, wo die Novizin in der Brandung, das Gesicht dem Meer zugewandt, mit Wasser übergossen wird. Während dieser Ritus, der an den »Blick in die Tiefe« im *mengu*-Kult erinnert, die Besessene an die Naturmacht des Meeres bindet, verknüpft sie das gemeinsame Festmahl der Eingeweihten mit den luxuriösen Tafelsitten der Europäer und der Reichen.

Das rituelle Mahl europäischer Speisen, das uns in so vielen Besessenheitskulten begegnete, findet im Konvent der *mami wata* statt. Der Tisch wird mit einem weißen Tischtuch gedeckt, man fährt, soweit möglich, europäische Gerichte auf, die die Eingeweihten mit Messer, Gabel und Löffel essen; sie trinken teure Liköre und rauchen Zigaretten. Zum Ambiente gehört ein Altar, der, nach dem Vorbild sowohl des christlichen Altars wie der Schaufensterdekorationen, mit wirklichen oder vermeintlichen Luxuswaren aller Art überladen ist: Auf den Altären liegen Plastikpuppen und Spielzeug, Blumen und Räucherkerzen, Porzellan und Likörflaschen, Kuchen, Bonbons, Früchte und Kaffee, Puder, Parfüm und Modeschmuck (Chesi 1979, Abb. S. 85, Abb. S. 237, o.; Wendl 1985, S. 10 f.; Abb. 6–8).

(1987)

---

1 Baumann deutete eine solche *mbari*-Kopie als »kretische Schlangengöttin«; er sah darin einen Beweis für »altmediterrane« Einflüsse in Westafrika (Baumann 1940, S. 68 f.). Auch K. Dittmer deutete Kopien der »Schlangenbändigerin« bei den Ibibio als »eine weibliche Gottheit, die zugleich Fruchtbarkeits- wie Mond- und Wassergöttin ist« (Dittmer 1966, S. 36, Abb. 33).

2 Zum *mammywater*-Kult der Igbo vgl. A. Jell und Jell-Bahlsen 1981; Jell-Bahlsen 1985.

3 Es entspricht der Modernität von *mammywater*, daß man sie auch zur Filmgestalt machen konnte, wie in dem in Gabun gedrehten Film *La cage*, mit Marina Vlady als Mammy Watta; vgl. Faucher 1963.

James Clifford

Über das Sammeln von Kunst und Kultur

»Es gibt eine Dritte Welt in jeder Ersten Welt und umgekehrt.«
Trinh T. Minh-Ha, *Difference*, Discourse 8

Dieser Text[1] beschäftigt sich mit dem Schicksal materieller Kultur und kultureller Praktiken fremder Völker, nachdem sie in westlichen Museen, Austauschsystemen, Facharchiven und diskursiven Traditionen rekontextualisiert worden sind. Der erste Teil vertritt einen kritisch-historischen Zugang zum Sammeln und setzt sich vor allem mit subjektiven, taxonomischen und politischen Prozessen auseinander. Er skizziert das ›Kunst-Kultur-System‹, innerhalb dessen exotische Objekte im letzten Jahrhundert im Westen kontextualisiert und bewertet wurden. (…) Im gesamten Kapitel wird das vorherrschende Kunst-Kultur-System und die Meta-Erzählung, auf der es basiert, hinterfragt, insbesondere im letzten Teil, in dem alternative Stammesgeschichten und Kontexte vorgestellt werden.

Uns selbst sammeln

Entering
You will find yourself in a climate of nut castanets,
A musical whip
from the Torres Straits, from Mirzapur a sistrum

Called Jumka, »used by Aboriginal
Tribes to attract small game
On dark nights,« coolie cigarettes
and mask of Saagga, the Devil Doctor,
the eyelids worked by strings.[2]

James Fentons Gedicht *The Pitt Rivers Museum, Oxford* (1984, S. 81–84), dem diese Strophe entnommen ist, entdeckt in der ethnographischen Sammlung einen Ort der Faszination wieder. Sogar die kleinen Erklärungskärtchen an den Objekten (»… kleine wilde Tiere anlocken / in dunklen Nächten«), scheinen für diesen Besucher den Zauber und die Furcht zu verstärken. Fenton ist ein erwachsenes Kind, das in Bereiche der Gefahr und des Begehrens vordringt. In dieser Sammlung ein Kind zu sein (»Entschuldigen Sie, mein Herr, wo ist die eingeschrumpelte Hand?«) heißt, die strengen Ermahnungen zu ignorieren, die in der Eingangshalle angebracht sind und auf die menschliche Evolutionsgeschichte und die kulturelle Vielfalt verweisen. Es bedeutet, sich statt dessen für die Klaue eines Condors zu interessieren, für den Kiefer eines Delphins, die Haare einer Hexe oder für »die Feder eines Eichelhähers, die / in Buckinghamshire / als Talisman getragen wird«. Fentons ethnographisches Museum ist eine Welt der intimen Begegnungen mit unerklärlich faszinierenden Objekten: persönlichen Fetischen. Sammeln ist hier untrennbar mit Obsession und Erinnerung verbunden. Besucher »finden die Welt ihrer Kindheit abgesteckt / Hier in chaotischen Souvenirhaufen … ein Abstellraum des Vergessenen oder kaum Möglichen«.

Go
As a historian of ideas or a sex-offender,
For the primitive art,
As a dusty semiologist, equipped to unravel
The seven components of that witch's curse
Or the syntax of the mutilated teeth. Go
In groups to giggle at curious finds.
But do not step into the kingdom of your promises
To yourself, like a child entering the forbidden
Woods of his lonely playtime.[3]

Betreten Sie nicht diese Tabu-Zone, »ausgelegt mit den Fallen des Privaten und der Fiktion / Und dem gefährlichen dritten Wunsch«. Treten Sie diesen Objekten nicht gegenüber, es sei denn, Sie betrachten sie als *Kuriositäten*, über die man kichern kann, als *Kunst*, die man bewundert, oder als *Befunde*, die man wissenschaftlich versteht. Der Weg des Tabus, dem Fenton folgt, ist ein Pfad der intimen Phantasie, der an die Träume eines einsamen Kindes erinnert, »das mit Adlern um deren Federn rang«, oder an die furchtbare Vision eines jungen Mädchens, dessen stürmischer Liebhaber ihr als Hund mit »seltsamen wilden Augen« erscheint. Dieser Gang durch das Pitt Rivers Museum endet mit etwas, das ein Fetzen Autobiographie zu sein scheint: mit der Vision eines persönlichen »verbotenen Gartens« – exotisch, begehrenswert, wild und von einem (väterlichen) Gesetz regiert:

He had known what tortures the savages had prepared
For him there, as he calmly pushed open the gate
And entered the wood near the placard: »Take notice

MEN-TRAPS AND SPRING-GUNS ARE SET ON THESE PREMISES.«
For his father had protected his good estate.[4]

Fentons Reise in das »Andere« führt in einen verbotenen Teil des Selbst. Die Intimität, mit der er sich auf die exotische Ausstellung einläßt, führt ihn zu einem streng abgegrenzten und bewachten Bereich des Begehrens. Das Gesetz denkt nur in Kategorien des *Besitzes*.

C. B. Macphersons klassische Analyse eines westlichen »besitzergreifenden Individualismus« (1962) spürt einem neuen Ideal vom »Ich als Besitzer« nach, das im 17. Jahrhundert aufkommt: das Individuum, umgeben von angesammelten Dingen und Besitztümern. Vom gleichen Ideal kann auch bei Gemeinschaften ausgegangen werden, die sich ihre kulturelle »Identität« schaffen und neu erfinden. Richard Handler (1985) analysiert zum Beispiel die Konstruktion einer für Quebec kulturspezifischen »Patrilinearität«. Handler bezieht sich auf Macpherson, wenn er die Grundannahmen und Paradoxe entwirrt, die mit der Vorstellung einhergehen, »eine Kultur zu haben«, sie auszuwählen und ein authentisches kollektives »Eigentum« zu pflegen. Seine Analyse legt nahe, daß Identitäten – ob nun kultureller oder persönlicher Art – Sammeltätigkeiten vorausgehen, bei denen Besitz aus jeweils zufälligen Wert- und Bedeutungssystemen angeeignet wird. Diese einflußreichen Systeme sind an bestimmte Gesetze und geschichtliche Veränderungen gebunden. Entkommen kann man ihnen nicht. Bestenfalls kann man sie, wie Fenton vorschlägt, verletzen (in ihren tabuisierten Bereichen »wildern«) oder ihre auf den ersten Blick selbstverständlich anmutenden Befehle seltsam erscheinen lassen. In Handlers Analyse taucht ein System des Rückblickens auf – entwickelt von einer historischen Denkmal-Kommission und bestehend aus einer Auswahl von zehn Arten »kulturellen Besitzes«, dessen Klassifikationen Borges *»Chinesischer Enzyklopädie«* alle Ehre machen würden: »(1) Gedenkstätten; (2) Kirchen und Kapellen; (3) Festungen des französischen Regimes; (4) Windmühlen; (5) Kreuze am Straßenrand; (6) Gedenktafeln und Inschriften; (7) alte Häuser und Gutshöfe; (8) alte Möbel; (10) ›les choses disparues‹« (Handler 1985, S. 199). In Handlers Argumentation ist die Sammlung und Konservierung eines authentischen Bereichs von Identität weder natürlich noch unschuldig, sondern untrennbar mit nationaler Politik, restriktiver Gesetzgebung und umkämpften Definitionen von Vergangenheit und Zukunft verbunden.

Für das Individuum und Gruppen jeder Art ist »Sammeln« – die Anordnung einer materiellen »Welt« einschließlich der Abgrenzung eines subjektiven Bereichs, der nicht zum »Anderen« gehört – wahrscheinlich universal. Jede Form von Sammlung verkörpert Wertehierarchien, Abgrenzungen und von Regeln regierte Bereiche des Ichs. Die Annahme hingegen, daß Sammeln etwas mit Anhäufung von Besitz zu tun hat, die Vorstellung, daß Identität eine Art Reichtum (an Dingen, Wissen, Erinnerungen, Erfahrungen) ist, ist sicherlich nicht universal. Die individualistische Besitzanhäufung melanesischer »Big Men« ist nicht »besitzergreifend« im Sinne Macphersons, da in Melanesien Dinge nicht akkumuliert werden, um sie als Privateigentum zu hüten, sondern um sie weiterzugeben, sie neu zu verteilen. Im Westen hingegen ist das Sammeln seit langem eine Strategie zur Verortung des besitzergreifenden Individuums, der Kultur und der Authentizität.

Die Sammlungen von Kindern sind in diesem Zusammenhang sehr aufschlußreich: die Spielzeugautos eines kleinen Jungen, die Puppen eines kleinen Mädchens, ein »Naturmuseum«, entstanden aus einem Sommerurlaub (mit beschrifteten Steinen und Muscheln, einem kleinen Vogel in einer Flasche) oder eine wohlgehütete Schüssel voll bunter Wachsmalkreidestückchen. In diesen kleinen Ritualen beobachten wir, wie Obsession in Bahnen gelenkt wird. Indem man Dinge um sich herum geschmackvoll und angemessen anordnet, übt man, von der Welt Besitz zu ergreifen. Die in eine Sammlung einbezogenen Dinge enthüllen allgemeinere kulturelle Regeln rationaler Klassifikation, des Geschlechterverhältnisses und der Ästhetik. Ein exzessives, manchmal sogar habgieriges Bedürfnis zu *besitzen* wird in ein von Regeln beherrschtes, bedeutungsvolles Begehren transformiert. So lernt das Individuum, das besitzen muß, aber nicht alles haben kann, zu selektieren, zu ordnen und Dinge hierarchisch zu klassifizieren: d. h. »gute« Sammlungen[5] zu machen.

Ganz gleich, ob ein Kind Spielzeugdinosaurier oder Puppen sammelt, früher oder später wird es dazu ermutigt werden, seinen Besitz auf einem Regal, in einer besonderen Kiste oder in einem Puppenhaus aufzubewahren. Persönliche Schätze werden öffentlich gemacht. Gilt die Leidenschaft kleinen ägyptischen Figuren, wird man vom Sammler erwarten, daß er sie beschriftet, die Dynastie kennt, aus der sie stammen (es reicht nicht, daß sie einfach eine geheimnisvolle Ausstrahlung haben), »interessante« Dinge über sie erzählt und eine Kopie vom Original unterscheiden kann. Der gute Sammler (im Gegensatz zum Besessenen oder zum Geizhals) hat Geschmack und reflektiert sein Handeln.[6] Die Anhäufung von Dingen erfolgt auf pädagogische, erbauliche Weise. Die Sammlung selbst – in ihren klassifikatorischen, ästhetischen Strukturen – wird geschätzt, und jegliche enge Fixierung auf Einzelobjekte gilt als verwerflicher Fetischismus. Tatsächlich setzt eine »richtige« Beziehung zu den Dingen (von Regeln geleiteter Besitz) eine »wilde, primitive« oder deviante Beziehung (Idolatrie oder erotische Fixierung)[7] voraus. In Susan Stewarts Worten: »Die Grenze zwischen Sammlung und Fetischismus ist vermittelt durch die Spannung zwischen Klassifikation und Zurschaustellung auf der einen Seite und Anhäufung und Heimlichkeit auf der anderen« (Stewart 1984, S. 163).

Stewarts umfassende Studie *On Longing* spürt eine »Struktur des Begehrens« auf, deren sich wiederholende und unlösbare Aufgabe es ist, die Lücke zu schließen, welche die Sprache von der in ihr zum Ausdruck kommenden Erfahrung trennt. Stewart erforscht wiederkehrende Strategien, die in der westlichen Welt seit dem 16. Jahrhundert verfolgt werden, um dieses Problem zu lösen. In ihrer Analyse verkörpert die Miniatur, ob nun in Form eines Portraits oder einer Puppenstube, eine bourgeoise Sehnsucht nach »innerlicher« Erfahrung. Stewart erforscht auch die Strategie des Gigantismus (von Rabelais und Gulliver bis hin zu Erdwällen und Reklametafeln), das Souvenir und die Sammlung. Sie zeigt, wie Sammlungen, insbesondere Museen, die Illusion einer adäquaten Repräsentation der Welt erzeugen, indem sie zuerst Dinge aus ihren spezifischen Kontexten (gleich, ob kultureller, historischer oder intersubjektiver Art) herauslösen, um sie dann stellvertretend für ein abstraktes Ganzes stehen zu lassen: zum Beispiel eine »Bambara Maske«, die dann zum ethnographischen Metonym der Bambara-Kultur wird. Im nächsten Schritt wird ein Klassifikationsschema entworfen, um die Dinge lagern oder ausstellen zu können, damit die Realität der Ausstellung, die Kohärenz dieser neuen Ordnung, dann die spezifischen historischen Entstehungs- und Aneignungskontexte der Objekte überdeckt (Stewart 1984, S. 162–165). Stewart bezieht sich auf Marx' Schilderung einer phantastischen Objektivierung der Warenwelt, wenn sie argumentiert, daß in modernen westlichen Museen »eine Illusion einer Beziehung zwischen den ausgestellten Objekten den Platz sozialer Beziehungen einnimmt« (Stewart 1984, S. 165). Der Sammler entdeckt, kauft und birgt Objekte. Die objektive Welt erscheint als gegeben, nicht als produziert, und so werden historische Machtbeziehungen, die mit der Aneignung der Objekte einhergehen, verschleiert. Das *Machen* von Bedeutung im Museum, durch Klassifikation und Präsentation, tarnt sich als adäquate *Repräsentation*. Die Zeit und die kohärente Ordnung der Ausstellung lassen das Publikum die konkrete soziale Arbeit ihrer Herstellung vergessen.

Stewarts Arbeit stellt, zusammen mit der von Phillip Fisher (1975), Krzysztof Pomian (1978), James Bunn (1980), Daniel Defert (1982), Johannes Fabian (1983) und Rémy Saisselin (1984), um nur einige zu nennen, die elementare Rolle des Sammelns und Ausstellens bei der Ausbildung von Identität in der westlichen Welt heraus. Gesammelte Gegenstände – ganz gleich, ob sie ihren Weg in Kuriositätenkabinette, private Wohnzimmer, Museen für Völkerkunde, Folklore oder schöne Künste gefunden haben – bewegen sich in einem fortschreitenden kapitalistischen *System der Dinge* (Baudrillard 1991). Durch dieses System wird eine Welt der *Werte* errichtet und eine bedeutsame Verteilung und Zirkulation von Dingen aufrechterhalten. Gesammelte Objekte lassen für Baudrillard eine strukturierte Umgebung entstehen, die ihre eigene Zeitlichkeit hat, die die »Echtzeit« produktiver historischer Prozesse ersetzt: »Darum ist die Umgebung der persönlichen Gegenstände und ihr Besitz (die Sammlung selbst ist das Endergebnis der In-Besitz-Nahme) eine ebenso wesentliche wie imaginäre Dimension unseres Lebens, ebenso wesentlich wie unsere Träume« (Baudrillard 1991, S. 123).

Eine Geschichte der Ethnologie und der modernen Kunst muß im Sammeln zweierlei sehen: zum einen eine bestimmte Form westlicher Subjektivität und zum anderen ein sich veränderndes Arsenal einflußreicher institutioneller Praktiken. Die Geschichte von Sammlungen (nicht auf Museen beschränkt) spielt eine zentrale Rolle, will man verstehen, wie jene sozialen Gruppen – die die Ethnologie und die moderne Kunst erfunden haben – sich exotische Dinge, Fakten und Bedeutungen angeeignet[8] haben. Es ist wichtig zu analysieren, wie einflußreiche Unterscheidungen, die in bestimmten historischen Momenten getroffen werden, ein allgemeines Klassifikationssystem für Objekte konstituieren, in dem diese zirkulieren und Bedeutung bekommen. Hierbei tauchen weitreichende Fragen auf.

Nach welchen Kriterien bewertet man ein authentisches kulturelles oder künstlerisches Werk? Welche unterschiedlichen Wertmaßstäbe legt man an alte und an neue Werke an? Welche moralischen und politischen Kriterien legitimieren »gute«, verantwortungsvolle, systematische Sammeltätigkeiten? Warum erscheinen uns zum Beispiel heute großangelegte Ankäufe afrikanischer Objekte, wie sie Leo Frobenius um die Jahrhundertwende tätigte, übertrieben (vgl. Cole 1985 und Pye 1987)? Wie definiert man die »Vollständigkeit« einer Sammlung? Wo liegt das Gleichgewicht zwischen wissenschaftlicher Analysetätigkeit und Zugänglichkeit für die Öffentlichkeit? (In Santa Fe ist eine hervorragende Sammlung der Kunst nordamerikanischer Indianer in der School of American Research untergebracht, einem Gebäude, das wie ein Tresorraum konstruiert ist, mit streng beschränkten Zugangsbestimmungen. Das Musée de L'Homme in Paris stellt nur weniger als ein Zehntel seiner Bestände aus. Der Rest ist in Stahlschränken oder in den Ecken des riesigen Kellers gestapelt.) Wieso schien es noch bis vor kurzem so selbstverständlich, daß außereuropäische Objekte in europäischen Museen aufbewahrt werden sollen, sogar wenn dies zur Folge hat, daß keine vergleichbar guten Exponate in den Herkunftsländern der Objekte öffentlich zu sehen sind? Wie unterscheidet man »Antiquitäten«, »Kuriositäten«, »Kunst«, »Souvenirs«, »Denkmäler« und »ethnographische Gegenstände« in verschiedenen historischen Momenten und unter spezifischen Marktbedingungen voneinander? Warum haben viele ethnographische Museen in den letzten Jahren begonnen, einige ihrer Objekte als »Meisterwerke« auszustellen? Wieso gibt es erst seit kurzem unter Ethnologen ein ernsthaftes Interesse an Touristenkunst (vgl. Graburn 1976, Jules-Rosette 1984)? Wie hat sich das Wechselspiel zwischen naturhistorischem Sammeln und der Auswahl ethnographischer Gegenstände zum Zwecke der Ausstellung und Analyse verändert? Die Liste ließe sich beliebig fortsetzen.

Eine kritische Geschichte des Sammelns beschäftigt sich damit, welche Objekte ihrer materiellen Kultur bestimmte Gruppen und Individuen aufbewahren, wertschätzen und untereinander austauschen. Obwohl diese sehr komplexe Geschichte, letztlich vom Zeitalter der großen Entdeckungen an, noch geschrieben werden müßte, stellt Baudrillard einen ersten Rahmen für die Positionierung von Objekten im kapitalistischen Westen zur Verfügung. Seine Ausführungen gehen von der Maxime aus, daß alle Arten von bedeutsamen Objekten – diejenigen eingeschlossen, die als wissenschaftliche Belege oder große Kunst gehandelt werden – sich in einem verzweigten System von Symbolen und Werten bewegen.

Um nur ein Beispiel zu nennen: Am 8. Dezember 1984 berichtete die *New York Times* von illegalen Plünderungen an archäologischen Ausgrabungsstätten der

Anasazi im Südwesten Nordamerikas. Bemalte Töpfe und Urnen in gut erhaltenem Zustand brachten auf dem Markt bis zu 30 000 US-Dollar. Ein anderer Artikel in derselben Ausgabe enthielt ein Foto von antiken Töpfen aus der Bronzezeit, die Archäologen aus einem phönizischen Schiffswrack vor der türkischen Küste geborgen hatten. Das Thema des ersten Berichtes war heimliches Sammeln aus Profitgier, der zweite Bericht beschäftigte sich mit wissenschaftlichem Sammeln zum Zweck der Erkenntnis. Die moralischen Bewertungen dieser beiden Vorgänge waren diametral entgegengesetzt. Alle diese geborgenen Töpfe gelten jedoch als bedeutsam, schön und alt. Ihrem kommerziellen, ästhetischen und wissenschaftlichen Wert liegt in beiden Fällen ein und dasselbe Wertesystem zugrunde, das wahres Interesse und wahre Schönheit in Gegenständen aus vergangenen Zeiten findet. Es geht davon aus, daß das Sammeln von Alltagsgegenständen antiker (bevorzugt nicht mehr existierender) Zivilisationen sich mehr *lohnen* wird als zum Beispiel das Sammeln verzierter Thermosflaschen aus dem heutigen China oder maßgeschneiderter T-Shirts aus Ozeanien. Alte Objekte sind mit einer Art von »Tiefe« ausgestattet, die ihnen ihre historisch denkenden Sammler zuschreiben. Zeitlichkeit wird verdinglicht und als Herkunft, Schönheit und Wissen geborgen.

Dieses archaisierende System hat nicht immer die Sammeltätigkeiten der westlichen Welt dominiert. Die Kuriositäten aus der Neuen Welt, die man im 16. Jahrhundert sammelte und schätzte, wurden nicht unbedingt als antike Objekte primitiver oder »vergangener« Zivilisationen geschätzt. Sehr oft sah man in ihnen etwas Wunderbares, einen Teil eines gegenwärtigen »goldenen Zeitalters« (Honour 1975, Mullaney 1983, Rabasa 1985). In den letzten Jahren ist diese rückwärtsgewandte Voreingenommenheit, die der Westen bei der Aneignung fremder Kulturen an den Tag legt, zunehmend kritisch untersucht worden (Fabian 1983, Clifford 1986 b). Kulturelle oder künstlerische »Authentizität« hat ebensoviel mit einer erfundenen Gegenwart zu tun wie mit der Vergangenheit, egal, ob es sich dabei um Objektivierungen, Konservierungen oder Revivals handelt.

Seit der Jahrhundertwende wurden Objekte außereuropäischer Herkunft im wesentlichen in zwei Kategorien eingeteilt: in (wissenschaftliche) Kulturgegenstände oder in (ästhetische) Kunstwerke.[9] Andere Sammelobjekte – Massenwaren, »Kunst für Touristen«, Kuriositäten usw. – sind weit weniger systematisch erfaßt und bewertet worden; im günstigsten Fall finden sie einen Platz in Ausstellungen über »Technologie« oder »Folklore«. Diese Verortungen innerhalb eines Systems, das man ein »modernes Kunst-Kultur-System« nennen könnte, können mit Hilfe eines (zugegebenermaßen etwas vereinfachenden) Diagramms verdeutlicht werden.

A. J. Greimas' »semiotisches Quadrat« (Greimas und Rastier 1968) zeigt uns, daß »jedes anfänglich binäre Oppositionspaar mit Hilfe von Negationen und entsprechender Synthesen ein weit größeres Feld von Ausdrücken hervorbringen kann, die sich aber trotz allem notwendigerweise innerhalb des ursprünglichen Ausgangssystems bewegen« (Jameson 1981, S. 62).

Frederic Jameson wendet Greimas' Überlegungen zum Zwecke der Kulturkritik an und übernimmt das semiotische Quadrat, um »die Grenzen eines spezifischen ideologischen Bewußtseins, die konzeptuellen Pole, die dieses Bewußtsein nicht zu überwinden vermag und zwischen denen es gezwungen ist zu oszillieren« (Jameson 1981, S. 47), zu enthüllen. Seinem Beispiel folgend, schlage ich das folgende Diagramm (siehe unten) eines historisch spezifischen Bereichs miteinander wettstreitender Bedeutungen und Institutionen vor.

Mit einem Oppositionspaar beginnend, werden durch Negation vier Begriffe entwickelt. Dadurch entstehen eine horizontale und eine vertikale Achse, zwischen denen sich vier semantische Felder herausbilden: (1) Zone der authentischen Meisterwerke, (2) Zone der authentischen Artefakte, (3) Zone der nicht-authentischen Meisterwerke, (4) Zone der nicht-authentischen Artefakte. Die meisten Objekte – alte und neue, seltene und verbreitete, vertraute und exotische – können in einer dieser Zonen verortet werden oder, in zweideutigen Fällen, auf dem Weg von einer dieser Zonen in eine andere.

Das System klassifiziert die Objekte und gibt ihnen einen relativen Wert. Es stellt die »Kontexte« bereit, in denen ein Objekt normalerweise gesehen wird oder zwischen denen es hin und her wandern kann. Regelmäßige Bewegungen in Richtung positiver Bewertung finden von unten nach oben und von rechts nach links statt. Diese Bewegungen zeichnen Artefakte von bleibendem Wert oder Seltenheit aus, deren Wert normalerweise durch das »Verschwinden« ihrer Ursprungskultur oder durch die Auswahl und die Preismechanismen des Kunstmarktes bestimmt sind. Der Wert handwerklicher Erzeugnisse der Shaker beispielsweise spiegelt die Tatsache wider, daß es diese Kultur nicht mehr gibt: Die Bestände sind begrenzt. In der Welt der Kunst wird ein Kunstwerk von Kennern und Sammlern aus Gründen als »bedeutend« eingestuft, die über ästhetische Kriterien hinausgehen (vgl. Becker 1982). Tatsächlich können sich die vorherrschenden Definitionen von »schön« oder »interessant« manchmal sehr schnell ändern.

Ein Bereich, in dem es zu regem Austausch kommt, liegt zwischen Zone 1 und 2.

Das Kunst-Kultur-System
(Eine Maschine zur Produktion von Authentizität)

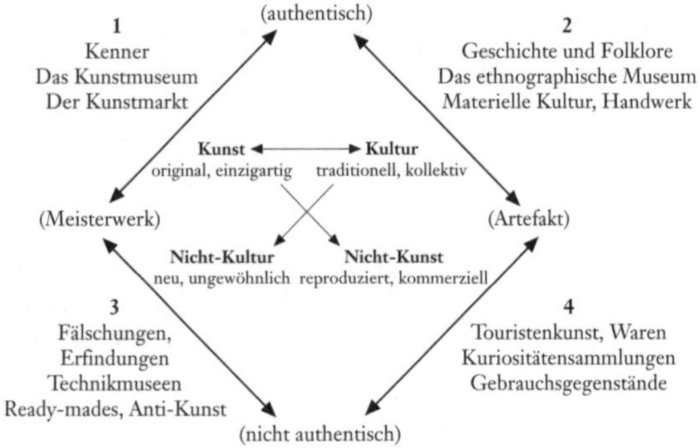

Auf diesem Pfad bewegen sich die Objekte in zwei Richtungen. Dinge, die einen historischen oder kulturellen Wert haben, können in die Gefilde der hohen Kunst aufsteigen. Beispiele für eine Bewegung in diese

Richtung, das heißt von ethnographischer »Kultur« zu hoher »Kunst«, gibt es viele: Objekte aus fremden Kulturen, die in Kunstgalerien (dem Rockefeller-Trakt des Metropolitan Museum in New York) oder nach »formalistischen« statt nach »kontextuellen« Kriterien (Ames 1986, S. 39–42) an einem beliebigen anderen Ort ausgestellt sind, bewegen sich in diese Richtung. Handwerk (Shaker-Arbeiten, die 1986 vom Whitney Museum gesammelt wurden), »Volkskunst«, bestimmte Antiquitäten, »naive« Kunst steigen gelegentlich in diese Zone auf. Bewegungen in die entgegengesetzte Richtung finden statt, wenn große Kunstwerke kulturell oder historisch »kontextualisiert« werden, was in den letzten Jahren immer häufiger geschieht. Der wohl spektakulärste Fall war der Umzug der großen französischen Sammlung impressionistischer Malerei in Paris. Früher am Jeu de Paume beheimatet, zog sie ins neue Museum des 19. Jahrhunderts am Gare d'Orsay. Hier nehmen die Kunstwerke ihren Platz im Rahmen eines Überblicks über eine kulturhistorische »Epoche« ein. Die Ausstellung umfaßt die zu dieser Zeit im Entstehen begriffene urbane Kultur mit ihrer triumphierenden Technologie, »schlechte« wie auch »gute« Kunst. Eine weniger dramatische Bewegung findet von Zone 1 nach Zone 2 statt, wenn Galerien routinemäßig Kunstwerke »datieren«. Diese sind dann nicht mehr unmittelbarer Ausdruck künstlerischen Genies, sondern werden zu gelungenen Beispielen einer Stilepoche.

Auch zwischen der unteren und der oberen Hälfte des Diagramms kommt es zu Bewegungen, zumeist von unten nach oben. Waren aus Zone 4 treten in regelmäßigen Abständen in die Zone 2 ein, wenn sie zu seltenen Stücken einer bestimmten Produktionsphase werden (z. B. alte grüne Coca-Cola-Glasflaschen). Viele in den letzten Jahren entstandene außereuropäische Werke pendeln zwischen dem Status »Touristenkunst« und kreativ-künstlerischer kultureller Strategie hin und her. Einige unlängst entstandene Arbeiten aus der sogenannten Dritten Welt haben sogar das Stigma moderner kommerzieller Inauthentizität vollständig hinter sich gelassen. So ist zum Beispiel »primitive« Malerei aus Haiti, obwohl sie kommerziellen, also unreinen kulturellen Ursprungs ist und erst seit relativ kurzer Zeit existiert, vollständig in den Kunst-Kultur-Kreislauf integriert worden. Interessanterweise traten diese Arbeiten über ihre Nähe zur zweiten Zone in den Kunstmarkt ein. Die Bilder erfuhren nicht als Werke individueller Künstler Wertschätzung, sondern weil ihre Malerei stellvertretend für haitianische Kultur stand. Haitianischer Malerei haften besondere Assoziationen an, die das Land mit Voodoo, Magie und Negritude in Verbindung bringen. Obwohl einzelne Künstler berühmt geworden sind, umgibt ihre Arbeiten doch immer eine »kulturelle« Aura, die weit stärker ist als bei einem Maler wie Picasso, der nicht als »spanischer Maler« angesehen wird. Dasselbe gilt, wie wir noch sehen werden, für eine ganze Reihe in den letzten Jahren entstandener ethnischer Kunstwerke, ganz gleich, ob sie vom Sepik kommen oder von der Nordwestküste Amerikas. Arbeiten dieser Art haben sich weitgehend aus dem Touristen- oder Warenzusammenhang befreit, in den sie von Puristen aufgrund ihrer Modernität verbannt worden waren.

Sie können allerdings nicht auf direktem Weg, das heißt ohne sich als authentische Kultur zu präsentieren, in die Zone 1, den Kunstmarkt, gelangen, denn es gibt keine direkte Verbindung zwischen Zone 4 und Zone 1.

Zu gelegentlichen Bewegungen kommt es zwischen Zone 3 und 4, zum Beispiel wenn eine Ware oder ein technischer Gegenstand als besonders erfinderisch angesehen wird. Das Objekt wird aus der Sphäre des Kommerziellen oder der Massenkultur ausgewählt, um dann u. U. in einem Technikmuseum ausgestellt zu werden. Manchmal gelangen solche Objekte auch vollständig in den Bereich der Kunst: »technische« Neuerungen oder Waren können als modernes »Design« kontextualisiert werden und so über die Zone 3 in die Zone 1 vordringen (zum Beispiel Möbel, Haushaltsgeräte, Autos usw., die im Museum of Modern Art in New York ausgestellt sind).

Regelmäßigen Austausch gibt es auch zwischen den Zonen 1 und 3. Kunstfälschungen werden degradiert, wenn sie entdeckt werden (allerdings nicht ohne einen Teil der Aura des Originals zu bewahren). Andererseits werden unterschiedlichste Formen von »Anti-Kunst« und Kunstformen, die ihre »Inauthentizität« und Unoriginalität zelebrieren, geschätzt und gesammelt (Warhols Suppendose, Sherrie Levines Foto eines Fotos von Walker Evans, Duchamps Urinal, Flaschenständer oder Schaufel). Alle Objekte aus Zone 3 haben das Potential, innerhalb der Sphäre der Kunst gesammelt zu werden: Sie sind ungewöhnlich, spürbar anders oder deutlich von einer Kultur abgetrennt. Hat die Kunstwelt sie sich einmal angeeignet, wie im

Falle von Duchamps *Ready-Mades*, zirkulieren sie in Zone 1.

Das Kunst-Kultur-System, wie ich es hier vorgestellt habe, marginalisiert beziehungsweise schließt bestimmte Randbereiche und entstehende Kontexte aus. Um nur einen zu erwähnen: Die Kategorien Kunst und Kultur, Technologie und Warenwelt sind in hohem Maße weltlich. »Religiöse« Objekte können als bedeutende Kunstwerke (ein Altar von Giotto), als folkloristische Kunst (die Dekorationen auf einem Schrein eines populären lateinamerikanischen Heiligen) oder als Kulturgegenstände (eine indianische Rassel) betrachtet werden. Diese Art Objekte haben nicht mehr die individuelle »Kraft« oder das Geheimnis, das »Fetische« einst besaßen, bevor sie in der modernen Welt als primitive Kunst oder Kulturgegenstände rekontextualisiert wurden. Wie auch würde man diesen »Wert« bezeichnen, der einem Altar abhanden kommt, wenn er aus einer funktionierenden Kirche entfernt wird (oder wenn die Kirche, in der er steht, in ein Museum umgewandelt wird)? Seine spezifische Kraft oder Heiligkeit wird in eine allgemeine ästhetische Sphäre übertragen. (Vgl. Clifford 1988, aus dem auch dieser Aufsatz entnommen ist, S. 209, wo Stammesautoritäten der Zuni diese Art weltlicher Kontextualisierung in Frage stellen.)

Es ist wichtig, die historische Eingebundenheit des Kunst-Kultur-Systems zu sehen. Es hat seine endgültige Form nicht erreicht: die Positionen und Werte im System, die sammelbaren Objekten zugeordnet sind, haben sich verändert und werden dies auch weiterhin tun. Darüber hinaus kann ein statisches, ahistorisches Diagramm nicht Bereiche berücksichtigen, die in Frage gestellt oder überschritten werden, außer als Bewegung oder Doppeldeutigkeit zwischen zwei festgeschriebenen Polen. Wie wir am Ende des Textes noch sehen werden, bewegt sich ein großer Teil zeitgenössischer »ethnischer Kunst« zugleich im regulären Kunst-Kultur-Bereich *und* in traditionellen, spirituellen Kontexten, die von dem System nicht berücksichtigt werden (Coe 1986). Wie auch immer diese umstrittenen Bereiche aussehen, so wird doch, allgemein gesprochen, jedes gesammelte exotische Objekt von diesem System vor die Alternative gestellt, seine zweite Heimat in der ästhetischen oder in der ethnographischen Zone zu finden. Das moderne ethnographische Museum und das Kunstmuseum (bzw. die private Kunstsammlung) haben jeweils eigene, einander entgegengesetzte Klassifikationssysteme entwickelt. In ersterem wird eine »Skulptur« zusammen mit anderen Objekten ausgestellt, die eine ähnliche Funktion erfüllen. Oder sie findet einen Platz in der Nähe von Objekten derselben kulturellen Herkunft, darunter so nützliche Gegenstände wie Löffel, Schüsseln oder Speere. Eine Maske oder eine Statue können zusammen mit äußerlich verschiedenen Gegenständen gruppiert und zum Teil eines Rituals oder eines institutionellen Komplexes erklärt werden. Die Namen einzelner Künstler sind unbekannt oder werden verschwiegen. In Kunstmuseen wird eine Skulptur als Werk eines Individuums identifiziert: Rodin, Giacometti, Barbara Hepworth. Ihr Platz in alltäglichen kulturellen Handlungen (den Kunstmarkt mit eingeschlossen) ist nicht relevant für die eigentliche Bedeutung der Skulptur. Während das Objekt im ethnographischen Museum kulturell oder menschlich »interessant« ist, ist es im Kunstmuseum in erster Linie »schön« oder »ein Original«. Das war nicht immer so.

Elizabeth Williams (1985) untersuchte ein sehr aufschlußreiches Kapitel in der Geschichte dieser permanentem Wandel unterliegenden Zuweisungen. Im Paris des 19. Jahrhunderts war es undenkbar, präkolumbianische Kunst als »schön« zu empfinden. Die vorherrschende naturalistische Ästhetik fand die *Ars Americana* grotesk und grob. Im günstigsten Fall konnten präkolumbianische Kunstwerke als Antiquitäten eingeordnet werden, gewürdigt einzig im Zuge der Mittelalterbegeisterung eines Viollet-le-Ducs. Williams zeigt, wie Artefakte der Maya und Inka aufgrund ihres unklaren Status zwischen dem Louvre, der Nationalbibliothek, dem Musée Guimet hin und her wanderten und schließlich (nach 1878) im Trocadéro, einer Institution, die sie wie wissenschaftliche Belege behandelte, eine ethnographische Heimat fanden. Die ersten Direktoren des Trocadéro, Ernest-Théodore Hamy und Rémy Verneau, zeigten allerdings wenig Interesse an den ästhetischen Qualitäten dieser Objekte.

Die »Schönheit« vieler dieser nicht-westlichen »Kunstwerke« ist eine relativ neue Entdeckung. Schon vor dem 20. Jahrhundert wurde ein großer Teil dieser Objekte gesammelt, allerdings aus anderen Gründen. In der Frühzeit der Moderne schätzte man ihre Seltenheit und Ausgefallenheit. Das »Kuriositätenkabinett« würfelte alles zusammen. Jedes Objekt stand metonymisch für eine ganze Region oder seine Bevölkerung. Die Sammlung war ein Mikrokosmos, eine »Zusammenfassung des Universums« (Pomian 1978). Im 18. Jahrhundert dann erwachte ein ernsthafteres Interesse an Klassifikation und der Erarbeitung vollständiger Sammlungen. Sammeln wurde mehr und mehr eine Angelegenheit von Naturwissenschaftlern (Feest 1984, S. 90). Man schätzte Objekte, weil sie als beispielhaft für eine ganze Reihe systematischer Kategorien galten: Essen, Kleidung, Baumaterial, Landwirtschaftsgeräte, Waffen (für den Krieg, für die Jagd) usw. E. F. Jornards ethnographische Klassifikationen und A. H. L. F. Pitt Rivers typologische Ausstellungen Mitte des 19. Jahrhunderts waren die Höhepunkte dieser taxonomischen Vision (Chapman 1985, S. 24 f.). Pitt Rivers Typologien stellten Entwicklungssequenzen heraus, denn gegen Ende des 19. Jahrhunderts bestimmte der Evolutionismus die Anordnung exotischer Objekte. Ganz gleich, ob Objekte als Antiquitäten präsentiert wurden, geographisch oder nach Gesellschaften angeordnet waren, in beeindruckender Aufmachung ausgebreitet oder als realistisch nachgestellte »Lebenswelten« und Dioramen dargeboten waren, immer wurde eine Geschichte menschlicher Entwicklung erzählt. Das Objekt hatte aufgehört, vornehmlich eine exotische »Kuriosität« zu sein, und galt nun als Quelle der Information, die vollständig in das Universum der westlichen Kultur integriert war (Dias 1985, S. 378 f.). Der Wert exotischer Objekte lag in ihrer Fähigkeit, Zeugnis über die Realität einer früheren Stufe menschlicher Entwicklung abzulegen: einer gemeinsamen Vergangenheit, die Europas triumphale Gegenwart bestätigte.

Mit Franz Boas und dem Aufkommen des Kulturrelativismus stellte man Objekte mehr und mehr in ihre spezifischen gelebten Kontexte. Die »Kulturen« konnten somit entweder in modifizierten evolutionären Reihen oder als synchrone »ethnographische Gegenwarten« arrangiert werden. Letztere waren weder Zeiten der Vergangenheit noch des 20. Jahrhunderts, sondern Versuche, einen »authentischen« Kontext der gesammelten Objekte wiederherzustellen, wie er oftmals noch kurz vor dem Akt des Sammelns oder der Ausstellung bestanden haben muß. Sowohl der Sammler als auch der bergende Ethnograph konnte behaupten, in letzter Minute die »wahren Objekte« gerettet zu haben. Authentizität wird, wie wir noch sehen werden, hergestellt, indem man Objekte oder Bräuche aus ihren gegenwärtigen historischen Kontexten herauslöst: »a present-becoming-future«.[10]

Mit der Konsolidierung der Ethnologie des 20. Jahrhunderts wurden ethnographisch kontextualisierte Kulturgegenstände wichtig, weil sie als objektive »Zeugen« des multidimensionalen Lebens einer Kultur dienen konnten (Jamin 1982, S. 89–95, 1985). Gleichzeitig kam es zu neuen Entwicklungen in Kunst und Literatur. Picasso und andere begannen das »Troca« zu besuchen und die ethnischen Gegenstände dort auf unethnologische Weise zu bewundern. Der richtige Platz für nicht-westliche Objekte stand erneut zur Debatte. In den Augen einer triumphierenden Moderne konnten zumindest einige dieser Gegenstände als universale Meisterwerke angesehen werden. Die Kategorie der »primitiven Kunst« bildete sich heraus.

Diese Entwicklungen brachten sowohl neue Unklarheiten als auch neue Möglichkeiten in ein sich veränderndes taxonomisches System. Mitte des 19. Jahrhunderts galten präkolumbianische Kunst und ethnische Objekte entweder als grotesk oder als antik. Um 1920 waren sie dann Zeugnisse von Kultur und ästhetische Meisterwerke. Seitdem ist es zu einer kontrollierten Wanderung zwischen den beiden mittlerweile institutionalisierten Sphären Kunst und Kultur gekommen. Die Grenzen von Kunst und Wissenschaft, dem Ästhetischen und dem Ethnographischen, sind nicht starr. Tatsächlich zeigen Völkerkunde- und Kunstmuseen in den letzten Jahren Anzeichen von Überschneidungen. Zum Beispiel läßt sich in der Hall of Asian Peoples im New York Museum of Natural History eine Art »Boutique«-Stil in der Ausstellung erkennen, deren Objekte als »Kunst« selbst an den Wänden oder auf Kaffeetischen eines bürgerlichen Haushaltes niemals fehl am Platze wirken würden. Eine gegenläufige Entwicklung findet im Stadtzentrum von New York statt, dort hat das Museum of Modern Art seine Dauerausstellung kultureller Artefakte ausgeweitet: Möbel, Autos, Haushaltsgeräte und Utensilien; manche hängen sogar von der Decke, wie zum Beispiel ein Kriegskanu von der Nordwestküste Amerikas und ein viel bewunderter grellgrüner Hubschrauber.

Obwohl die Objekt-Systeme von Kunst und Ethnologie mittlerweile institutionalisiert und einflußreich sind, sind sie doch keineswegs unveränderlich. Die Kategorien des Schönen, Kulturellen und Authentischen haben sich verändert und verändern sich auch weiterhin. Deshalb ist es so wichtig, dem Bestreben von Ausstellungen zu widerstehen, in sich abgeschlossen zu wirken, indem sie ihre eigenen historischen, ökonomischen und politischen Entstehungsprozesse unterschlagen (vgl. Haacke 1975, Hiller 1979). Im Idealfall sollte die Geschichte der eigenen Sammlung und Ausstellungspraxis ein sichtbarer Teil einer jeden Ausstellung sein. Es kursierten Gerüchte, daß der Boas-Saal im American Museum of Natural History mit Artefakten von der Nordwestküste Amerikas umgebaut und der Ausstellungsstil modernisiert werden sollte. Wie es scheint (oder zu hoffen wäre), hat man den Plan wieder fallengelassen, weil der Saal mit seiner etwas antiquiert wirkenden Atmosphäre nicht nur eine hervorragende Sammlung enthält, sondern auch einen wichtigen Moment in der Geschichte des Sammelns überhaupt dokumentiert. Die weithin bekannt gewordene Ausstellung »Primitivism in Twentieth Century Art«, die 1984 im Museum of Modern Art stattfand, machte die genauen Umstände deutlich (und feierte sie), die dazu führten, daß bestimmte ethnographische Objekte plötzlich zu universalen Kunstwerken wurden. Ein höheres Maß an historischer Selbstreflexion beim Ausstellen und Betrachten von nicht-westlichen Objekten kann zumindest Bewegung in die Art und Weise bringen, wie Ethnologen, Künstler und ihr Publikum sich selbst und die Welt sammeln.

Auf einer etwas persönlicheren Ebene, die Objekte nicht nur als kulturelle Zeichen oder Kunstikonen (Guidieri und Pellizzi 1981) begreift, können wir, wie es James Fenton tut, zu den Dingen und ihrem verlorengegangenen Fetischcharakter zurückkehren. Al-

lerdings nicht in Form eines devianten oder exotischen »Fetischismus«, sondern indem die Dinge wieder zu *unseren eigenen* Fetischen werden.[11] Diese Taktik – sie ist notwendigerweise persönlicher Art – würde den gesammelten Objekten die Fähigkeit zusprechen, etwas zum Ausdruck zu bringen, den Betrachter zu fesseln, statt nur zu erbauen und zu informieren. Afrikanische und ozeanische Objekte könnten wieder zu *objets sauvages* werden; Quellen der Faszination mit der Kraft zu beunruhigen. In bezug auf ihre Widerständigkeit gegenüber Klassifikationen betrachtet, könnten sie uns an unseren *Mangel* an Besessenheit und die vielen Mühen erinnern, die wir an den Tag legen, um uns eine Welt durch Sammeln aufzubauen.
(...)

Andere Aneignungen

Um die anderen Geschichten erzählen zu können, die lokalen Geschichten des Entstehens und Überlebens von Kulturen, müssen wir tief sitzenden Gewohnheiten des Denkens und verbreiteten Vorstellungen von Authentizität widerstehen. Wir müssen mißtrauisch gegenüber einer beinahe automatischen Angewohnheit sein, alles, was mit nicht-westlichen Völkern oder Objekten zu tun hat, in die Vergangenheit einer homogenen Menschheitsentwicklung zu verbannen. Einige neuere Entdeckungen und Kontroversen legen andere Raum-Zeit-Bezüge[12] für das Sammeln von Kunst und Kultur nahe.

Anne Vitart-Fardoulis, Kuratorin des Musée de L'Homme, veröffentlichte einen sehr feinfühligen Bericht über die ästhetischen, historischen und kulturellen Diskurse, in denen gewöhnlich Objekte in Museen erklärt werden. Sie befaßt sich mit einer detailreich bemalten Tierhaut (aktueller Name: M. H. 34.33.5), deren Herkunft höchstwahrscheinlich bei den Fox Indianern Nordamerikas zu suchen ist. Die Haut tauchte vor geraumer Zeit in westlichen Sammlerkreisen als Teil eines »Kuriositätenkabinetts« auf. Sie wurde damals für ihre ästhetischen Qualitäten sehr bewundert und dazu benutzt, aristokratische Kinder zu unterrichten. Vitart-Fardoulis berichtet, daß die Haut heute ethnographisch dekodiert werden kann. Die Kombination »männlicher« und »weiblicher« Zeichenstile kann im Kontext ihrer wahrscheinlichen Rolle in bestimmten Zeremonien verstanden werden. Aber damit sind noch nicht alle bedeutungsvollen Kontexte ausgeschöpft, denn die Geschichte nimmt eine neue Wendung:

> Der Urenkel einer der Indianer, die mit Buffalo Bill nach Paris kamen, suchte nach dem Umhang (der bemalten Haut), den sein Großvater gezwungenermaßen verkaufen mußte, um die Überfahrt zurück nach Amerika bezahlen zu können, als der Zirkus pleite ging. Ich zeigte ihm alle Umhänge in unserer Sammlung, vor einem hielt er inne. Mit seinen Emotionen kämpfend, begann er zu sprechen. Er erzählte von der Bedeutung einer Haarlocke, eines Ornaments, von der Bedeutung bestimmter Farben, einer Feder ... Das Kleidungsstück, das noch vor kurzem schön und interessant, aber passiv und indifferent gewesen war, gewann Stück für Stück an Bedeutung, verwandelt in ein aktives Zeugnis eines lebendigen Moments, vermittelt

> durch jemanden, der nicht observierte und analysierte, sondern das Objekt lebte und für den das Objekt lebte. Dabei ist es kaum mehr wesentlich, ob der Umhang wirklich der seines Großvaters war (Vitart-Fardoulis 1986, S. 12).

Was auch immer bei dieser Begegnung passiert, zwei Dinge geschehen augenscheinlich nicht. Der Urenkel stellt das Objekt nicht in seinen ursprünglichen »authentischen« kulturellen Kontext zurück. Der ist längst vergangen. Seine Begegnung mit der bemalten Haut ist Teil einer modernen Wiederaneignung. Und der bemalte Umhang wird nicht als Kunstwerk oder ästhetisches Objekt bewundert. Die Begegnung ist zu speziell, zu sehr mit persönlicher Familiengeschichte und kultureller Erinnerung verwoben.[13] Einige Aspekte »kultureller« und »ästhetischer« Aneignung finden statt, aber innerhalb einer *gegenwärtigen Stammesgeschichte*, in einer anderen Zeitlichkeit als der, die das System bestimmt, das ich weiter oben ausgeführt habe. Im Kontext einer Zukunft werdenden Gegenwart (present-becoming-future) bekommt der alte bemalte Umhang eine neue traditionelle Bedeutung.

Die aktuelle Relevanz »ethnischer« Artefakte wird in den letzten Jahren auch für Nicht-Indianer zunehmend sichtbar. Viele neue Gesuche auf Anerkennung eines Stammesstatus sind im Innenministerium anhängig. Wie erfolgreich oder erfolglos sie formal sind, ist weniger interessant als das, was sie manifestieren: die historische und politische Realität des Überlebens und Wiederauflebens der Indianer; eine Kraft, die sich auch auf westliche Kunst- und Kultursammlungen auswirkt.

Der »richtige« Platz vieler Objekte in Museen wird gegenwärtig angefochten. Die Zuni, die die Ausleihe ihres Kriegsgottes an das Museum of Modern Art verhinderten (siehe Clifford 1988, S. 189 ff.), stellten das herrschende Kunst-Kultur-System in Frage, weil in der traditionellen Glaubensvorstellung der Zuni Figuren von Kriegsgöttern heilig und gefährlich sind. Sie sind keine ethnographischen Artefakte und bestimmt keine »Kunst«. Die Ansprüche der Zuni auf diese Objekte richten sich insbesondere gegen die »Beförderung« dieser Dinge in den Rang ästhetischer oder wissenschaftlicher Schätze.

Ich würde nicht behaupten, daß die einzig richtige Heimat für die betreffenden Objekte der »Stamm« ist, ein Ort, der in vielen Fällen alles andere als klar definiert ist. Der Punkt, um den es mir geht, ist vielmehr, daß die vorherrschenden, ineinander verschränkten Kontexte von Kunst und Ethnographie nicht mehr als selbstverständlich und unumstritten gelten können. Es gibt andere Kontexte, Geschichten und Vorstellungen von Zukunft, zu denen nicht-westliche Objekte und kulturelle Dokumente »gehören« können. Die seltenen Kulturgegenstände der Maori, die zwischen 1984 und 1985 durch die Museen Nordamerikas tourten, sind normalerweise in neuseeländischen Museen beheimatet. Kontrolliert werden sie allerdings von traditionellen Maori-Autoritäten, deren Zustimmung eingeholt werden mußte, bevor sie das Land verlassen konnten. Hier, aber auch andernorts, ist die Zirkulation von Museumssammlungen entscheidend von wiedererstarkten indigenen Gemeinschaften abhängig.

Zur Disposition steht hierbei mehr als nur konventionelle Museumsprogramme für kommunale Bildung (Alexander 1979, S. 215). Die Entwicklungen der letzten Jahre stellen den Anspruch der Institution Museum selbst in Frage, die einzige kulturhistorische Bühne des Gedächtnisses zu sein. Wessen historisches Gedächtnis? Zu welchen Zwecken? Das Provincial Museum of British Columbia hat eine Zeitlang Kwakiutl-Schnitzer ermuntert, museumseigene Ausstellungsstücke als Modelle zu verwenden. Das Museum verleiht seit einiger Zeit alte Objekte und hat neue gestiftet, die auf modernen Potlatches Verwendung finden. Angesichts dieser neuen Entwicklungen stellt Michael Ames, Leiter des University of British Columbia Museums, fest, daß »Indianer, die traditionell nur als Objekte oder Klienten behandelt wurden, nun die neue Rolle des Patrons annehmen«. Er fährt fort: »Der nächste Schritt ist ebenfalls vollzogen. Indianische Gemeinden haben ihre eigenen Museen etabliert, bemühen sich um ihre eigenen Museumssubventionen, nehmen ihre eigenen Kuratoren und Ethnologen unter Vertrag und fordern die Rückführung ihrer Sammlungen« (Ames 1986, S. 57). Das Quadra Island Kwakiutl Museum in Quathaski Cove, British Columbia gelegen, stellt Artefakte aus, die von der nationalen Sammlung in Ottawa zurückgebracht wurden. Die Objekte sind in Glasvitrinen, aber nach traditionellen Familienherkünften angeordnet. In Alert Bay, British Columbia, stellt das U'mista Cultural Centre repatriierte Artefakte in einem traditionellen Kwakiutl »big house« aus und ordnet sie in der Reihenfolge an, in der sie auf einer Potlatch-Zeremonie zum Einsatz kommen. Diese neuen Institutionen dienen gleichzeitig als öffentliche Ausstellungen und als kulturelle Zentren, die ein Verbindungsglied zur Tradition darstellen. Zwei Haida Museen haben sich auf den Queen Charlotte Islands etabliert, und die Bewegung wächst auch andernorts in Kanada und Nordamerika.

Findige nordamerikanische Indianer eignen sich vielleicht das westliche Museum an, genau wie sie sich eine andere europäische Institution zu eigen gemacht haben, den »Stamm«. Alte Objekte können wieder an einer Zukunft werdenden Gegenwart eines Stammes teilnehmen. Darüber hinaus lohnt es sich, hier anzumerken, daß ein ähnlicher Vorgang bei schriftlichen Kulturgegenständen möglich ist, die von einer »Rettungs-Ethnographie« gesammelt wurden. Einige dieser alten Texte (Mythen, linguistische Proben, traditionelles Wissen aller Art) werden nun als lokale Geschichte und ethnische »Literatur« recycled.[14] Die Objekte des Kunst- und Kultursammelns sind empfänglich für andere Aneignungen.

Diese Erschütterung der westlichen Objektsysteme spiegelt sich in einem unlängst erschienenen Buch von Ralph Coe wider, *Lost and Found Traditions: Native American Art: 1965–1985* (1986).[15] Coes Arbeit ist eine Tour de force für Sammler. Wieder »entdeckt« eine weiße Autorität die wahre ethnische Kunst; nur diesmal auf eine entscheidend andere Weise. Hunderte Fotos dokumentieren erst kürzlich entstandene Objekte, einige sind für den lokalen Gebrauch bestimmt, einige für den Verkauf an Indianer oder weiße Außenstehende. Wunderschöne Objekte – viele von ihnen, ehemals als Folklore, Souvenir oder Touristenkunst eingestuft – werden in bestehenden, sich erneuernden

Traditionen verortet. Sehr wirkungsvoll zieht Coe die verbreitete Auffassung in Zweifel, daß gute ethnische Arbeiten im Verschwinden begriffen seien, und stellt damit vorherrschende Kriterien der Beurteilung von Reinheit und Authentizität in Frage. In seiner Sammlung befinden sich neben erkennbar traditionellen Katchinas, Totempfählen, Decken und geflochtenen Körben kunstfertig bestickte Turnschuhe und Baseballkappen oder Gegenstände, die für den Kuriositätenhandel hergestellt sind: Quilts und dekorierte Lederkästen (Peyote kits, die altmodischen Werkzeugkisten nachempfunden sind).

Da die Native American Church, in deren Zeremonien die Peyote kits verwendet werden, im 19. Jahrhundert nicht existierte, kann ihr Anspruch, Tradition zu verkörpern, nicht aus ihrem Alter abgeleitet werden. Ein stärkerer historischer Anspruch kann vielmehr in etlichen Bereichen des Kuriositätenhandels ausgemacht werden, etwa bei perlenbestickten »fancies«[16] (Vögel zum Aufhängen, Rahmen für Spiegel o. ä.), wie sie Matilda Hill, eine Tuscarora-Indianerin, die an den Niagarafällen verkauft, herstellt:

> Versuchen Sie mal, Matilda Hill zu sagen, daß ihre ›fancies‹ (Kat. Nr. 46) Souvenirs für Touristen sind«, erzählt der Mohawk Rick Hill, Autor eines unveröffentlichten Aufsatzes zu diesem Thema. »Die Tuscarora handeln an den Niagarafällen mit Dingen wie diesen Vögeln oder den perlenbestickten Rahmen (Kat. Nr. 47), seit sie Ende des Krieges 1812 die exklusiven Rechte für diesen Handel bekommen haben. Es würde ihr gar nicht gefallen, wenn jemand auf ihre Kultur herabblicken würde!

»Selbstverständlich«, fügt Coe hinzu, »sollte ein Handelsprivileg, das 1816 etabliert wurde, heute als Tradition akzeptiert sein.« Coe faßt zusammen:[17] »Eine weitere Fehleinschätzung hat ihren Ursprung in unserer Unfähigkeit zu verstehen, daß Indianer schon immer in und außerhalb ihrer Kultur Handel getrieben haben. Handel ist charakteristisch für die Art, wie sie alle ihre Geschäfte betreiben. Viele Objekte werden und wurden schon immer in der Welt der Indianer hergestellt, ohne daß sie eine genaue Bestimmung gehabt hätten. Die Geschichte indianischen Handels beginnt lange vor dem Einfluß der Weißen und hält bis heute unvermindert an. Er ist ein faszinierendes Instrument sozialer Kontinuität, und in diesen modernen Zeiten hat sich sein Umfang stark erweitert« (Coe 1986, S. 16).

Coe zögert nicht, neue »traditionelle« Werke anzuerkennen, und verwendet merklich viel Zeit darauf, die spezifischen Bedeutungen von Objekten als ethnische Kunst zum einen und als individuelles Eigentum zum anderen ans Licht zu bringen. Wir sehen und hören dazu einzelne Künstler; die Koexistenz spiritueller, ästhetischer und kommerzieller Kräfte bleibt dabei stets sichtbar. Alles in allem repräsentiert und befürwortet Coes Sammelprojekt bestehende Kunstformen, die sowohl in bezug auf als auch unabhängig von herrschenden ästhetisch-ethnographischen Wertsystemen stehen. In *Lost and Found Traditions* ist Authentizität etwas, was produziert und nicht geborgen oder gerettet wird. Coes Projekt sammelt, bei aller Liebe für die Vergangenheit, Zukunft.

Ein langes Kapitel über »Tradition« widersetzt sich

einer Zusammenfassung, denn die vielfältigen Antworten alter und junger praktizierender Künstler geben nicht die im Westen vorherrschenden Definitionen wieder. »Weiße denken, unsere Erfahrungen haben nur etwas mit der Vergangenheit zu tun«, erzählt ein Indianer in einer Gruppe von Studenten, die das Thema diskutieren. »Aber wir wissen, sie sind gleich hier bei uns.«

> Wir beginnen unsere Sommertänze immer mit einem Lied, das nur vier Worte immer und immer wieder wiederholt. In Englisch bedeuten sie nicht besonders viel: »Junge Häuptlinge, steht auf.« Für uns drücken diese Lieder unseren Stolz auf unsere Lineage aus und unsere Freude, immer an sie zu denken. Es ist ein fröhliches Lied. Tradition ist nicht etwas, worüber man redet ... sondern etwas, das man tut (Coe 1986, S. 46).

> Deine Tradition ist immer ›da‹. Man ist flexibel genug, daraus zu machen, was man will. Sie ist immer bei dir. Ich bete zu den alten Töpfen bei der Ruine und träume davon zu töpfern. Ich sage ihnen, ich möchte es lernen. Wir leben für heute, aber vergessen nie die Vergangenheit (Coe 1986, S. 47).

> Unsere Aufgabe als Künstler ist es, über etwas hinauszugehen, das bedeutet, die Veränderung zu lieben, (immer erreicht durch) Traditionen, die wir im Kopf haben, und indem wir mit den Ältesten unseres Stammes reden und mit unseren Großeltern zusammen sind. Die Geschichten, die sie uns erzählen, sind einfach unglaublich. Wenn du ihnen ausgesetzt bist, wird alles ein Spiegel dieser Er-

eignisse. Es ist sehr befriedigend, ein Künstler innerhalb einer Tradition zu sein (Coe 1986, S. 47).

Wir hatten schon immer magische Dinge: alles was neu ist, ist bei uns alt (Coe 1986, S. 79).

(1988)

Für diesen Band aus dem Amerikanischen übertragen von Jay Rutledge.

---

1 Anm. d. Übers.: Im Original besteht dieser Text aus vier lose verbundenen Teilen, von denen Teil 1 und 4 in dieser Ausgabe abgedruckt sind.

2 Sinngemäße Übersetzung: Die Ausstellung betretend / findet man sich wieder in einem Raum, gefüllt mit dem Klang von Nußkastagnetten / eine musikalische Peitsche / von der Torres-Straße, Mirzapur ein Sistrum (altägyptisches Rasselinstrument) / genannt Jumka, »benutzt von den Ureinwohnern / um in dunklen Nächten kleine wilde Tiere anzulocken /« billige Zigaretten. / Und die Maske von Saaga, dem Hexendoktor, / dessen Augenlider mit Schnüren bewegt werden.

3 Sinngemäße Übersetzung: Geh. / Als Ideengeschichtler oder als Sexualtäter, / für die primitive Kunst, / Als verstaubter Zeichentheoretiker, ausgerüstet, um die sieben Komponenten des Fluchs einer Hexe zu entschlüsseln, / oder die Syntax ihrer verstümmelten Zähne. Geht / in Gruppen, um über seltsame Funde zu kichern. / Aber betretet nicht das Königreich der Versprechen, / die ihr Euch selbst gegeben habt. Wie ein Kind, das, während es einsam spielt, den verbotenen Garten betritt.

4 Sinngemäße Übersetzung: Er hatte gewußt, was die Wilden dort für ihn an Foltern vorbereitet hatten, / als er ruhig das Tor öffnete / und den Garten betrat, ganz in der Nähe des Schildes:

»Achtung / Menschenfallen und Schiessstände auf diesem Gelände!« / Sein Vater wußte seinen guten Grund und Boden zu schützen.

5 Zum Thema Sammeln als Strategie des Begehrens ist der Katalog (Hainard und Kaehr 1982) einer Ausstellung mit dem Titel »*Collections passion*« zu empfehlen, die im Musée d'Ethnographie, Neuchâtel, von Juni bis Dezember 1981 stattfand. Diese analytische Sammlung von Sammlungen war ein herausragendes Beispiel für reflexive Museologie. Zum Thema Sammeln und Begehren ist ebenfalls auf Donna Haraways (1985) brillante Analyse des American Museum of Natural History, amerikanischer Männlichkeit und der Drohung der Dekadenz zwischen 1908 und 1936 zu verweisen. Ihre Arbeit legt nahe, daß die Lust am Sammeln, Konservieren und Zurschaustellen sich auf geschlechtsspezifische Art ausdrückt und in einem bestimmten historischen Zusammenhang steht. Beaucage, Gomilia und Vallée (1976) bieten einige kritische Überlegungen zu den komplexen Erfahrungen, die Ethnologen mit Objekten machen.

6 Walter Benjamins Essay *Ich packe meine Bibliothek aus* (Benjamin 1972, S. 388–396) gibt ein Bild des reflektierenden Sammlers. Das Sammeln erscheint als Lebenskunst, eng verbunden mit Erinnerung, Obsession und der Rettung einer Ordnung aus der Unordnung. Benjamin sieht die Gefahr der Subjektivität, die jeder Sammlung innewohnt (und zieht daraus einen gewissen Genuß). »Jede Leidenschaft grenzt ja ans Chaos, die sammlerische aber an das der Erinnerung. Doch ich will mehr sagen: Zufall, Schicksal, die das Vergangene vor meinem Blick durchfärben, sie sind zugleich in dem gewohnten Durcheinander dieser Bücher sinnfällig da. Denn was ist dieser Besitz anderes als eine Unordnung, in der Gewohnheit sich so heimisch machte, daß sie als Ordnung erscheinen kann? Sie haben schon von Leuten gehört, die am Verlust ihrer Bücher zu Kranken, von anderen, die an ihrem Erwerb zu Verbrechern geworden sind. Jede Ordnung ist gerade in diesen Bereichen nichts als ein Schwebezustand überm Abgrund« (Benjamin 1972, S. 388).

7 Mein Verständnis von der Rolle, die der Fetisch in westlicher Wissenschaft und Geschichtsschreibung – von DeBrosses bis

Marx, Freud und Deleuze – als ein Zeichen von »Anderssein« spielt, verdanke ich zu einem großen Teil den weitgehend unveröffentlichten Arbeiten von William Pietz: siehe *The Problem of the Fetish, I* (1985).

8 Anm. d. Übers.: Im englischen Original erläutert Clifford die Herkunft des Wortes »appropriate« (aneignen). Die Erläuterung wird hier im Original wiedergegeben: *Appropriate*: »to make one's own«, from the Latin *proprius*, »proper«, »property«.

9 »Extreme« Beispiele eines solchen ethnographischen Kulturalismus und ästhetischen Formalismus finden sich bei Sieber 1971, Price und Price 1980, Vogel 1985 und Rubin 1984. Die beiden erstgenannten Autoren vertreten die Auffassung, daß Kunst nur in ihrem Ursprungskontext wirklich verstanden werden kann (verstanden hier im Gegensatz zu geschätzt). Vogel und Rubin hingegen gehen davon aus, daß ästhetische Qualitäten ihren lokalen Herkunftskontext transzendieren können. »Meisterwerke« sprechen ihrer Meinung nach eine quasi universale, transkulturelle, menschliche Sensibilität an. Um eine Ahnung von den oftmals unvereinbaren Kategorien wie »ästhetische Qualität«, »Verwendung«, »Seltenheit«, »Alter« usw. zu bekommen, empfiehlt es sich, einen Blick auf das hochgradig ergebnislose Symposium zum Thema »Authentizität in afrikanischer Kunst« zu werfen. Es zeigt, wie die obengenannten Kategorien mit dem Ziel, materieller Stammeskultur authentischen Wert beizumessen, diskutiert werden. Organisiert wurde es von der Zeitschrift *African Arts* (Willett u. a. 1976).

10 Aufgrund seiner zentralen Bedeutung im Text wird der Ausdruck hier im englischen Original wiedergegeben: »a present-becoming-future« – eine Gegenwart werdende Zukunft (Anm. d. Übers.).

11 Als Vertreter eines post-freudianischen positiven Umgangs mit dem Fetisch vgl. Leiris 1929a, 1946; zu radikalen Möglichkeiten einer Fetisch-Theorie vgl. Pietz 1985, der sich auf Deleuze bezieht; und für eine abweichende Sicht eines reuigen Semiologen auf den Fetisch (das »Punctum«) als Ort von rein persönlicher Bedeutung, unbeeinflußt von kulturellen Bedeutungen (das »Studium«) vgl. Barthes 1980. Gomila (1976) un-

tersucht materielle ethnographische Kultur unter surrealistisch-psychoanalytischen Blickwinkeln.

12 Hier verwendet Clifford den von Bachtin übernommenen Begriff »Chronotopos«, der im dritten Unterkapitel dieses Aufsatzes »A Chronotope for Collecting« (hier nicht abgedruckt) erläutert wird (Anm. d. Übers.).

13 In seiner umfassenden Studie *Ethnicity and the Post-Modern Arts of Memory* (1986) lokalisiert Michael Fischer allgemeine Prozesse kulturellen Wiedererstehens, persönlicher Suche und zukunftsgerichteter Aneignung von Tradition. Die spezifischen Beziehungen einiger nordamerikanischer Indianer gegenüber bestimmten gesammelten »ethnischen« Objekten werden anhand einer Anfrage nach finanzieller Unterstützung an den National Endowment for the Humanities durch das Oregon Art Institute aufgezeigt (Monroe 1986). Zur Vorbereitung des Wiederaufbaus der Rasmussen-Sammlung mit Werken der Nordwestküsten-Indianer im Portland Art Museum werden eine Reihe von Konsultationen geplant, an denen auch Vertreter der Haida und Tlingit aus Alaska teilnehmen sollen. Die Eingabe verdeutlicht, daß große Sorgfalt darauf verwendet werden muß, »bestimmte Gruppen von Objekten nur zusammen mit den Erklärungen der Ältesten ganz bestimmter Clans auszustellen. Die Indianer der Nordwestküste gehören ganz unterschiedlichen Clans an, die jeweils ihre ausgeprägten oralen Traditionen und Geschichten haben, deren Besitz sie beanspruchen. Bestimmte Älteste tragen die Verantwortung für die Repräsentation ihres Clans oder ihrer Gruppe« (Monroe 1986, S. 8). Der Wiederaufbau der Ausstellung *»wird sowohl die akademische Interpretation eines Objekts oder von Objekten umfassen, als auch die Interpretation desselben Materials durch die Sichtweise und das Verständnis der Ältesten und der indianischen Künstler«* (S. 5; Hervorhebungen wie im Original).

14 James Walkers Archive, die vor 1910 angelegt wurden, sind heute bei den Sioux auf der Pine Ridge Reservation wichtig für den Unterricht in lokaler Geschichte (vgl. Clifford 1988, S. 15, und Clifford 1986a, S. 15 ff.). Ein Korpus übersetzter und unübersetzter Tolowa-Erzählungen und linguistischer Texte, die

von A. L. Kroeber und P. E. Goddard gesammelt wurden, sind wichtige Beweisstücke in einer geplanten Petition für eine rechtliche Stammesanerkennung der Tolowa. Die Texte waren als »Rettungs-Ethnographie« gesammelt worden, um die verbliebenen Reste einer anscheinend verschwindenden Kultur zu bergen. Aber in den Kontext der Widerständigkeit der Tolowa zurückübersetzt und von den Stammesältesten und ihren indianischen Rechtsanwälten interpretiert, liefern die Texte Beweise für ihre Stammesgeschichte, territoriale Grenzen, Gruppenspezifik und orale Tradition. Sie sind Tolowa-»Literatur« (Slagle 1986).

15 Zu innovativer Kunst vgl. auch Macnair, Hoover und Neary 1984, Steinbright 1986, Babcock, Monthan und Monthan 1986.

16 fancies: Besonderheiten (Anm. d. Übers.).

17 Das allgemeine Vorurteil, daß ethnische Kunst *im Grunde* unkommerziell (»heilig«, »spirituell«, »naturliebend« usw.) sei, ist nicht nur in Nordamerika von zweifelhaftem Wert. Ein sehr aufschlußreiches Beispiel ist die Sepik-Region in Neu Guinea, wo seit langer Zeit Kulturgegenstände und traditionelles Wissen getauscht, gekauft und verkauft werden. Zu einem großen Teil kann die Beteiligung lokaler Gruppen am Kunstmarkt der westlichen Welt als »traditionell« angesehen werden. Indigene Warensysteme interagieren mit von außen kommenden kapitalistischen Kräften, sie weichen ihnen nicht einfach. Das Weltsystem ist dynamisch und lokal organisiert. Die beharrliche Tendenz, nicht-westlichen Gesellschaften keine eigene geschichtliche Stimme zuzubilligen, wird durch eine wachsende Zahl akademischer Arbeiten korrigiert; zum Beispiel Rosaldo 1980, R. Price 1983 und Sahlins 1985. Diese Arbeiten untergraben die binäre (»orientalistische«) Teilung menschlicher Gruppen in historisch und mythisch, »heiß« und »kalt,« diachron und synchron, modern und archaisch. Sally Price (1986) lenkt die Aufmerksamkeit auf die verschiedenartigen *historischen Sichtweisen* der nicht-westlichen »Stammesvölker« und auf die Rolle, die die Kunst bei der Artikulation dieser Sichtweisen spielt.

Sally Price

Anonymität und Zeitlosigkeit

> Feuer in Goldmine bei Johannesburg tötete 177 Arbeiter. Eine südafrikanische Bergbaugesellschaft gab am Mittwoch bekannt, daß am Dienstag 177 Menschen, die meisten davon schwarze Bergarbeiter, beim bislang schlimmsten Goldminenunglück des Landes den Tod fanden, als ein Brand in den unterirdischen Schächten giftige Dämpfe verursachte ... In einer Erklärung der Minenbetreiber, General Mining Union Corp., wurden fünf Tote, Weiße, mit Namen, Beruf, Ehestatus und Zahl der Kinder genannt. Die Schwarzen wurden nur nach Stammeszugehörigkeit identifiziert. – *New York Times Service*[1]

Es gehört wohl zu den charakteristischen Merkmalen der akademischen Kunstforschung, daß sich diese Forschung auf Leben und Werk namentlich bekannter Individuen und auf die historische Abfolge unterschiedlicher künstlerischer Bewegungen konzentriert. Wie im Falle der Musik, der Literatur und des Theaters wird auch die Geschichte der bildenden Künste als ein aus den Beiträgen verschiedener schöpferischer Menschen bestehendes Mosaik präsentiert – Menschen, deren Namen bekannt sind, deren Werk unterschieden wird, deren Leben und deren Beziehung zu einer bestimmten historischen Periode unsere Aufmerksamkeit verdienen. Ebenso auffällig ist die Bedeutung, die der historischen Dimension bei der Erforschung der bildenden Künste zukommt; die Vorlesungsverzeichnisse der meisten über eine Abteilung für vergleichende Literatur- oder Musikwissenschaft verfügenden Universitäten führen das Wort »Geschichte« ein, wenn sie das Studium der Malerei, Plastik und Architektur auflisten. Schon unsere begriffliche Vorstellung von Kunst ist untrennbar mit der historischen Chronologie von Kunst verknüpft; von wenigen Ausnahmen abgesehen, ist wissenschaftliche Forschung unter der Rubrik »schöne Künste« in der zeitlichen Abfolge aufeinanderfolgender Schulen verortet, sie wird nach Jahrhunderten, der geordneten Folge von Stilen und ästhetischen Interessen benannt.

Bei dieser allgemeinen Betonung individueller Kreativität und historischer Chronologie wird jedoch eine Ausnahme gemacht. Nach »westlichem« Verständnis muß ein außerhalb der »großen Traditionen« entstandenes Werk von einem namenlosen Wesen produziert worden sein, das seine Gemeinschaft repräsentiert und dessen Können dem Diktat jahrhundertealter Tradition unterworfen ist. Dieses Kapitel wird sich etwas eingehender mit diesem eigenartigen Burschen und den seine Kreativität hemmenden Restriktionen beschäftigen. Und es wird den Versuch unternehmen, die Urheberschaft seiner berühmten Anonymität und seines Traditionalismus zu ermitteln.

Welche Rolle spielt individuelle Kreativität im Kontext gemeinschaftlicher kultureller Tradition? Ethnologische Berichte über menschliche Gesellschaften liefern eine Fülle von Belegen dafür, daß sich das Fach Ethnologie vor einer Beantwortung dieser zentralen Frage drückt. Einerseits sind viele verfügbare Monographien »primitiver Gesellschaften« in einem als »ethnographisches Präsens« bekannten Tempus geschrieben – wodurch der kulturelle Ausdruck aus dem Fluß historischer Zeit herausgenommen wird und sowohl Individuen als auch ganze Generationen zu einer einzigen, die Vergangenheit wie die Gegenwart repräsentierenden Figur verschmelzen. Bronislaw Malinowskis »Eingeborener von den Trobriand-Inseln« oder E. E. Evans-Pritchards »Nuer-Hirte« wurden eher konstruiert, um uns etwas über kulturelle Normen und generalisierte Verhaltensmuster zu erzählen, als um in den jeweiligen Gesellschaften das Wesen individueller Unterschiede oder zeitlicher Entwicklungen zu erforschen. Diese Form der keineswegs auf Ethnographien beschränkten Beschreibung ist zwar infolge einer stärker werdenden Diskussion über die Rolle der Geschichte im Leben schriftloser Völker leicht angeschlagen und in einigen Punkten diskreditiert, doch bis heute lebendig.

Andererseits gab es immer auch Ethnologen, die sich dafür ausgesprochen haben, der Kreativität, der Innovation und dem historischen Wandel mehr Aufmerksamkeit zu schenken. Obwohl Franz Boas den Konservatismus »primitiver Kunst« und das auf ihren Schöpfern lastende Gewicht der Tradition betonte, hat er doch gleichzeitig die Aufgabe, diese Kunst zu verstehen, radikal umformuliert, indem er weniger den Gegenstand als den Künstler selbst ins Zentrum rückte. Boas beharrte sowohl in seinen Schriften als auch in seiner Lehre auf gründlicher Feldforschung aus erster Hand, er beteuerte den Wert einheimischer Erklärungen, verwies darauf, wie wichtig es sei, dem »Spiel der

Phantasie« (Boas 1908/1940, S. 589) und der Rolle der Virtuosität, dem künstlerischen Prozeß ebenso wie der fertigen Form Aufmerksamkeit zu schenken. Seine Studenten, die eine ganze Generation amerikanischer Ethnologen beeinflußten, haben sich von diesen Forderungen in ihrer Forschung leiten lassen und das Zusammenspiel von Tradition und Kreativität als etwas aufgefaßt, das weniger logisch deduziert als sorgfältig empirisch untersucht werden sollte. Sie begannen, darüber zu berichten, in welchem Maß individuelle »nichtwestliche« Künstler innerhalb der weiten Grenzen künstlerischer Traditionen, in denen sie erzogen worden waren, bewußte und manchmal innovative ästhetische Entscheidungen treffen. Die Folge war, daß die Leser der Studie von Ruth Bunzel über Pueblo-Töpfer (Bunzel 1929/1972) nicht nur mit den charakteristischen Merkmalen der Zuni-, Acoma-, Hopi- und San Ildefonso-Stile, sondern auch mit den eher individuellen Zügen der Arbeit solcher Töpfer wie Maria Martinez und Nampeyo vertraut gemacht wurden.

Zur gleichen Zeit konzentrierte in England Raymund Firth, dessen Ansatz bei der Erforschung des sozialen Lebens die Freiheit der Individuen innerhalb des normativen Systems, welches das akzeptierte Verhalten definiert, betonte, seine Aufmerksamkeit auf »die Beziehung zwischen der kreativen Fähigkeit des Eingeborenen-Künstlers und seiner Konformität gegenüber dem lokalen Stil« (Firth 1936/1979, S. 28) und führte als erster die Verwendung von Eigennamen ein, indem er ganz bestimmte Individuen, deren Leben zu seinem ethnographischen Wissen beitrug, in seiner Arbeit porträtierte. (Siehe Biebuyck 1969, der in der Einleitung zu der von ihm herausgegebenen Aufsatzsammlung einen detaillierteren Überblick über frühe Forschungen zum Wechselspiel von individueller Kreativität und kollektiver Tradition gibt.)

Kunsthistoriker haben in schriftlosen Völkern manchmal eine Art »Kontrollfall« gesehen, der die Einzigartigkeit der Rolle der Künstler in der westlichen Gesellschaft hervorhebt. In diesem vergleichenden Kontext wurde den Künstlern aus Afrika, Ozeanien und den beiden Amerikas oft die Rolle der Sklaven kollektiver Traditionen zugewiesen – Sklaven, die Gegenstände nach präskriptiven, von vergangenen Generationen übernommenen Regeln herstellten. In den letzten Jahrzehnten wurde dieses Bild jedoch von einer immer größer werdenden Zahl von Wissenschaftlern, die mit kunsthistorischer Perspektive an die Erforschung »primitiver Kunst« (vor allem in Afrika) herangingen, wesentlich dadurch modifiziert, daß sie unser Wissen über das Leben individueller Künstler erweiterten, kunsthistorische Entwicklungen im Zeitverlauf dokumentierten und stilistische Unterschiede, an denen man die Herkunft bestimmter Stücke erkennen kann, neu definierten. Wissenschaftler wie Roy Sieber und Robert Farris Thompson haben bahnbrechende Arbeit für die Anerkennung der Dynamik afrikanischer künstlerischer Traditionen und der Kreativität einzelner Künstler geleistet. Heute versuchen viele, wenn nicht die meisten Kunsthistoriker, das Werk einzelner »primitiver« Künstler ebenso zu unterscheiden, wie das ihrer euro-amerikanischen Kollegen. Und in einigen Fällen beginnt ihr Einfluß bereits, sich auf die Einstellungen ihrer eher »westlich«

orientierten Kollegen auszuwirken. William Rubin, der sich der »primitiven Kunst« aus der Perspektive seiner Beschäftigung mit der westlichen Malerei des 20. Jahrhunderts nähert, vereint auf eine für seine Zeitgenossen nicht untypische Weise die Auffassung, daß »Stammeskunst eher ein kollektives Gefühl als ein individuelles zum Ausdruck bringt« (Rubin 1984, S. 46) mit einem Eingeständnis, daß »die einzelnen Schnitzer viel mehr Freiheit ... hatten, als viele Interpreten angenommen haben« (Rubin 1984, S. 13). Sowohl bei zeitgenössischen Kunsthistorikern als auch bei Ethnologen wächst also die Erkenntnis, daß Feingefühl und Vorsicht bei der Beschreibung des delikaten Wechselspiels von individueller Kreativität und traditionellen Vorschriften notwendig sind.

Doch trotz dieser interdisziplinären Forschung (und zur gleichen Zeit wie sie) beharren viele populäre wie wissenschaftliche Schriften über »primitive Kunst« weiter darauf, daß ästhetische Entscheidungen ausschließlich von der tyrannischen Macht der Tradition abhängig sind. Herschel B. Chipp, ein angesehener Kunstwissenschaftler auf dem Gebiet der modernen Kunst, der auch über die »Kunststile primitiver Kulturen« geschrieben hat, charakterisierte die Kunst der Maori durch »die rigorose Beschränkung auf den Bereich, durch den die persönliche Erfindungskraft des Künstlers begrenzt war ... Ein technischer Irrtum – ein Fehler ... von seiten des Bildhauers beim Einhalten traditioneller Arbeitsverfahren – konnte die traditionellen Kommunikationskanäle zur Welt der Geister versperren oder zerstören und mit so harten Strafen wie dem Tod geahndet werden« (Chipp 1971, S. 168).[2]

Über »primitive« Künstler in der Einzahl zu schreiben, ist eine weitverbreitete Konvention, die bewirkt, daß die Austauschbarkeit dieser Künstler – nicht nur in ihrer jeweiligen Gesellschaft, sondern auch im Zusammenhang mit ihren Kollegen überall in der Welt – betont wird. Selbst die persönlichen Gefühle, die Künstler ihrer Arbeit gegenüber hegen, werden manchmal als Gemeinschaftseigentum beschrieben; hier eines meiner Lieblingsbilder von diesem generalisierten Burschen: »Der primitive Künstler bewegt sich ohne Verlegenheit vom Naturalismus zur Abstraktion« (Newton 1981, S. 53).[3] Die Verleugnung individueller Kreativität kommt oft in ziemlich summarischen Generalisierungen zum Ausdruck. Henri Kamer behauptete etwa: »In Afrika gibt es den kreativen Künstler als solchen nicht ... Er (der afrikanische Künstler) stellt die Masken und Fetische je nach den augenblicklichen Erfordernissen, stets auf Bestellung der Würdenträger des Stammes und niemals seiner momentanen Inspiration folgend her« (Kamer 1974, S. 33). Aus dieser Sicht verliert die Identität einzelner Künstler ihre Bedeutung, da sie ja ungefähr so wie ein Fließbandarbeiter zur ästhetischen Produktion beitragen. Vom Mangel an individueller Kreativität der Künstler macht man dann einen begrifflichen Sprung zu ihrem Mangel an individueller Identität. Der Künstler wird »anonym«.

In einem redaktionellen Vorwort von *African Arts* wurde zunächst »Stammeszugehörigkeit« mit »Anonymität« verwechselt, um dann die Implikationen dieser Anonymität hinsichtlich der Anerkennung einzelner Künstler zu erörtern. »Wenn der Künstler auf diese

Weise zur Anonymität gezwungen ist, kann sich nicht ein solcher Kult des Individuums entwickeln, der das Werk eines einzelnen europäischen oder selbst japanischen Meisterschnitzers oder -malers umgeben kann« (Anonymus 1971, S. 7; die Verwendung des Worts »selbst« verdient vielleicht Aufmerksamkeit). Ein anderer Autor sieht in der Anonymisierung eine weniger freiwillige Entscheidung seitens des Künstlers: »Die Identität des einzelnen afrikanischen Bildhauers blieb gemeinhin im verborgenen, weil er Kräfte manipuliert, die außerhalb seiner selbst existieren, so daß er, sobald er diese Kräfte in seine Skulptur hat eingehen lassen, in Anonymität versinkt« (Duerden 1968, S. 16; man achte auf das letzte Verb).

Eine im Zusammenhang mit der »Anonymität« tribaler Künstler selten erforschte Frage ist, wer diese Anonymität erzeugt. Wenn Grace Glueck in einer Besprechung des *Center for African Art* feststellt: »In unserer namenorientierten westlichen Kultur staunen wir, daß Werke wie diese anonym sind« (Glueck 1984, S. 28), will sie *vielleicht* auf unsere eigene Unkenntnis der Künstlernamen aufmerksam machen. Ich habe aber den Verdacht, daß viele ihrer Leser glaubten, sie spiele weniger darauf an, daß die Anonymität afrikanischer Künstler ein erstaunlicher Lapsus im Zusammenhang mit der westlichen Namensbesessenheit ist, sondern darauf, daß sie ein der Stammeskunst in ihrem eigenen Kontext zukommendes Merkmal sei. Einige Interpreten nehmen die westliche Unkenntnis hinsichtlich der Identität der Künstler allzu leicht als Anlaß, die Individualität der Künstler als unwesentlich abzutun und anzunehmen, die Kunst werde von der

Gemeinschaft in ihrer Gesamtheit geschaffen; ein Autor stellt in *African Art* unbekümmert fest: »... da die Namen einzelner afrikanischer Künstler selten bekannt sind, wird ein Werk im allgemeinen als das Produkt einer Kultur betrachtet« (Sigel 1971, S. 52). Und andere, die sich der individuellen Rolle bestimmter Künstler nachweislich bewußt sind, machen, wenn sie nicht darauf hinweisen, daß sie sich auf die *westliche* Rezeption nichtwestlicher Kunst beziehen, ziemlich ungenaue Aussagen zur »Anonymität« und tragen so unabsichtlich zum populären Bild vom »primitiven« Künstler bei, das diesen als undifferenzierten Schöpfer kultureller Artefakte darstellt. Als Paul Wingert »die Anonymität des Künstlers in den meisten, aber keineswegs in allen Fällen« (Wingert 1962, S. 377) als eines der »die Künste aller primitiven Gesellschaften kennzeichnenden Merkmale« bezeichnete, deutete er durch nichts an, daß er über alles andere als die Lebenswirklichkeiten »primitiver Gesellschaften« sprach. Und wenn Georges Rodrigues afrikanische Kunst als »bis auf sehr wenige Ausnahmen anonym« (Rodrigues 1981, S. 23) charakterisierte, machte er diese Unterscheidung genausowenig.

Das populäre Bild von »primitiven« Künstlern als nicht selbständig denkenden und undifferenzierten Werkzeugen ihrer jeweiligen Traditionen – als Menschen, denen ganz besonders das Privileg technischer und konzeptueller Kreativität abgesprochen wird – wirft interessante Fragen hinsichtlich der Art und Weise auf, in der »exotische« Völker zur Legitimierung der westlichen Gesellschaft und Kultur benutzt werden. Derartige Darstellungen einfach als rassistisch oder herablassend zu bezeichnen, würde die Sache zu sehr vereinfachen; ich glaube jedoch zeigen zu können, daß die »Anonymität« (und als Folge davon die »Zeitlosigkeit«) »primitiver Kunst« viel den Bedürfnissen westlicher Beobachter zu verdanken hat, die das Gefühl haben wollen, daß ihre Gesellschaft allein in der Geschichte der Menschheit eine überragende Leistung darstellt.

In einem 1973 in einer Ausgabe der *Réalités* erschienenen Artikel argumentierte der Autor, daß die Unterdrückung von Individualität zugunsten einer homogenisierten kollektiven Ideologie eine verallgemeinerbare Eigenschaft afrikanischer und ozeanischer Gesellschaften sei und in Kunstformen zum Ausdruck komme, in denen persönliche Identitäten hinter abstrakten Schematisierungen zurückträten:

> Die Kunst Afrikas ist anonym. Ihre Werke sind eher Embleme als Reproduktionen der Wirklichkeit, eher Symbole als Nachahmungen.
> Der Grund hierfür liegt im Wesen jener Zivilisationen begründet, die sie hervorbringen. Die Werke spiegeln soziale Gemeinschaften, in denen das Individuum nur als Teil der Gruppe existiert ... In Afrika und Ozeanien ... muß die Kunst der Gemeinschaft Spiegelbilder zeigen, in denen sich die Gemeinschaft wiedererkennen kann ... Kunst ist der Zement, der die Gemeinschaft zusammenhält; ohne sie wäre der Stamm zum Tode verurteilt (Darriulat 1973, S. 42, 45).

Weiter hinten in derselben Ausgabe griff René Huyghe das Thema wieder auf und erklärte das Nichtvorhandensein von Individualität mit einem explizit evolutionären Schema, dessen rassistische Untertöne nur schlecht von Dementis wie »es gibt nicht nur *eine* ›richtige‹ Meinung« und »afrikanische und ozeanische Kunst ist der westlichen Kunst keineswegs unterlegen« (Huyghe 1973, S. 67) überspielt wurden. »Der Individualität, die in entwickelteren Gesellschaften eine immer wichtigere Rolle spielt, wird wenig Wert beigemessen«, schrieb er, und dieses Phänomen könne man nicht wirklich verstehen, wenn man nicht zwischen der Sprache der Worte (»die mit Denkprozessen im oberen Gehirn verbunden sind«) und der Sprache der Bilder (die »in jenen Bereichen des Gehirns, in dem die Triebe, Instinkte und Emotionen verankert sind, ihren Ursprung haben«) unterscheide. Huyghe verknüpfte diese letztere Sprache (selbstverständlich, könnte ich hinzufügen) mit »weniger entwickelten Gesellschaften ..., in denen Worte weniger eng mit dem Intellekt als mit der Phantasie verknüpft sind«, und erklärte, daß »Kunst in diesen Gesellschaften eine vollständige Gemeinschaftssprache für sich ist«. Weiterhin führt er aus:

> In einer Kunst dieser Art gibt es keinen Raum für individuellen Ausdruck. Formen können auf ihren geometrischen Urzustand reduziert werden, weil sie einem psychologischen Gesetz folgen, das selbst eine Reflexion des universellen biologischen Prinzips der Erhaltung der Energie ist.
>
> Gerade Linien erfordern den geringsten Energieaufwand, und die einfachste Weise, irgendein gegebenes Merkmal der realen Welt in Erinnerung zu rufen, ist, es auf grund-

> legende und universelle geometrische Formen zu reduzieren. Afrikanische und ozeanische Kunst ist geometrisch, weil ihre Schöpfer instinktiv die Natur nachahmen. Keinesfalls ist sie, wie die moderne westliche Kunst, das Resultat intellektuellen und gemeinsamen Forschens. Vielmehr ist sie das Ergebnis einer angeborenen Art und Weise, die Welt zu sehen (Huyghe 1973, S. 67).

Hat man erst einmal die Künste Afrikas und Ozeaniens als das Werk anonymer Künstler bestimmt, die Anliegen der Gemeinschaft mit Hilfe von instinktiven, in den unteren Teilen des Gehirns verankerten Prozessen zum Ausdruck bringen, ist es nur noch ein kleiner Schritt bis zur Behauptung, diese Künste zeichneten sich durch die Abwesenheit historischen Wandels aus. Selbst einigen Autoren, die in bester Absicht das Mißverständnis, »Primitive« hätten keinen Geschichtssinn, korrigieren wollen, fällt es schwer, diesen Bestandteil überkommenen Wissens gänzlich aufzugeben. Claude Roy beginnt zum Beispiel sein Buch *Arts Sauvages* mit dem Hinweis, daß einige »Primitive« über Schrift und Geschichte verfügen, fügt dieser Aussage jedoch eine Erläuterung hinzu, die die beabsichtigte Botschaft vollständig untergräbt: »Das sind nicht Menschen ohne Gedächtnis, sondern einfach Menschen mit schlechtem Gedächtnis« (Roy 1957, S. 7).

In der Literatur zur »primitiven Kunst« ist jedoch ein kategorisches Leugnen der historischen Dimension üblicher. Typisch ist ein 1972 erschienener Essay mit dem Titel »Kunst als universelles Phänomen«: »Primitive Künstler ... sind religiösen, mythischen Vorstellungen verpflichtet. Diese anonymen Künstler fühlen sich als Glied einer endlosen Kette von Generationen« (Bihalji-Merin 1972, S. 7).[4] Oder wie Wingert ein Jahrzehnt früher verallgemeinerte: »In allen Bereichen der weiten primitiven Welt wurden die traditionellen Kunststile infolge des Konservatismus der die Handwerkstradition wahrenden Gruppe beibehalten und fortgesetzt ... Die Grundvoraussetzung dieses Systems war, daß der Lehrling in der Nachfolge jahrhundertealter, seinem Dorf oder seinem Stamm eigener Darstellungs- und Ausdrucksideale ausgebildet wurde« (Wingert 1962, S. 15).

Und hier noch weitere Argumente für den Traditionalismus:

> Afrika verfügt nicht über schriftliche Berichte, es hat kein Gedächtnis ... Afrika und Ozeanien haben keine Geschichte. Die Geschichte primitiver Kunst wird im Präsenz geschrieben. Das ist auch die Lektion, die der Tanz erteilt: Vergiß die Vergangenheit, verliere dich in der Geste und dem Rhythmus des Augenblicks.
> Afrika hat keine Geschichte, und historische Chroniken wären dort lachhaft, da sich der Sinn für vergangene Zeit nicht in der Erinnerung an den Zusammenbruch von Imperien oder die Teilung von Königreichen, sondern im Wissen um die Schöpfung der Welt äußert.
> [Gerade ihr mythischer Charakter] ist so überwältigend an der afrikanischen und ozeanischen Kunst. Man denke einmal an die Lebensbedingungen ihrer armen, nackten, der natürlichen Umwelt ausgelieferten Schöpfer. Dann wäge man dieses Bild gegen die feierliche Erhabenheit der von ihnen geschaffenen Mythen, die zeitlosen Traditionen ab,

> die uns in den Gegenständen, die wir heute sehen, überliefert werden. Dieses großartige Erbe hat nur einen Sinn und Zweck: den Akt des Feierns, das Aufgehen des Selbst in der Gemeinschaft, die menschliche Wärme von Tanz und Gesang immerfort zu erhalten (Darriulat 1973, S. 50).

Während »die Geschichte der primitiven Kunst« für diesen Autor »im Präsens geschrieben wird«, wählen andere dafür häufiger die Vergangenheitsform (typische Beispiele sind Christensen 1955, Maquet 1986). Wenn wir uns »primitive Kunst« zeitlos und unveränderlich vorstellen, mag uns diese Wahl der Vergangenheitsform relativ bedeutungslos erscheinen. Doch die Praxis, über »primitive Kunst« in der Vergangenheitsform zu schreiben, verrät mehr als eine zeitliche Dimension.

Wichtige Einsichten in zwei, hier besonders relevant erscheinende Aspekte des Problems verdanken wir Reflexionen über Zeit und Kultur aus jüngerer Zeit. Johannes Fabian analysiert das soziokulturelle (im Gegensatz zum rein zeitlichen) Wesen bestimmter Zeitvorstellungen zum Beispiel in seinem Buch *Time and the Other* (1983), und Patrick Manning stellt in seinem Aufsatz »Primitive Art and Modern Times« (1985) die Standardauffassung von der nur in eine Richtung erfolgenden künstlerischen Wechselwirkung zwischen »primitiv« und »modern« in Frage.

Nach Fabians Klassifikation taucht in Diskussionen über »primitive Kunst« am häufigsten das auf, was er »typologische Zeit« nennt. Dieses Konzept signalisiert im Gegensatz zu der von ihm so genannten »physikalischen Zeit«

> ... eine Zeitverwendung, bei der Zeit im Sinne soziokultureller sinnvoller Ereignisse oder, genauer, Intervalle zwischen solchen Ereignissen auf einer (linearen) Skala angeordnet ist. Typologische Zeit liegt solchen Klassifikationen wie schriftlos / mit Schrift, traditionell / modern, bäuerlich / industriell und einer Menge von Permutationen zugrunde, die solche Gegensatzpaare wie tribal / feudal, ländlich / städtisch umfassen. Bei dieser Verwendung kann Zeit beinahe völlig ihrer vektorialen, physikalischen Konnotationen beraubt sein. Statt ein Maß der Bewegung zu sein, kann sie als eine Eigenschaft von Zuständen erscheinen; eine Eigenschaft aber, die unter den menschlichen Bevölkerungen dieser Welt ungleich verteilt ist. Die frühere Bezeichnung von Völkern ohne Geschichte gehört hier ebenso hin, wie subtilere Unterscheidungen, wie die zwischen ›heißen‹ und ›kalten‹ Gesellschaften (Fabian 1983, S. 22 f.).[5]

Fabians Analyse verschiedener Arten von Zeitlichkeit hilft zu erklären, wie es möglich ist, daß bestimmte, in den achtziger Jahren des 20. Jahrhunderts geschaffene Kunstgegenstände aus der Kategorie »moderner Kunst« systematisch ausgeschlossen sind, denn *modern* bezeichnet hier die soziokulturelle Identität des Künstlers, nicht die physikalische Gleichzeitigkeit mit dem gegenwärtigen Augenblick. Wenn wir »primitive« und »moderne« Kunst kontrastieren, bedienen wir uns einer zeitlichen Metapher, um uns von Menschen und Kulturen zu distanzieren, die, historisch gesprochen, unsere Zeitgenossen sind.

Ein zweiter, im Zusammenhang mit den gängigen Auffassungen von »primitiver« und »moderner« Kunst angewandter Trick ist, daß wir unseren Blick häufig auf nur eine Spur einer zweispurigen Fahrstraße richten. Manning kritisiert die »Primitivismus«-Ausstellung des MoMA und viele andere, zur gleichen Zeit gezeigte Ausstellungen. Zur Veranschaulichung seiner Argumente konzentriert er sich auf die afrikanische Kunst. Er vergleicht zunächst die in diesen Ausstellungen gegebenen Darstellungen des künstlerischen Einflusses mit einer »Zen-Meditation über das Geräusch einer klatschenden Hand« und verweist dann darauf, wie wichtig es sei,

> afrikanische Künstler und die Gesellschaften, für die sie gearbeitet haben, historisch zu behandeln. Die Besucher dieser Ausstellungen gewinnen möglicherweise den Eindruck, daß die Verbindung zwischen afrikanischer und moderner Kunst allein in der Aneignung ersterer durch letztere besteht. Die Museen erwecken den Anschein, als hätten Sammler, die einer dynamischen und sich wandelnden euro-amerikanischen Tradition künstlerischen Schaffens und der Kunstkritik entstammten, Afrika durchstreift und die Glanzstücke einer zeitlosen Tradition afrikanischer Kreativität an sich gerissen, nur um sie – völlig ihres kulturellen Kontextes beraubt – auszustellen. Allem Anschein zum Trotz ist jedoch die Beziehung zwischen den Kulturen keine Einbahnstraße. Die Künste Afrikas haben sich, wie ich zeigen werde, aufgrund sich wandelnder Lebensbedingungen beträchtlich verändert (Manning 1985, S. 168 f.).

Joseph Alsop kommt der Einsicht in die Grenzen traditioneller kunsthistorischer Perspektiven bei der Erforschung exotischer Künste verlockend nahe, wenn er nachdrücklich betont, daß »die Art und Weise unserer Kunstbetrachtung und -reflexion in einem so extremen Maße kulturgebunden ist, daß allzu oft Theoretiker, die an eine Überschreitung der historischen Grenzen unserer eigenen Kultur nicht gewohnt sind, in ihr befangen bleiben« (Alsop 1986, S. 29). Doch statt die Möglichkeit authentischer Geschichten in Erwägung zu ziehen – Geschichten, die lediglich durch die traditionellen Formen historischer Forschung nicht zum Vorschein gekommen oder unbemerkt geblieben sind, weil niemand sich die Mühe gegeben hat, hartnäckig genug nach ihnen zu fahnden –, kommt Alsop zu dem Schluß, daß in diesen Fällen gerade die Suche nach Geschichte etwas Ethnozentristisches ist und Kunsthistoriker dazu verleitet, unangemessene Fragen zu stellen:

> In Wirklichkeit hat die große Mehrzahl vergangener Kulturen, von denen wir heute Kenntnis haben – ganz gleich, ob es sich dabei um Stämme, Nationen oder Reiche gehandelt hat, ob sie von langer Dauer waren oder bald vom eisernen Schritt der Geschichte zermalmt wurden –, ihre eigenen großen Künstler nicht von Generation zu Generation im Gedächtnis behalten; ganz zu schweigen davon, daß sie ihre eigenen Kunstgeschichten geschrieben hätten. Zu diesen Kulturen, deren Künstler ihre Identität mit ihrem Tod verloren, gehören viele berühmte Hochkulturen, die das eine oder andere schriftliche Zeugnis hinterlassen haben. Wenn man diese Zeugnisse sorgfältig prüft, findet man höchstens eine Handvoll Künstler, die in Erinnerung gehalten wurden ...

> Es ist verständlich, daß die zahllosen Kulturen, die weder ihre eigenen Kunstgeschichten schrieben, noch ihre eigenen großen Künstler der Vergangenheit in Erinnerung behielten, unmöglich etwas hervorbringen konnten, das auch nur im entferntesten unserem Echtheitskonzept in der Kunst ähneln würde. Wenn man sagt, daß ein Werk der bildenden Kunst ›echt‹ ist, so sagt man damit lediglich, daß es tatsächlich das ist, wofür es der Händler, Besitzer, Kunsthistoriker oder Kenner ausgibt; in Kulturen ohne Kunstgeschichte sind derartige Urteile nicht nur unbekannt, sie sind auch aus offensichtlichen praktischen Gründen völlig unmöglich (Alsop 1986, S. 29 f.).[6]

Wir wollen das populäre Bild vom »primitiven Künstler«, der innerhalb einer von kollektivem Brauch beherrschten jahrhundertealten Tradition arbeitet, einen Augenblick lang »auf Eis legen« und uns die Alternativen vor Augen führen. Um das tun zu können, müssen wir unsere Aufmerksamkeit von einem als ›primitiven Künstler‹ bekannten prototypischen Weltbürger ab- und den tatsächlichen, für die Herstellung der Werke »primitiver Kunst« verantwortlichen Individuen zuwenden.

In einem dem Kwakiutl-Künstler Willie Seaweed gewidmeten Artikel hat Bill Holm feinfühlig das Wesen der Stammes-»Anonymität« interpretiert:

> Künstler der Nordwestküsten-Indianer, wie ›primitive Künstler‹ anderer Kulturen, waren in unserer Zeit meist anonym. Hinzu kommt, daß, wenn ein moderner Mensch, der das Produkt einer Gesellschaft ist, die großes Gewicht auf Namen, Ruhm und individuelle Leistung legt, sich

> eine Sammlung von Masken oder anderen Kunstwerken aus solchen exotischen Kulturen ansieht, er wahrscheinlich keinen individuellen Schöpfer hinter jedem Stück erkennen kann. Die Schrifttafeln, die er vielleicht liest, helfen ihm bei der Personifizierung des gesichtslosen ›primitiven Künstlers‹ selten. Das Kunstwerk wird vielleicht als von der ›Nordwestküste‹, von ›Alaska‹ oder der ›Küste von Britisch-Kolumbien‹ stammend ausgewiesen. Bestenfalls wird vielleicht der Name des Stammes angegeben, allerdings mit hoher Wahrscheinlichkeit, daß der Name falsch ist. Die Vorstellung, daß jeder Gegenstand das Ergebnis der schöpferischen Aktivität einer bestimmten Person ist, die zu einer bestimmten Zeit lebte und arbeitete, deren künstlerische Laufbahn einen Anfang, eine Entwicklung und ein Ende hatte, und deren Arbeit das Werk anderer Künstler beeinflußte und von diesem beeinflußt wurde, dringt wahrscheinlich überhaupt nicht ins Bewußtsein (Holm 1974, S. 60).

Auch andere haben die Möglichkeiten ergründet, Licht in das die Identität »primitiver Künstler« umgebende Dunkel zu bringen. Robin K. Wright beschreibt die bei der Entanonymisierung solcher Haida-Künstler wie Charles Edenshaw, John Robson, John Cross, Tom Price, Gwaitehl u. a. gemachten Fortschritte. Selbst für Anfang oder Mitte des 19. Jahrhunderts entstandene Gegenstände konnte sie zeigen, daß eine sorgfältige Stilanalyse das Werk einzelner Individuen beschreiben und, in Fällen, in denen der Eigenname des Schnitzers nicht mehr ermittelt werden konnte, solche Bezeichnungen wie »Meister der langen Finger« hervorbringen kann (Wright 1983).

Auch in anderen Teilen der Welt sind Forscher zu ähnlichen Schlußfolgerungen gelangt. Herbert M. Cole und Chike C. Aniakor stellen in ihrem Buch über die Künste der Igbo in Nigeria fest, daß »in der Bildhauerkunst der Igbo, wie in fast aller afrikanischen Kunst, individuelle Handschriften erkennbar sind, und Künstler lokal bekannt waren und sind« (Cole und Aniakor 1984, S. 249). Trotz der Tatsache, daß die Mehrzahl der in diesem Katalog abgebildeten Stücke Leihgaben von Sammlern sind, denen die Namen der Künstler unbekannt waren, können die Autoren mit Hilfe der Dokumentation bekannter Künstlerpersönlichkeiten sowohl ihre Verallgemeinerung als auch ihr Urteil belegen, daß Igbo-Schnitzer künstlerische Individuen und nicht austauschbare Techniker im Dienste irgendeines mythischen Kollektivgeists sind. Bei einigen wenigen abgebildeten Gegenständen war der Hinweis auf den Urheber überhaupt nicht zu vermeiden (z. B. stand auf einer Maske auf weißem Hintergrund in großen schwarzen Buchstaben geschrieben: »Von Odoimilike«); bei vielen anderen scheint eine Nachforschung nötig gewesen zu sein, die jedoch relativ problemlos war; und ich nehme an, daß bei noch eingehenderer Anwendung kunsthistorischer und ethnographischer Methoden in Nigeria weitere Zuordnungen möglich gewesen wären. Auch Robert Farris Thompson vertrat die Auffassung, daß Künstler namentlich bekannt sind.[7] Kurz: ein Anfang ist gemacht, obwohl noch sehr viel mehr zur Entmystifizierung der Vorstellung von nicht-westlichen Künstlern im Sinne realer Menschen getan werden kann.

Eine in diese Richtung unternommene Anstrengung

aus jüngerer Zeit liefert ein besonders prägnantes Beispiel dafür, wie unbeabsichtigte kulturelle Annahmen zur weiteren Anonymisierung »primitiver Künstler« beitragen. David Bennett hat die Geschichte von Malangi, einem australischen Künstler aus Arnhemland, unter dem Epitheon »der Mann, der vergessen wurde, bevor er erinnert wurde« aufgezeichnet (Bennett 1980). Sie begann im Jahre 1963, als ein ungarischer Kunstsammler, der von dem »erstaunlich persönlichen Stil« der Rindenmalereien Malangis beeindruckt war, eines der Gemälde mit nach Paris nahm und es dem Musée des Arts Africains et Océaniens vermachte. Im Lauf desselben Jahres gelangten Photographien mehrerer Rindengemälde (einschließlich des Bildes von Malangi) zu einem Beamten, der mit der Aufgabe betraut war, die australische Währung auf das Dezimalsystem umzustellen, und der die Photographien wiederum an einen Graphiker weiterreichte, der die neuen Banknoten entwarf. Auf diesem Wege gelangte Malangis Gemälde schließlich auf den australischen Dollarschein – die Identität des Künstlers war jedoch unterwegs verlorengegangen. Dank der gemeinsamen Intervention eines Journalisten und eines Lehrers, der Malangis Bild erkannte und die Möglichkeit eines Prozesses andeutete, wurde das Versehen aufgedeckt, und Malangi erhielt sowohl eine finanzielle Kompensation als auch eine gravierte Medaille in Anerkennung seines Werks (obwohl auf dem Geldschein selbst immer noch nur die Initialen des westlichen Graphikers erscheinen). Als der Präsident der Notenbank danach gefragt wurde, wie all dies geschehen konnte, war seine Antwort aufschlußreich. Er sagte, daß alle Beteiligten einfach angenommen hätten, »daß die Malereien das Werk irgendeines schon lange verstorbenen traditionellen Aborigine-Künstlers seien« (Bennett 1980, S. 45). Das gedankliche Zurückverlegen »primitiver Kunst« in eine anonyme Vergangenheit ist im Leben derer, die diese zeitliche Distanzierung vornehmen, gewiß von mehr als nur abstrakter Bedeutung; Malangis Geschichte ist zwar besser dokumentiert als die meisten anderen, stellt aber keinen Einzelfall dar.

So wie es bei der Erörterung nichtidentifizierter Stammeskünstler sinnvoll ist, genau anzugeben, für *wen* sie »anonym« sind, ist es aufschlußreich, die Frage, *wer* aus dem das historische Wissen über »primitive« Völker betreffenden »Dschungelschlaf erwachen« muß (s. Anm. 4), sorgfältiger zu beleuchten. Neuere Untersuchungen, die mit historischen und ethnologischen Methoden an Materialien in Afrika, Ozeanien und den beiden Amerikas herangehen, liefern überzeugende Argumente dafür, daß der »primitiven« Gesellschaften anhängende Ruf der Geschichtslosigkeit eine Konstruktion westlicher kultureller Vorurteile und der Beschränkungen traditioneller westlicher Formen der wissenschaftlichen Forschung ist (siehe z. B. Cohen 1977, Dening 1980, R. Price 1983 und Rosaldo 1980). Wenn wir erst einmal nicht mehr erwarten, daß wir unser Wissen über die Vergangenheit in Form von schwarz-weißen, mit Daten übersäten Textseiten erhalten, dann ist sowohl die historische Dynamik als auch das historische Wissen und Geschichtsinteresse anderer Völker, wie diese Forschung zeigt, sehr viel größer, als westliche Interpreten es sich herkömmlicherweise vorstellen. Bis die Kunstforschung diesem verstärkten Historizitätsbewußtsein gerecht werden wird, hat sie in jenen »nicht-westlichen« Ländern noch einige Nachholarbeit zu leisten, doch ist der Grundstock gelegt, und entgegen herrschender Meinung steht das zur Dokumentation der Kunstgeschichte schriftloser Völker notwendige Material dem noch zur Verfügung, der die Geduld aufbringt, viele Stunden in Museumsmagazinen und Kolonialarchiven zu verbringen und sich auf das herausfordernde Unternehmen der Feldforschung einzulassen. (...)

(1989)

---

1 Alan Cowell, *International Herald Tribune*, 18. September 1986, S. 1.

2 Chipp ist nicht der einzige Interpret, der, um seine Leser mit der Ernsthaftigkeit lokaler Tabus zu beeindrucken, phantasievollen Gebrauch von der Todesstrafe gemacht hat. Werner Muensterberger behauptete beispielsweise: »Aschanti-Frauen riskierten früher bei dem Versuch, sich einem Bildhauer während seiner Arbeit zu nähern, ihr Leben« (1971b, S. 9). Und im Zusammenhang mit einem anderen Thema als Kunst erklärte der Autor eines Buches über die Saramaka-Maronen in Surinam (deren Körpergröße variiert, die im allgemeinen aber kleiner als Europäer oder Nordamerikaner sind) ohne Zögern, daß »alle jungen Männer, die nicht eine Größe von mindestens 1,80 m erreichten, vertrieben werden und sterben« (Vandercook 1926a, S. 227–228).

3 In eine Reihe spekulativer Berichte über die Kunst exotischer Gesellschaften schleicht sich ein Interesse an dem ein, was dem »primitiven Künstler« unangenehm ist. Dieses Interesse klingt in einigen Fällen verdächtig nach einer Projektion der eigenen Reaktion des westlichen Interpreten auf die zur Diskussion stehende Kunst. H. W. Janson zum Beispiel, dessen beschreibendes

Vokabular für »primitive Kunst« Worte wie »rätselhaft«, »abstoßend« und »merkwürdig« umfaßt, schlußfolgert vorsichtig, daß es »unmöglich ist«, die Bedeutung der meisten Masken »in Erfahrung zu bringen«, legt aber, wenn er das den in der Malerei der Nootka nebeneinandergestellten linearen Formen zugrundeliegende Prinzip bestimmt, nicht dieselbe Zurückhaltung an den Tag: »Das Kompositionsbewußtsein des Künstlers geht so weit, daß ihm jede Formüberschneidung unangenehm ist; wenn er sie nicht vermeiden kann, stellt er die Körper der Tiere transparent dar, so daß man die Kontur des Walrückens durch den unteren Teil des Vogelkörpers verfolgen kann« (1986, S. 51).

4 Daß der Autor der Faszination moderner Künstler für »primitive Kunst« eine ironische Wendung gibt, verwundert nach dieser Auffassung nicht: »Während die Künstler aus Europa und Amerika versuchen, ... von den Schnitzern afrikanischer Idole Triebhaftigkeit und Vitalität zu übernehmen, erwachen die Völker Afrikas aus ihrem Dschungelschlaf und würden sich gern sowohl von den Idolen ihrer Medizinmänner als auch vom Einfluß der weißen Weltmächte befreien« (Bihalji-Merin 1972, S. 8).

5 Fabian weist darauf hin, daß die Verwendung zeitlicher Kategorisierungen als Distanzierungsmittel Grund für eine der von allen Sozialanthropologen erlebten beruflichen Frustrationen ist: »Ich bin sicher nicht der einzige Anthropologe, der, wenn er sich seinen Nachbarn – Friseur oder Arzt – zu erkennen gibt, Bilder einer fernen Vergangenheit heraufbeschwört. Wenn nach landläufiger Meinung alle Anthropologen etwas mit Knochen und Steinen zu tun haben, so ist das nicht falsch; in dieser Meinung spiegelt sich die Tatsache, daß die Anthropologie zeitliche Distanz schafft« (1983, S. 30).

6 Die alte Vorstellung, daß das Konzept der romantischen Liebe auf die westliche Zivilisation beschränkt sei, ist eine verwandte Auffassung, deren Hinscheiden etwas schneller vonstatten zu gehen scheint. Die Annahme, Afrikaner verfügten nicht über ein derartiges Empfinden, wurde mit der Begründung kultureller Unangemessenheit gerechtfertigt, was es ermöglichte, die sexu-

ellen Verwicklungen der Afrikaner als fleischliche Befriedigung eher animalischer Art darzustellen.

7 In der Praxis verfolgt Thompson dieses Ziel merkwürdig selektiv; im Verlauf seiner Erörterung vielstreifiger Textilien afro-amerikanischen Ursprungs vergleicht er zum Beispiel »eine Wolldecke, die um 1890 von Luiza Combs aus Hazard, Kentucky, hergestellt wurde« – und, wie er bemerkt, in John Vlachs Buch *The Afro-American Tradition in the Decorative Arts* von 1978 auf Seite 55 eingehender behandelt wird –, mit einem Objekt, von dem er lediglich mitteilt, daß es aus Surinam stammt und »ein zu Beginn des 20. Jahrhunderts von den Djuka und Saamaka hergestelltes vielstreifiges Textil« ist – obwohl er aus veröffentlichten wie unveröffentlichten Quellen sowohl die Größe als auch die benutzten Rohmaterialien und die Funktion des Stücks, ebenso wie Namen, Alter, Geschlecht, Stamm und Dorf des Künstlers kannte (1983, Abb. 141, 142).

»Scharf wie ein Messer ...« Chéri Samba im Gespräch mit Bernard Marcadé

Das Jahr 1990 war besonders erfolgreich für Sie: Ausstellungen in Paris und New York, ein Aufenthalt in der Stiftung Cartier, eine Retrospektive im Museum für moderne Kunst von Ostende ... Wie erleben Sie diesen ganzen Wirbel um Sie, wie erleben Sie diesen Erfolg?

Sie meinen, daß das erst seit einem Jahr so ist ... Ich würde sagen, daß ich seit 1982 keine frei verfügbare Minute mehr hatte. Seitdem habe ich keinen Augenblick für mich gehabt, keine Zeit, um ein bißchen Abstand oder Urlaub zu nehmen ...

1982 war das Jahr, in dem die Zeitschrift Actuel *Sie zum ersten Mal nach Paris eingeladen hat?*

Genau. Von da an hatte ich einen Auftrag nach dem anderen, und es gelang mir nicht mehr, etwas für mich zu machen. Kaum hatte ich mit einem Bild begonnen, gab es da immer den einen oder anderen Freund, der mich in Kinshasa besuchte und mich fragte, an was ich gerade male. Ich erzählte ihnen die Geschichte des Bildes, und jedesmal sagten sie: »Leg mir dieses Bild zur Seite.«

Also war die Einladung zu Magiciens de la terre 1989 *nur die logische Folge dieser starken Nachfrage?*

Ja, das stimmt.

Seit 1982 sind es also meistens Leute aus den westlichen Ländern, die Ihre Werke kaufen oder sich dafür interessieren?

Mich betrübt sehr, daß meine Malerei in Kinshasa praktisch unbemerkt bleibt ... Mein Publikum sieht nichts davon ... Alle meine Bilder verschwinden ins Ausland. Ich hatte mit dem Gedanken gespielt, in Kinshasa eine Ausstellung zu machen, extra für die Leute, die sich keine Kunstwerke kaufen können; aber es ist nicht einfach herauszufinden, wer die Mittel hat und wer nicht!

Die Tatsache, daß Sie im Westen bekannt wurden, hat Sie von Ihren Wurzeln entfernt. Würden Sie aus Ihren außerafrikanischen Erfahrungen diesen Schluß ziehen?

Vor 1982 konnte mein Publikum vor meinem Atelier stehen bleiben und meine Bilder anschauen, bevor ich sie verkaufte. Mittlerweile ist es mir unmöglich geworden, die Bilder zu behalten. Deshalb habe ich beschlossen, in Europa ein Jahr lang keine neuen Arbeiten zu zeigen.

So können Sie die Bilder in Ihrer Nähe haben und ihre Entwicklung verfolgen ... Damit wollen Sie dieser Flucht nach vorne ein Ende setzen, die es Ihnen nicht erlaubt, zu Ihren Arbeiten Abstand zu gewinnen ...

Ich bin gerade mit einem Bild fertig geworden, das den Titel *Vivent les vacances* trägt. Auf diesem Bild sage ich: »Ich muß ein bißchen Abstand nehmen«, bevor die Leute zu mir kommen und mir erklären: »Deine Arbeit wird immer schlechter!« Und außerdem sollten diese »Ferien« anderen Malern die Möglichkeit geben, auch berühmt zu werden und mir die Möglichkeit, viel schärfer zu werden ...

Was verstehen Sie unter schärfer?

Scharf wie ein Messer, an dem man sich verletzt ...

Also würden Sie Ihre Malerei spitz nennen ... Denken Sie denn, daß sie Gefahr läuft, stumpf zu werden?

Meine Art zu arbeiten beruht auf äußerster Sorgfalt bis ins kleinste Detail. Wenn ich schnell bin, kann ich diesem Anspruch nicht voll und ganz genügen ... Ich habe immer gesagt, daß ich nicht besonders schöne Bilder malen will, sondern eine Botschaft vermitteln. Aber das ist nicht so einfach. Ich verfolge drei Prinzipien in meiner Malerei: ich möchte meine Technik verbessern, Humor entwickeln und die Wahrheit sagen. Wenn ich einen Tisch zeichne, dann möchte ich, daß die Leute auch sehen, daß dies ein Tisch ist; und wenn ich eine Frau zeichne, daß sie sehen, daß dies eine Frau ist und kein Mann. Dafür brauche ich viel Zeit.

Das ist Ihr erster Grundsatz: die Arbeit zu verbessern. Und wie steht es mit dem Humor?

Wen immer ich zeichne, sei es auch mein Freund, ich kann ihn verzerren. Ich verletze nicht die Integrität dieser Person – man muß sie immer noch erkennen können –, sondern ich versuche, zu einer tieferen Wahrheit vorzudringen, indem ich eine Eigenheit abschwäche oder hervorhebe ... Genauso ist es mit der Sprache. Statt das Französische so zu schreiben wie die Franzosen, schreibe ich es so, wie ich es höre ... Durch Deformationen der Sprache entstehen ebenso wie durch körperliche Deformationen witzige Situationen ...

Und die Wahrheit?

Die Wahrheit wird in meinen Bildern meistens *gesagt.* Deshalb gibt es so viel Text. Übrigens hat es die Kritik in Kinshasa immer nur mit Mühe akzeptiert, daß es auf meinen Bildern Texte gibt. Diese Kritiker bezogen sich immer auf die westlichen Kriterien der Malerei. Schließlich habe ich zu ihnen gesagt: »Ich bin der Künstler, ich mache einen Vorschlag: entweder es gefällt Ihnen oder nicht! Wenn es Ihnen nicht gefällt, dann bin ich es, der verhungert! ...« Ich habe diesen Kritikern immer Widerstand geleistet. Ich bin stolz auf meine Art, an die Malerei heranzugehen. In meinen Texten steckt eine Wahrheit. Was man auf dem Bild sieht, ist oft nicht das gleiche und manchmal sogar das Gegenteil von dem, was zu lesen ist ...

Bild und Text klaffen auseinander.

Ja. Ich werde Ihnen ein Beispiel nennen. In Afrika ist der nackte Körper etwas Schockierendes. Die Tatsache, daß ein Afrikaner, sagen wir ein Zairer, die Schenkel einer Frau bis hinauf zur Unterwäsche sehen könnte, wird als skandalös empfunden ... Desgleichen ist es obszön, sich auf der Straße zu küssen ... Wenn ich solche Szenen male, durchbreche ich also ein Verbot ... Deshalb habe ich folgende Lösung gewählt: in dem Begleittext zu den Bildern kritisiere ich die Verhaltensweisen, die als skandalös gelten ... »Liebe Afrikaner, laßt uns unsere Sitten respektieren, stellen wir nicht die Nacktheit zur Schau ...«

Die Wahrheit zu sagen bedeutet also offensichtlich, daß das, was Sie in Ihren Bildern zeigen, sich nicht gehört. Aber die wirkliche Wahrheit liegt in diesem Fall doch in der Tatsache, daß Sie die Szenen zeigen, und nicht, daß Sie sagen, diese Szenen sind unanständig. Etwas zu sagen ist eine Sache, etwas trotzdem zu zeigen eine andere! Einerseits scheinen Sie zu Ihren Landsleuten zu sagen: »Schaut da nicht hin« und andererseits stellen Sie die Dinge zur Schau und zwingen sie geradezu, sich daran zu ergötzen …

(Lachen) Es stimmt, daß mir dieser Widerspruch gefällt! …

Man kann von Ihrer Malerei sagen, daß sie Anstoß zum Nachdenken gibt … Die meisten Fragen, die sie aufwirft, drehen sich anscheinend um Heuchelei.

Zum Beispiel eines meiner letzten Diptychons: Die Szene des ersten Bildes spielt sich am Flughafen eines »Entwicklungslandes« ab, die Szene des zweiten spielt sich am Flughafen eines »westlichen« Landes ab. Beide Bilder handeln von Bestechung – von den zwei verschiedenen Möglichkeiten, das Wort Bestechung zu verwenden und zu verstehen. Das Wort Bestechung ist ein Wort aus dem Westen. Dort wurde dieser Begriff und vor allem seine Anwendung erfunden. In Afrika haben wir unsere eigene Art, jemanden zu empfangen. Bei uns gab es eine große Gastfreundschaft, die nichts mit Tauschgeschäften zu tun hatte. Diese Vorstellung, daß jegliche Beziehung Gegenstand eines Feilschens sein könnte, kommt aus den westlichen Ländern. Und was der Gipfel ist: jetzt beschuldigt uns der Westen der Korruption, wo doch gerade er es war, der diese Dinge bei uns eingeführt hat …

Es hat eine Art perverser Umkehrung stattgefunden. Dieselben Leute, die für das Entstehen dieser Praktiken verantwortlich sind, sagen heute, daß Afrika das Land der Korruption ist. Das ist ein plumpes Manöver. Typisch für eine Gesellschaft, die ein Problem los wird, indem sie es auf andere überträgt ... Das ist Heuchelei.

Bei mir wird der Flughafen zum Symbol dieser heuchlerischen Verlagerung ...

Wichtig finde ich bei diesen Bildern, daß sie die zwei Standpunkte deutlich machen: den afrikanischen und den europäischen ...

Genau deshalb muß man sie unbedingt zusammen sehen ...

Was empört Sie ansonsten am meisten an Afrikas Verhältnis zum Westen?

Im Grunde sind wir alle gleich. Armut gibt es auch im Westen ...

Als Sie in Amerika waren, sind Sie mit den Amerikanern nicht gerade sanft umgesprungen. Sie haben erklärt, daß New York den Vororten von Paris ähnelt.

Bevor ich hingefahren bin, hatte man mir erzählt, daß Amerika ein wunderschönes Land voll reicher Leute sein soll ... Die Vereinigten Staaten seien das Herz der Welt. Als ich die Armut von Manhattan gesehen habe, habe ich meine Meinung schnell geändert ... Nur das Zentrum von New York ist eine schöne Stadt, ein paar Straßen ... Der Rest hat mich nicht besonders beeindruckt. Es sah im besten Fall so aus wie die Häuser, die ich in Paris in der Nähe des Bois des Vincennes gesehen hatte und schlimmstenfalls wie manche afrikanische Stadtviertel ...

Was halten Sie von der zeitgenössischen westlichen Kunst?

Es wäre egozentrisch von mir, zu sagen, daß mir nur das gefällt, was ich selbst mache. Das ist nicht der Fall, und ich möchte zwischen zwei Kategorien von Werken unterscheiden: denjenigen, die ich nicht verstehe und deshalb nicht beurteilen kann, und Bildern wie von Combas zum Beispiel, zu denen ich mich hingezogen fühle. Hier im Westen hat man mir viel von Künstlern berichtet, die malen, ohne vorher zu wissen, was sie machen werden. Die einfach so drauflosmalen, um des Ausdrucks willen. Es fällt mir schwer, Künstler zu verstehen, die nicht vorher schon eine bestimmte Idee haben …

Was Sie da sagen, bringt einen wunderbaren Widerspruch zutage. Denn nach den westlichen Klischees stellt man sich immer vor, die nicht-westliche Kunst entwickle sich ganz spontan aus einer gewissen Primitivität heraus, was Vernunft und Überlegung ausschlösse … Sie kommen in dieser Hinsicht Picasso ziemlich nahe, für den die afrikanische Skulptur eine Kunst der »Vernunft« war, d. h. eine Kunst, die eher das ausdrückte, was sie von einer Sache wußte, als was sie auf der Oberfläche sah …

In Ostende hat mich ein Journalist gefragt, ob es mich nicht stören würde, auf eine Art zu malen, die die westlichen Künstler aufgegeben haben. Meine Antwort war einfach: Wenn die westlichen Künstler keine Geschichten mehr erzählen, dann vielleicht nur deshalb, weil ihnen nichts mehr einfällt! …

(1991)

Stefan Eisenhofer

Blutfetisch, Identitätssymbol oder Weltkunst? Einhundert Jahre Bewertung und Instrumentalisierung der »Alterthümer« aus dem Reich Benin (Nigeria)

Als vor hundert Jahren die Hauptstadt des alten Reiches Benin im heutigen Südnigeria von britischen Truppen erobert wurde, gelangte eine reiche Kriegsbeute an Elfenbeinschnitzereien und Metallgußarbeiten in die Auktionshäuser Europas. Seither sorgen diese afrikanischen »Alterthümer« immer wieder für lebhafte Diskussionen sowohl in der westlichen Welt als auch in Afrika. Die jeweiligen Interessenlagen der verschiedenen Fraktionen führten und führen dabei zu gegensätzlichen Bewertungen und Instrumentalisierungen dieser Objekte.

In der bisherigen Forschung wurden diese Aspekte viel zuwenig berücksichtigt. Gerade bei der chronologischen Einordnung der Benin-Arbeiten verließ man sich allzuoft auf die jeweils aktuelle Version und Sichtweise in Afrika und Europa, ohne die politischen und gesellschaftlichen Hintergründe oder die persönlichen Interessen der Gewährsleute zu berücksichtigen. Willkürlich und zufällig ausgewählte Traditionen dienten so als Rückgrat weitreichender Schlußfolgerungen. Dabei bietet sich bei der Kunst Benins die für das subsaharische Afrika nahezu einmalige Gelegenheit, bei umfassenderer Forschung wichtige und tragfähigere Modelle für politische und historische Entwicklungen im vorkolonialen Afrika nachzuzeichnen.

Die »Alterthümer« von Benin und ihre Rezeption in der westlichen Welt

Objekte aus Afrika erfuhren in Europa seit dem späten 15. Jahrhundert lange Zeit nur wenig Beachtung und Respekt. Zwar belegen die sogenannten afro-portugiesischen Elfenbeinschnitzereien, die schon vor 1500 an der westafrikanischen Küste von afrikanischen Schnitzern für europäische Käufer in offenbar großer Menge hergestellt wurden, ein gewisses Interesse an afrikanischer Kunstfertigkeit, diese Stücke wurden in ihrer Mehrzahl wohl aber nur als Exotika unspezifischer Provenienz gekauft und gesammelt. In der Folge vergaß man nicht nur häufig die afrikanische Herkunft dieser europäisch-afrikanischen Mischstil-Objekte, sondern verwechselte sie nicht selten mit Arbeiten aus Indien, dem Orient oder sogar Sibirien.[1]

Einer der ersten, der im Reich Benin künstlerische und handwerkliche Betätigung registrierte, war der holländische Kaufmann David van Nyendael, der sich in den Jahren um 1700 mehrfach in Benin City aufgehalten hatte. Seine Urteile über die kreativen Fähigkeiten der Menschen in Benin sind allerdings recht zwiespältig und uneinheitlich. So kommentiert er an einer Stelle seines Berichtes hölzerne Figuren als »so erbärmlich geschnitzt, daß es kaum möglich ist zu entscheiden, ob sie Menschen oder Tiere darstellen sollen« (Bosman 1705, S. 464)[2]. In einer weiteren Passage äußert er abfällig, daß die Werke der Handwerker in Benin so »unbeholfen sind, daß ein Knabe nach einem Monat Lehrzeit in Europa sie übertreffen würde«.[3] An anderer Stelle schwingt in seinen Worten bei der Beurteilung einer Metallschlange über dem Palasteingang in Benin jedoch durchaus Anerkennung mit:

> An der Spitze ... ist eine große Kupferschlange befestigt, deren Kopf nach unten hängt. Diese Schlange ist sehr gut gegossen oder geschnitzt und ist das schönste, was ich in Benin gesehen habe (Bosman 1705, S. 463).

Im wissenschaftstheoretischen Klima des 19. Jahrhunderts entstand eine starke Tendenz, Objekte aus Afrika vornehmlich als ethnographisches Material zu betrachten. Afrikanische Erzeugnisse wurden als eine Art Fenster in frühere Entwicklungsphasen der Menschheit gesehen, die die westliche Kultur schon lange hinter sich gelassen hätte. Unter der Prämisse dieses evolutionistischen Ansatzes konnten Schöpfungen von Afrikanern nicht als westlichen Kunststilen gleichrangig gelten. Sie wurden vielmehr als unterste Stufe einer Entwicklung betrachtet, deren glorreiche Kulminationspunkte die Werke berühmter europäischer Künstler wie Raffael oder Michelangelo waren. Die damals vorherrschende Meinung über afrikanische Schnitzereien wird in den Worten von Friedrich Ratzel, immerhin einer der führenden Vertreter der deutschen Anthropogeographie, deutlich:

> In der Darstellung des Häßlichen übertrifft kein Volk diese Westafrikaner ... Um von ihrer Indezenz nicht zu reden, sind sie in der Mehrzahl brutal naturnah oder höchstens ins Häßliche übertrieben. Dazu die Ungeschicklichkeit, womit besonders die Götzenbilder gearbeitet sind (Ratzel 1885, I S. 85 f.).

Die Eroberung von Benin City im Jahr 1897 und die dabei entdeckten Schnitzereien und Metallgußarbeiten brachten jedoch Bewegung in solch weitverbreitete Wertmaßstäbe und ebneten einer vorurteilsfreieren und angemesseneren Sicht auf Afrika den Weg.

Zunächst wurden die Tausende von Elfenbeinschnitzereien und Metallgüssen, die im Gefolge der Eroberung dieser Stadt von den Briten nach Europa geschafft wurden, als schadhaftes Elfenbein[4] und Altmetall behandelt. Diese Bewertung wurde auch von der britischen Kriegspropaganda geschürt. Denn die Engländer rechtfertigten ihre eigenen Bluttaten nur allzu gerne mit den blutigen Menschenopfern, die offenbar im Benin jener Jahre stattgefunden haben. Vor allem der Überfall auf eine englische Gesandtschaft und die Ermordung einiger Europäer und ihrer afrikanischen Helfer durch Soldaten aus Benin wurde sensationslüstern aufgegriffen. Entsprechend wurde auch die Auseinandersetzung mit den »Alterthümern aus Benin« von der Berichterstattung über Blutiges und Schauderhaftes übertönt. Benin City wurde als »City of Blood« (Bacon 1890) weltbekannt und berüchtigt.

Und kein geringerer als Ralph Moor, der britische Vize-Konsul des Protektorats Südnigeria, betonte, daß »kein fürchterlicherer Staat irgendwo oder irgendwann jemals existiert habe«.[5]

Ungeachtet solcher Stimmen wurde in Europa von einigen Fachleuten sehr schnell die handwerkliche Qualität der Schnitzereien und die vollendete Gußtechnik der Metallarbeiten aus Benin erkannt. Man widmete den alten Reiseberichten aus Afrika wieder mehr Aufmerksamkeit. Tatsächlich stieß man dabei auf beeindruckende Schilderungen von Benin City und stellte fest, daß diese Stadt schon im 17. Jahrhundert mit den größten europäischen Städten jener Zeit verglichen worden war. So im Bericht des Niederländers Olfert Dapper, dem die Stadt und der Königspalast höchsten Respekt abnötigten:

> Es ist wohl so groß wie die Stadt Haarlem und rundherum mit einer sonderlichen Mauer umgeben. Es ist in viele prächtige Wohnungen eingeteilt und hat schöne, lange viereckige Lustgänge, die ungefähr so groß sind als die Börse zu Amsterdam, doch einer ist größer als der andere. Das Dach derselben steht auf hölzernen Säulen, welche von unten bis nach oben zu mit Messing überzogen waren, worauf ihre Kriegstaten und Feldschlachten abgebildet sind (Dapper 1670, S. 486).

Diese Schilderung ist einer der ersten Belege für die Existenz höfischer Kunst in Benin. Denn bei der von Dapper erwähnten Verkleidung der Palastsäulen handelt es sich vermutlich um jene berühmten viereckigen

Messingplatten, die in Flachrelief einheimische Würdenträger, Europäer, Musikinstrumente und Tiere zeigen.

Eine Schlüsselrolle bei der Würdigung der Benin-Arbeiten spielte Felix von Luschan. 1854 in Hollabrunn in der Nähe von Wien geboren, wurde er 1885 Assistent und später Direktor der Afrikanisch-Ozeanischen Abteilung im Berliner Völkerkundemuseum. Durch Zufall hatte er im Jahre 1897 von der Versteigerung afrikanischer Objekte in London gehört. Luschan fuhr ohne Zögern nach England und erkannte sofort die außerordentliche Bedeutung der Benin-Arbeiten für ein besseres Verständnis afrikanischer Kunst und Geschichte. In den folgenden Jahren wurde er zum Nestor der Benin-Forschung, vor allem durch sein Monumentalwerk »Die Alterthümer von Benin«, das nach jahrzehntelanger Forschung im Jahre 1919 erschien, und seinen umfangreichen Zettelkasten »Corpus Antiquitatum Beninensium«, in dem nahezu alle damals bekannten Benin-Stücke aufgeführt waren.[6]

Luschan brachte eine lebhafte Diskussion darüber in Gang, ob es möglich sei, Objekte aus Benin als Kunst zu betrachten – und zwar nicht als primitive Frühform oder unbeholfene Versuche, sondern als große Kunst, die den europäischen Meisterwerken ebenbürtig und gleichwertig zur Seite gestellt werden konnte. Die Worte in seinen Artikeln und Vorträgen waren sehr bewußt gewählt. Aufschlußreich in dieser Hinsicht sind besonders seine Bezeichnungen der Schnitzereien und Gußarbeiten aus Benin. So spricht er »von in Bronze gegossenen, höchst eigenartigen

Kunstwerken« (Luschan 1898, S. 146), bezeichnet sie als »hochentwickelte Kunst« (Luschan 1898: 149), als »alte Benin-Kunst« (Luschan 1898, S. 152) und als »grossartige Kunstwerke« (Luschan 1899, S. 634). Er betont zudem, daß die große Mehrzahl der Stücke »für ein verfeinertes Kunstgefühl« (Luschan 1898, S. 151) der Menschen Benins sprechen würde.[7]

Die Sprache Luschans provozierte die Fachwelt und spaltete sie in das Lager der Befürworter und jenes der Gegner. Beinahe hämisch schrieben Kollegen wie Wilhelm Crahmer (Crahmer 1908; 1909; 1910) in ihren Beiträgen von »Benin-Kunst« – in Anführungszeichen. Diese »Gänsefüßchen« wurden aber keineswegs in dem Sinne verwendet, wie sie heute von vielen Ethnologen gebraucht werden, die dadurch problematisieren wollen, daß mit dem Begriff »Kunst« ein westliches Konzept mehr oder weniger bedenkenlos über Erzeugnisse nicht-westlicher Gesellschaften gestülpt wurde und daher ein behutsamerer Umgang mit diesem Wort gefordert ist. Nicht mit diesem Hintergrund also wurden die Anführungszeichen gesetzt, sondern als Ausdruck der Geringschätzung gegenüber afrikanischen Objekten, die man nach der Meinung dieser Autoren doch wohl nicht mit tatsächlicher Kunst vergleichen könne.

Luschan ließ sich jedoch nicht beirren. Herausgefordert durch die Gegenpartei, hob er die »absolute Meisterschaft in der Beherrschung der Guss-Technik« (Luschan 1898, S. 151) bei den Benin-Arbeiten hervor und schwang sich zu seinem mittlerweile berühmten Zitat empor:

> Unsere Benin-Bronzen stehen nehmlich auf der höchsten Höhe der europäischen Gusstechnik. Benvenuto Cellini hätte sie nicht besser giessen können und niemand, weder vor ihm noch nach ihm, bis auf den heutigen Tag. Diese Bronzen stehen technisch einfach auf der höchsten Höhe des überhaupt Erreichbaren (Luschan 1898, S. 150).

Maßgebliche Unterstützung erfuhr Luschan von Fachkollegen wie Franz Heger, der seit 1884 Leiter, später Direktor der Anthropologisch-Ethnographischen Abteilung des Naturhistorischen Museums in Wien war, und der ebenfalls sehr schnell die einzigartige Bedeutung der Benin-Stücke erkannte:[8]

> Die bisher bekannt gewordenen Stücke ... zeigen uns, dass vor mehreren hundert Jahren in Benin ein eigenartiger relativ hoher Kunststil geherrscht haben musste, der uns bisher unbekannt war, und welcher weit über Dasjenige hinausreicht, was wir über die Kunst der afrikanischen Neger bisher kannten (Heger 1899, S. 2).[9]

Neben der Auseinandersetzung, ob es sich bei den »Alterthümern« aus Benin um Kunst oder um »Kunst« handelt, hatten Luschan, Heger und ihre Meinungsgenossen noch eine zweite Diskussion zu führen. Eine Reihe von Forschern erkannte die hohe technische Perfektion der Stücke aus Benin und betrachtete sie durchaus als Kunst – ohne Anführungszeichen. Gerade die hohe Qualität der Arbeiten aus Benin wurde von dieser Partei jedoch zum Anlaß genommen, ihnen den afrikanischen Ursprung abzusprechen. Es wurden phönizische, assyrische, ja sogar alt-phönizische und alt-assyrische Ursprünge für die Kunst Benins bemüht.[10]

Mit einer ähnlichen Zielrichtung argumentierte Max Buchner, der damalige Direktor des Münchner Völkerkundemuseums:

> Diese Funde von Benin ... einfach den Negern zu überlassen ist eine bare Unmöglichkeit (Buchner 1908, S. 981).

Allerdings teilte Buchner nicht die Wertschätzung für die Objekte aus Benin, denn seiner Meinung nach fehlte ihnen »die Naivität und die drollige Kraft, die uns an den Holzschnitzereien der Neger weit im innersten Afrika oft so reizvoll überraschen« (Buchner 1908, S. 992).

Bei diesen Meinungsverschiedenheiten war der Ton der Auseinandersetzung bisweilen recht schroff. Und Luschans Stellungnahme läßt an Deutlichkeit nichts zu wünschen übrig:

> Der Stil der Kunstwerke ist rein afrikanisch, durchaus und ausschliesslich ganz allein afrikanisch. Hier von assyrischen oder phönicischen Formen reden, heisst einfach beweisen, dass man weder diese, noch die moderne afrikanische Kunst kennt (Luschan 1898, S. 149).[11]

Anderen Stimmen, die die Kunst Benins auf einzelne Europäer oder Araber zurückführen wollen, entgegnet er:

> Sowohl die sehr grosse Zahl der erhaltenen Kunstwerke, als auch ihr höchst ungleicher Werth lassen es durchaus

> ausgeschlossen erscheinen, dass wir es hier mit der Arbeit eines einzelnen Mannes, etwa gar eines einzelnen Europäers zu thun haben, der zufällig an den Hof des Königs von Benin gekommen wäre; es geht vielmehr aus einer einfachen Betrachtung der vorhandenen Kunstwerke hervor, dass es sich um eine lange Entwickelung handelt, um die Arbeit einer ganzen Schule, die vielleicht mehrere Menschenalter hindurch thätig war (Luschan 1898, S. 152).[12]

Seine Erkenntnisse gipfeln schließlich in folgendem Satz:

> … unendlich viel wichtiger scheint mir die Erkenntniss, dass wir überhaupt in Benin für das 16. und 17. Jahrhundert eine einheimische grosse und monumentale Kunst kennen gelernt haben, welche wenigstens in einzelnen Stücken an die zeitgenössische europäische Kunst ebenbürtig heranreicht und dabei mit einer Technik vergesellschaftet ist, die überhaupt auf der Höhe des Erreichbaren steht (Luschan 1898, S. 153).

Felix von Luschan versuchte die Gunst der Stunde zu nutzen und mit dem Hinweis auf den hohen künstlerischen Rang der Arbeiten von Benin mehr Respekt für Afrika und seine Menschen zu fordern und damit dem herrschenden Zeitgeist entgegenzutreten:

> Gerade gegenüber der jetzt, besonders in manchen der sogen. »colonialen« Kreise herrschenden Geringschätzung des Negers als solchen, scheint mir ein derartiger Nachweis auch eine Art von allgemeiner und moralischer Be-

> deutung zu haben. Dass es sich aber hier wirklich um eine einheimische Kunst handelt und dass die uns gegenwärtig vorliegenden Benin-Bronzen wirklich von afrikanischen Negern entworfen und ausgeführt wurden, das halte ich schon jetzt für völlig ausgemacht (Luschan 1898, S. 153).

Auch in diesem Punkt erfuhr Luschan Unterstützung von Franz Heger, der ebenfalls die Kunst Benins als afrikanisch betrachtete:

> Alles in Allem scheint mir die Annahme am richtigsten zu sein, dass die Kunst, wie sie sich in den Metall- und Elfenbeinarbeiten ausspricht, eine einheimische, typisch afrikanische Kunst ist (Heger 1899, S. 5).

Diese Diskussionen waren keineswegs auf eine enge Fachwelt beschränkt. Auch in der Tagespresse wurde mitunter recht ausführlich für eine breitere Öffentlichkeit über Benin und seine »Alterthümer« berichtet. So schrieben die *Münchner Neuesten Nachrichten* bei der Ankunft von Benin-Objekten im Münchner Ethnographischen Museum am 18. Dezember 1898 in anerkennender Weise über deren künstlerische Qualität. Wenngleich sensationsheischende Begriffe wie »Blutstadt« verwendet wurden, war der Artikel durchaus bemüht, den Leistungen der Künstler aus Benin gerecht zu werden. Tatsächlich übernahm der Autor im wesentlichen die Ansichten Luschans und sprach von den »Benin-Alterthümern« als Kunstgegenständen, deren Formgebung »durchaus afrikanisch« sei (Anonymus 1898). Er fordert geradezu die »richtige Werthschätzung« der Benin-Stücke und bedauerte, daß »der Werth jener großen Beute erst verspätet erkannt« worden sei (ebd.).

Die rasch steigende Popularität der Benin-Objekte spiegelte sich unmittelbar auf dem internationalen Kunstmarkt wider. Bereits im Jahr 1898 konnte man lesen, daß die Preise für Benin-Objekte »unheimlich rasch gestiegen« seien, »sämmtliche größere Museen … alarmiert« seien und »sich theilweise arm gekauft« (Anonymus 1898) hätten. Die Benin-Begeisterung dieser Jahre sorgte sogar dafür, daß schon um 1900 die ersten Fälschungen und Nachgüsse im Kunsthandel auftauchten.[13]

Festzuhalten bleibt demnach, daß Luschan und seine Mitstreiter[14] eine neue Einstellung gegenüber Afrika, den Afrikanern und deren kreativen Fähigkeiten ermöglicht haben.

Es wäre allerdings voreilig, zu schlußfolgern, daß die Diskussion um die »Alterthümer« aus Benin nur in der westlichen Welt stattgefunden hätte. Denn auch in Nigeria und vor allem in Benin selbst wurden die Gußarbeiten und Schnitzereien zu spezifischen Zwecken unterschiedlich bewertet und instrumentalisiert.

Die Kunst von Benin und ihre Bewertung in Afrika

Im Vorfeld der Feierlichkeiten des Jahres 1997 zum Gedenken an den 100. Jahrestag der britischen Eroberung von Benin City beklagten bestimmte Kreise in Benin heftig »die Plünderung und den Verkauf der wertvollen Kunstwerke (besonders der Bronzegüsse und Elfenbeinschnitzereien) an die größeren Museen und Privatsammlungen der westlichen Welt« (Benin Studies Newsletter 1,1 1996, S. 1). Der Oba von Benin richtete einen eindringlichen Appell an die Regierung von Nigeria, in der Rückführungsdebatte für die Objekte aus Benin eine etwas aktivere Rolle zu übernehmen.[15] Zudem wurde in Benin City eine Unterschriftenaktion gestartet unter dem Motto »We want our treasures back« (*Benin Studies Newsletter* 1, 2 1996, S. 4).

Im Gegensatz zu diesen Forderungen stehen die Worte des berühmten Lokalhistorikers Jacob Egharevba aus Benin, der in seinen Werken vor einigen Jahrzehnten stolz betont hatte, daß die Kunstobjekte seiner Heimat in alle Welt verkauft worden seien (Egharevba 1966, S. 15). In Egharevbas Worten schwangen damals noch keinerlei Gedanken an Rückforderung mit.

Die historischen Bedürfnisse und Bedingungen in Benin haben sich seit jener Zeit grundlegend gewandelt, was zu einer Umwertung im Umgang mit den heimatlichen Kunstwerken geführt hat.

Egharevba war sich durchaus dessen bewußt, daß die Kunst seiner Heimatstadt das Ansehen Benins in Nigeria und in der ganzen Welt stark fördert:

> Holz- und Elfenbeinschnitzerei, Messingguß und eiserne Kunstwerke stehen sowohl entlang des Niger als auch auf der ganzen Welt für die Zivilisation und die Kultur der Binis (Egharevba 1966, S. 15).

Besonders den intellektuellen Bini war klar, daß die handwerkliche Qualität und das tatsächliche oder vermeintliche hohe Alter der Kunst von Benin ideale Vehikel waren, um ihre Interessen und Ansprüche zu unterstreichen. Immer wieder betont Egharevba deshalb, daß die Kunst Benins »in der ganzen Welt bekannt« (Egharevba 1969 a, S. 53) sei und daß sie zu den »Spuren der früheren Größe und des Glanzes« (Egharevba 1952, S. 8 f.) seiner Heimatstadt zähle. In die gleiche Kerbe schlägt auch das Kontinuitätspostulat, das besagt, daß »Kunst und Handwerk ... in Benin ununterbrochen seit den Anfängen bis in die heutige Zeit praktiziert« (Egharevba 1966, S. 15) wurden.

Der gemeinsame Versuch der unterschiedlichen Gruppen in Benin, die Vergangenheit der eigenen Heimat mit Hilfe der Kunst möglichst glorreich und bedeutend erscheinen zu lassen, zielt im wesentlichen in drei Richtungen.

Zunächst nutzten die Binis die Kunstwerke aus Benin als frappanten Beleg gegen europäische Vorstellungen, die die Afrikaner als »geschichtslos« und als »Völker des ewigen Stillstandes« betrachteten und letztlich nur das Mittelmeer als »Keimzelle aktiver Geschichte« (Burckhardt 1988, S. 6) verstanden.[16]

Anhand der Bronzegüsse und Elfenbeinschnitzereien konnte nun eindrucksvoll gezeigt werden, daß Benin in voreuropäischer Zeit keineswegs statisch und unterentwickelt gewesen sei, sondern in bestimmten Bereichen Europa durchaus ebenbürtig oder sogar überlegen (vgl. z. B. Egharevba 1949, S. 113). Der westlichen Welt wurde so verdeutlicht, daß die Geschichte Benins nicht mit den ersten Kontakten zu Europäern begonnen hatte. Den gleichen Zweck sollte die Pflege populärer historischer Traditionen in Benin erfüllen, in denen wichtige kulturelle Leistungen dem König Ewuare zugeschrieben wurden, der nach weit verbreiteter Auffassung in der Zeit unmittelbar vor der Ankunft der ersten europäischen Seefahrer in Benin regiert haben soll.[17]

Doch nicht nur im Hinblick auf die westliche Welt wurde die Bedeutung der Kunst von Benin stark betont. Mindestens ebenso wichtig waren die innenpolitischen Dimensionen. Ein kurzer Blick auf die historischen Entwicklungen in Benin seit 1897 veranschaulicht die Hintergründe.

Nach der Eroberung von Benin City am 17. Februar 1897 waren die vorkolonialen Strukturen und Hierarchien des Reiches zerstört: Der regierende Oba Ovonramwen war von den Briten nach Calabar in die Verbannung geschickt worden, viele Amtsträger waren nicht mehr am Leben, der Palast war nur noch eine Ruine und die verschiedenen Gilden und Palastgesellschaften waren aufgelöst. Die Zusammensetzung des von der Kolonialmacht eingerichteten »Native Council of Chiefs« hatte mit den Machtverhältnissen in Benin vor der Eroberung nur noch wenig gemeinsam. Diese Umstrukturierung führte in den Jahren nach der Jahrhundertwende zu andauernden Streitigkeiten zwischen den Würdenträgern, die die Gunst der Briten erlangen konnten und jenen, die ihre angestammten Privilegien durch die Kolonialherren beschnitten sahen.

Mitten in dieses Machtgerangel fiel im Jahr 1914 der Tod des verbannten Oba Ovonramwen. Und weil Benin in jenem Jahr in das riesige britische Kolonialverwaltungsgebilde namens »Colony and Protectorate of Nigeria« eingegliedert wurde, versuchten die Briten das Modell der Nordprovinz, wo sie über starke Emire eine erfolgreiche indirekte Herrschaft ausübten, auf Benin zu übertragen, indem sie den Sohn Ovonramwens, Aiguobasimwin, als Eweka II. zum Oba krönen ließen.

Der Oba befand sich jedoch gegenüber den Würdenträgern, die in den Jahren zuvor Reichtum und Einfluß anhäufen konnten, in einer ziemlich machtlosen Position. Der Zeitraum von 1914 bis 1929 war deshalb von stetigen Auseinandersetzungen und Kompetenzstreitigkeiten um Loyalitäten und Einfluß zwischen dem Oba und den verschiedenen Interessengruppen in Benin geprägt. Der Oba, der von allen Seiten nur als Marionette der Briten betrachtet wurde, geriet dabei in eine zunehmend isolierte Position.

Durch die Machtkämpfe der vielen gegeneinander arbeitenden Gruppen war Benin in den zwanziger Jahren nahezu unregierbar geworden. Oba Eweka versuchte deshalb durch mehrere Maßnahmen, seine Position zu stärken. Im Rahmen einer »kulturellen Rekonstruktion« sollte der Palast wieder zu einem künstlerischen und rituellen Zentrum werden und dadurch symbolisieren, daß der regierende Oba die würdige Tradition der berühmten Könige der Vergangenheit fortführte. Doch obwohl auch die Briten dieses Ansinnen des Oba unterstützten, blieb seine Position innerhalb Benins bis zu seinem Tod im Jahr 1933 heftig umstritten.

Ewekas Sohn Okoro Edokporhogbunyunmwun, der als Akenzua II. zu seinem Nachfolger ernannt wurde, griff angesichts der mächtigen Opposition die Ideen seines Vaters auf und setzte noch stärker als dieser auf eine kulturelle Rückbesinnung und die Rekonstruktion jener Phänomene, die als Sinnbild früherer königlicher Stärke galten. Zu diesem Zweck war die weltweit anerkannte höfische Kunst Benins ein ideales Mittel, um die Bedeutung des früheren Königtums zu unterstreichen und zu visualisieren. Die handwerkliche Qualität und das tatsächliche oder vermeintliche hohe Alter der Objekte wurden auf diese Weise vom Königshaus instrumentalisiert, um das bedrohte Königtum zu stützen.[18]

Neben dieser Benin-internen Zielrichtung dienen die Kunstwerke bis heute als symbolisches Kapital innerhalb des Staates Nigeria. So wird im edosprachigen Benin zunehmend beklagt, daß im Gegensatz zu den benachbarten Yoruba und Ibo die edosprachige Bevölkerung »trotz ihrer weltweit bejubelten kulturellen Leistungen und ihrer Beiträge zur Weltzivilisation«[19] von der Forschung vernachlässigt werde.

Tatsächlich ist die Angst, gegenüber den bevölkerungsreicheren und politisch mächtigeren Nachbarn innerhalb Nigerias weiter ins Hintertreffen zu geraten, in Benin weit verbreitet.

Die Ursache hierfür liegt wiederum in den politischen Entwicklungen in der Kolonie Nigeria. Denn jahrzehntelang verfolgten die britischen Kolonialherren eine Politik, die den verschiedenen ethnischen und regionalen Gruppen eine gewisse Autonomie zugestand. Dies änderte sich, als die Kolonie im Jahre 1939 in drei große Verwaltungseinheiten eingeteilt wurde. Denn jede dieser Provinzen wurde von der jeweils größten Bevölkerungsgruppe dominiert: Die westliche Region von den Yoruba, die östliche von den Ibo und die nördliche von den Haussa-Fulani. Die zahlreichen kleineren Gruppen wie die Bini befürchteten daher nicht ohne Grund die Einmischung der größeren in ihre Belange und das Aufgeben der Neutralitätspolitik durch die britischen Kolonialherren. In jeder der drei Regionen entwickelten sich deshalb regionale und ethnische Minoritätenbewegungen, die eigene Provinzen oder Staaten forderten und sich gegen die Dominanz der drei großen Gruppen wandten.

Diese Autonomiebestrebungen erlebten in den fünfziger Jahren einen erheblichen Aufschwung. Denn in der »MacPherson Constitution« (1951) und in der »Lyttleton Constitution« (1954) wurde von den britischen Kolonialherren die Förderung regionaler und föderalistischer Strukturen und die verstärkte Einbeziehung einheimischer nigerianischer Politiker festgeschrieben. In diesem Zeitraum verstärkten sich deshalb die Auseinandersetzungen zwischen den Ibo, den Yoruba und den Haussa um die einflußreichsten Machtpositionen.

Die regionalen und ethnischen Minderheiten befürchteten, daß ihre Interessen im Tumult der Auseinandersetzungen zwischen den großen Gruppen übergangen werden könnten.

Bei den Bini und den Gruppen im Niger-Delta, deren Hauptsiedlungsgebiete zwischen denen der Yoruba und der Ibo gelegen sind, waren solche Ängste besonders groß.[20] Im Zuge der politischen Selbstbehauptungsbestrebungen diente wiederum die Kunst Benins als Mittel, um die eigenen Ansprüche innerhalb Nigerias zu betonen. Vor allem die Altersangaben der Kunst wurden in Benin – auch und gerade nach der Unabhängigkeit – gern zu diesem Zweck benutzt. So wurden beispielsweise in schriftlich fixierten lokalen einheimischen Traditionen der Beginn des Königtums und der Elfenbeinschnitzerei in den letzten Jahrzehnten um mehrere Jahrhunderte zurückdatiert. Die Wurzeln der eigenen Heimat wurden in eine weiter zurückliegende Vergangenheit verwiesen, als dies bislang für die benachbarten Gruppen nachzuweisen ist. Und während sich populäre Traditionen in den ersten Jahrzehnten unseres Jahrhunderts noch mit dem 15. Jahrhundert als Zeitpunkt des Beginns der höfischen Elfenbeinschnitzerei in Benin zufriedengaben, postulieren rezente Auffassungen dafür nun bereits das Jahr 950.[21]

---

1 Zu den afro-portugiesischen Schnitzereien siehe Fagg 1959; Bassani/Fagg 1988; Eisenhofer 1993, 1994, 1997b.

2 Der Bericht van Nyendaels ist abgedruckt in Bosman 1705 und 1967. Diese und alle folgenden Übersetzungen vom Autor.

3 Zitiert nach Hodgkin 1960, S. 151.

4 Luschan berichtet von der »Verschiffung aller Zähne nach London, wo man sie anfangs als ›schadhaftes‹ Elfenbein versteigern wollte« (Luschan 1898, S. 161).

5 Zitiert nach Ijoma 1979, S. 24.

6 Unglücklicherweise wurde dieser Katalog in den Wirren des Zweiten Weltkriegs zerstört. Über Luschan siehe Rusch 1986; Krieger 1957 und 1973; Kiffner 1958, 1960, 1962; Grimm 1975; Oberhummer 1924; Eisenhofer 1997a.

7 Auch an anderen Stellen spricht er über die Güsse und Schnitzereien aus Benin von »eigentlicher grosser Kunst« (Luschan 1898, S. 152) oder schlicht von »Kunstwerken« (Luschan 1898, S. 146; 152).
8 Über Heger vgl. Janata 1984, S. 13.
9 Heger sprach von den »alten Kunstproducten Benins« (Heger 1899, S. 4) und von »merkwürdigen Erzeugnissen afrikanischer Kunst« (Heger 1899, S. 5).
10 Siehe dazu Luschan 1898, S. 146
11 Vgl. auch die Passage, in der Luschan schreibt daß wir »den Stil aller Benin-Kunstwerke als durchaus afrikanisch bezeichnen« (Luschan 1898, S. 150) müssen.
12 Wobei Luschan fremde Einflüsse keineswegs von vornherein ausschloß: »Hat sich die Gusstechnik von Benin aus eigenen, unscheinbaren Anfängen zu der grossartigen Höhe erhoben, die wir jetzt anstaunen? Oder liegt hier eine fremde, etwa eine portugiesische oder italienische, vielleicht gar eine deutsche Anregung vor? Ich bin sehr weit davon entfernt, mich jetzt und hier nach der einen oder nach der anderen Richtung öffentlich entscheiden zu wollen ...« (Luschan 1898, S. 152).
13 Vgl. dazu Graebner 1911, S. 13.
14 Zu nennen wären neben Franz Heger noch Karl Hagen aus Hamburg und vor allem Sir Hercules Read aus London.
15 Vgl. die Notiz im Benin Studies Newsletter, wonach der Oba einen Appell richtete »to our Federal Government (be it Military or Civilian) to pay a more active role in this matter of recovering our valuabe works of art from where they are in European Museums« (1,1, 1996, S. 4).
16 Zur Sicht afrikanischer Geschichte in der europäischen Geschichtsschreibung vgl. z. B. Jones 1990, S. 19 f.
17 Siehe dazu Eisenhofer 1993; 1995; 1996.
18 Vgl. zu dieser Problematik v. a. Bradbury 1973; Igbafe 1967 und 1979.
19 Vgl. das Original: »Edo speaking people who inhabit the core area of the defunct Benin empire remain largely understudied inspite of their world acclaimed cultural achievements and contributions to world civilisation« (Benin Studies Newsletter 1,1

1996, S. 1). Außerdem wird beklagt, daß im Edo-Gebiet die Universitäten von Benin City und Ekpoma »do not have any specialised research centres to undertake cultural research among the Edo speaking peoples like one finds in the Universities in Ibadan, Ife, Nsuka, and Okigwe which have facilitated extensive research among the neighbouring Yoruba and Igbo speaking peoples« (Benin Studies Newsletter 1,1 1996, S. 1).

20 Siehe zu diesen Entwicklungen v. a. Ostheimer 1973; Schwarz 1965; Igbafe 1979.

21 Siehe dazu v. a. Eisenhofer 1993.

Bibliographie

Adair, John 1944: *Navajo and Pueblo Silversmiths*, Norman, University of Oklahoma Press.

Adam, Leonhard 1940: *Primitive Art*, Melbourne, London, Baltimore.

Albert, Ethel M. 1964: »›Rhetoric‹, ›Logic‹ and ›Poetics‹ in Burundi Culture Patterning of Speech Behaviour«, in: John J. Gumperz und Dell Hymes (Hrsg.), *The Ethnography of Speaking*, American Anthropologist (1964), Special Publication 66. Part 2, S. 35–54.

Alexander, Edward 1979: *Museums in Motion: An Introduction to the Histories and Functions of Museums*, Nashville, Ky. American Association for State and Local History.

Alland, Alexander 1977: *The Artistic Animal*, Garden City, New York, Anchor Books.

Alsop, Joseph 1981: *The Rare Art Traditions: A History of Art Collecting and Its Linked Phenomena Wherever They Have Appeared*, Princeton.

Alsop, Joseph 1986: »The Faker's Art«, in: *New York Review of Books*, 23. Oktober, S. 25–26, 28–31.

Ames, Michael 1986: *Museums, the Public and Anthropology: A study in the Anthropology of Anthropology*, Vancouver, University of British Columbia Press.

Anderson, Richard L. 1979: *Art in Primitive Societies*, Englewood Cliffs, New Jersey, Prentice-Hall.

Andree, Richard 1878: *Ethnographische Parallelen und Vergleiche*, Stuttgart.

Andree, Richard 1901: »Alte westafrikanische Elfenbeinschnitzwerke im Herzoglichen Museum zu Braunschweig«, in: *Globus* 79, S. 156–159.

Andree, Richard 1914: »1914. Seltene Ethnographica des Städtischen Gewerbe-Museums zu Ulm«, in: *Baessler-Archiv* 4, S. 29–38.

Andree, Richard o. J.: »Das Zeichnen bei den Naturvölkern«, in: *Mitteilungen der Anthropologischen Gesellschaft in Wien. Neue Folge*, Bd. VII.

Annals of Tourism Research, Vol. 20, No. 1, 1993 (Pergamon Press, New York, Oxford, Seoul, Tokio).

Anonymus 1898: »Afrikanische Alterthümer«, in: *Münchner Neueste Nachrichten*, 18. Dezember 1898.

Anonymus 1971: »First World«, in: *African Arts*, 4 (2), S. 7.

Babcock, Barbara, Guy Monthan und Doris Monthan 1986: *The Pueblo Storyteller: Development of a Figurative Ceramic Tradition*, Tuscon, University of Arizona Press.

Bacon, Reginald 1890: *The City of Blood*, London.

Balfour, Henry 1893: *The Evolution of Decorative Art*, London.

Balfour, Henry o. J.: »On a remarkable ancient bow«, in: *J. A. I.* XXVI.

Barnett, H. G. 1955: *The Coast Salish of British Columbia*, University of Oregon Monographs, Studies in Anthropology, 4.

Barthes, Roland 1986: *Die helle Kammer. Bemerkung zur Photographie*, Frankfurt a. M.

Barthes, Roland 1988: *Elemente der Semiologie*, Frankfurt a. M., Suhrkamp.

Bassani, Ezio u. William Fagg 1988: *Africa and the Renaissance: Art in Ivory*, München/New York.

Bastian, Adolph 1859: *Ein Besuch in San Salvador, der Hauptstadt des Königreichs Congo*, Bremen.

Baudrillard, Jean 1972: *Pour une Critique de L'Économie du Signe*, Paris, Gallimard.

Baudrillard, Jean 1991: *Das System der Dinge*, Frankfurt a. M./New York, Campus Verlag.

Baumann, Herrmann 1940: »Die Kulturen Afrikas«, in: Herrmann Baumann, Richard Thurnwald und Diedrich Westermann (Hrsg.), *Völkerkunde von Afrika*, Essen.

Beardsley, G. M. 1929: *The Negro in Greek and Roman civilization. A study of the Ethiopian type*, Baltimore, London.

Beaucage, Pierre, Jacques Gomila und Lionel Valée: *L'Experience anthropologique*, Montreal, Presses de L'Université de Montréal.

Becker, Howard 1982: *Art Worlds*, Berkeley, University of California Press.

Beier, Ulli 1980: *Neue Kunst in Afrika*, Berlin.

Ben-Amos, Paula 1976: »›À la Recherche du Temps Perdu‹: On Being an Ebony Carver in Benin«, in: Nelson H. Graburn (Hrsg.), *Ethnic and Tourist Arts: Cultural Expressions from The Fourth World*, Berkeley, University of California Press.

Benjamin, Malcolm 1981a: »Handicrafts for Employment and Development«, in: *The Courier* 6 (July–August 1981) S. 56 bis 64.

Benjamin, Malcolm 1981b: »The Promotion of Handicraft Exports«, in: *Dossier* 80 (July–August 1981). S. 58–74.

Benjamin, Walter 1972: »Ich packe meine Bibliothek aus«, in: *Gesammelte Schriften IV.1*, Frankfurt a. M., Suhrkamp, S. 388 ff.

Benjamin, Walter 1974: »Das Kunstwerk im Zeitalter seiner Technischen Reproduzierbarkeit«, in: *Gesammelte Schriften I 2*, Frankfurt a. M., Suhrkamp. S. 435–469.

Bennett, David H. 1980: »Malangi: The Man Who Was Forgotten Before He Was Remembered«, in: *Aboriginal History*, 4 (1), S. 42–47.

Berreman, D. G. 1972: »Race, Caste and Other Invidious Distinctions«, in: *Race* (1972) 13, S. 385–414.

Biebuyck, Daniel P. (Hrsg.) 1969: *Tradition and Creativity in Tribal Art*, Berkeley.

Bihalji-Merin, Oto 1972: »Art as a Universal Phenomenon«, in: Siegfried Wichmann (Hrsg.), *World Cultures and Modern Art*, München, S. 2–11.

Birket-Smith, Kaj 1946: *Geschichte der Kultur*, Zürich.

Boas, Franz 1888: »The Central Eskimo«, in: *Annual report of the Bureau of American Ethnology*, Bd. VI, Washington.

Boas, Franz 1908/1940: »Decorative Designs of Alaskan Needlecases: A Study in the History of Conventional Designs, Based on Materials in the U.S. National Museum«, in: *Race, Language, and Culture*, New York, S. 564–592.

Boas, Franz 1927: *Primitive art*, Oslo, New York.

Bosman, Willem 1705: *A New and Accurate Description of the Coast of Guinea*, London (A New Edition, London 1967).

Bossert, Helmuth T. 1928–1935: *Geschichte des Kunstgewerbes aller Zeiten und Völker*, Berlin.

Bourdieu, Pierre und Jean-Claude Passeron 1979: *Reproduction: In Education, Society and Culture*, Beverly Hills, California, Sage Publications.

Bradbury, Robert Elwyn 1973: *Benin Studies*, London.

Breton, André 1991 (1957): *L'Art Magique*, Paris, Edition Phebus.

Buchner, Max 1908: »Benin und die Portugiesen«, in: *Zeitschrift für Ethnologie* 40, S. 981–992.

Bunn, James 1980: »The Aesthetics of British Mercantilism«, in: *New Literary History* 11, S. 303–321.

Bunzel, Ruth 1929/1972: *The Pueblo Potter: A Study of Creative Imagination in Primitive Art*, New York.

Burckhardt, Jacob 1988: *Historische Fragmente*, Nördlingen.

Burke, Peter 1972: *Culture and Society in Rennaisance Italy: 1420 bis 1540*, New York, Charles Scribner's Sons.

Carlsen, F. 1897: »Benin in Guinea und seine rätselhaften Bronzen«, in: *Globus* 72, 20 S. 309–314.

Carpenter, Edmund 1983: Introduction. in: Stephen Guion Williams: *In the Middle: The Eskimo Today*, Boston.

Chapman, William 1985: »Arranging Ethnology: A.H.L.F. Pitt Rivers und the Typological Tradition«, in: *History of Anthropology* Vol. 3, *Objects and Others*, Hrsg. v. George Stocking, Madison, University of Wisconsin Press, S. 15–48.

Charbonnier, G. (Hrsg.) 1969: *Conversations with Claude Lévi-Strauss*, London, Jonathan Cape Ltd.

Chesi, Gert 1979: *Voodoo. Afrikas geheime Macht*, Wörgl.

Chesi, Gert 1983: »Voodoo«, in: Jens Jahn (Hrsg.), *Colon. Das schwarze Bild vom weißen Mann*, München.

Chipp, Herschel B. 1971: »Formal and Symbolic Factors in the Art Styles of Primitive Cultures«, in: Carol F. Jopling (Hrsg.), *Art and Aesthetics in Primitive Societies: A Critical Anthology*, New York, S. 146–170.

Christensen, Erwin O. 1955: *Primitive Art*, New York/London.

Clifford, James 1986a: »Partial Truths«, in: James Clifford und George Marcus (Hrsg.), *Writing Culture*, Berkeley, University of California Press, S. 1–26.

Clifford, James 1986b: »On Ethnographic Allegory«, in: James Clifford und George Marcus (Hrsg.), *Writing Culture*, Berkeley, University of California Press, S. 98–121.

Clifford, James 1988: *The Predicament of Culture*, London, Harvard University Press.

Coe, Ralph 1986: *Lost and Found Traditions: Native American Art: 1965–1985*, Seattle, University of Washington Press.

Cohen, David William 1977: *Womunafu's Bunafu: A Study of Authority in a Nineteenth-Century African Community*, Princeton.

Cole, Douglas 1985: *Captured Heritage: the Scramble for Northwest Coast Artifacts*, Seattle, University of Washington Press.

Cole, Herbert M. 1982: *Mbari. Art and Life among the Owerri Igbo*, Bloomington.

Cole, Herbert M. u. Chike C. Aniakor 1984: *Igbo Arts: Community and Cosmos*, Los Angeles, Museum of Cultural History.

Cole, Herbert M. u. Doran H. Ross 1978: *The Arts of Ghana*, University of California.

Cook, James 1773: *Account of a voyage round the world in 1769 bis 1771*, Hawkesworth (Hrsg.), London.

Cook, James 1777: *A voyage towards the South Pole and round the world*, London.

Cook, James 1785: *A voyage to the Pacific Ocean undertaken, bey the command of His Majesty, for making discoveries in the Northern Hemisphere. Performed under the direction of Captains Cook, Clerke, and Gore, in His Majesty's ships the Resolution and Discovery, in the years 1776, 1777, 1778, 1779 and 1780*, London (2. Auflage).

Cook, James 1889: *The three famous voyages of Captain James Cook round the world, narrating his discoveries and adventures ... together with the account of his murder at Hawaii*, London.

Coote, Jeremy and Anthony Shelton (Hrsg.) 1992: *Anthropology, Art and Aesthetics*, Oxford.

Crahmer, Wilhelm 1908: »Über den Ursprung der ›Beninkunst‹«. in: *Globus* 94, S. 301–303.

Crahmer, Wilhelm 1909: »Über den indo-portugiesischen Ursprung der ›Beninkunst‹«, in: *Globus* 95, S. 345–349; 360–365.

Crahmer, Wilhelm 1910: »Zur Frage nach der Entstehung der ›Beninkunst‹«, in: *Globus* 97, S. 78–79.

Crevaux, Jules 1883: *Voyages dans l'Amérique du Sud*, Paris.

Crowley, Daniel J. 1971: »An African Aesthetic«, in: Carol F. Jopling (Hrsg.), *Art and Aesthetics in Primitive Societies: A Critical Anthology*, New York, Dutton.

Crowley, Daniel J. 1981: »African Crafts as Communication«, in: *African Arts* (1981) 14, 2, S. 66–71.

d'Azevedo, Warren L. 1973: »Mask Makers and Myth in Western Liberia«, in: Anthony Forge (Hrsg.), *Primitive Art and Society*, London, Oxford University Press, S. 126–150.

d'Azevedo, Warren L. (Hrsg.) 1973: *The traditional Artist in African Societies*, Bloomington, London.

Danto, Arthur C. 1996: *Kunst nach dem Ende der Kunst*, München, Wilhelm Fink Verlag.

Dapper, Olfert 1670: *Umbständliche und Eigentliche Beschreibung von Africa, und denen darzu gehörigen Königreichen und Landschaften*, Amsterdam.

Darriulat, Jacques 1973: »African Art and Its Impact on the Western World«, in: *Réalités* (engl. Ausgabe) Nr. 273, S. 41 bis 50.

Defert, Daniel 1982: »The Collection of the World: Accounts of Voyages from the Sixteenth to the Eighteenth Centuries«, in: *Dialectical Anthropology* 7, S. 11–20.

Dening, Greg 1980: *Islands and Beaches: Discourse on a Silent Land, Marquesas, 1774–1880*, Honolulu.

Dias, Nelia 1985: *La foundation du Musée d'Ethnographique du*

Trocadéro (1879–1900): Un aspect de l'histoire institutionelle de l'anthropologie francaise. Thesis, le troisième cycle, Paris, Ecole des Hautes Etudes en Sciences Sociales.

Dittmer, Kunz 1966: *Kunst und Handwerk in Westafrika* (= *Wegweiser zur Völkerkunde 8*), Hamburg.

Duchâteau, Armand 1980: »Das Bild der Weißen in frühen afrikanischen Mythen und Legenden«, in: Grete Klingenstein u. a. (Hrsg.), *Europäisierung der Erde*, München.

Duerden, Dennis 1968: *African Art*, Feltham, Middlesex.

Duerr, Hans Peter 1984: *Sedna oder die Liebe zum Leben*, Frankfurt a. M.

Dupré, Georges 1982: *Un ordre et sa destruction*, Paris.

Durkheim, Émile 1984: *Die Elementaren Formen des Religiösen Lebens*, Frankfurt a. M., Suhrkamp.

Eckhardt, Ulrich (Hrsg.) 1979: *Moderne Kunst aus Afrika (Horizonte '79)*, Berlin.

Eco, Umberto 1987: *Entwurf einer Theorie der Zeichen*, München, Fink.

Egharevba, Jacob 1949: *Benin Law and Custom*, Benin City (3. Auflage).

Egharevba, Jacob 1952: *The City of Benin*, Benin City.

Egharevba, Jacob 1966: *Fusion of Tribes*, Benin City.

Egharevba, Jacob 1969: *Descriptive Catalogue of Benin Museum*, Benin City.

Einstein, Carl 1925: *Afrikanische Plastik*, Bd. II. Orbis pictus, Berlin.

Eisenhofer, Stefan (Hrsg.) 1997: *Kulte, Künstler, Könige in Afrika – Tradition und Moderne in Südnigeria*, Linz.

Eisenhofer, Stefan 1992: »Die Herrscher von Benin und ihre Hofkunst«, in: Inga Rogg u. Eckard Schuster (Hrsg.): *Die Völker der Erde*, München (Bertelsmann-Verlag), S. 64–65.

Eisenhofer, Stefan 1993: *Höfische Elfenbeinschnitzerei im Reich Benin*, München, Marino-Verlag.

Eisenhofer, Stefan 1994: »Was the Report of James Welsh (1588) the First Account of Afro-Portuguese Ivory Carving in Benin City?«, in: *History in Africa* 21, S. 409–412.

Eisenhofer, Stefan 1995: »The Origins of the Benin Kingship in the Works of Jacob Egharevba«, in: *History in Africa* 22, S. 1–23.

Eisenhofer, Stefan 1996: »Jacob Egharevba und die Rekonstruktion der Geschichte des Königtums von Benin (Nigeria)«, in: *Paideuma* 42, S. 151–168.

Eisenhofer, Stefan 1997: »The Benin Kinglists: Some Questions of Chronology«, in: *History in Africa* 24 (forthcoming).

Eisenhofer, Stefan 1997a: »Writing against Quotation Marks-Felix von Luschan and the Early German Speaking Benin Studies«, in: *African Arts* 30 (forthcoming).

Evans, Sir A. J. 1921–1935: *The palace of Minos; a comparative account of the successive stages of early Cretan civilization as illustrated by the discoveries at Knossos*, 4 Bde., London.

Fabian, Johannes 1978: »Popular Culture in Africa. Findings and Conjectures«, in: *Africa* 48.

Fabian, Johannes 1983: *Time and the Other: How Anthropology Makes Its Object*, New York, Columbia University Press.

Fabian, Johannes und Ilona Szombati-Fabian 1980: »Folk Art from an Anthropological Perspective«, in: I. M. G. Quimby und S. T. Swank (Hrsg.), *Perspectives on American Folk Art*, New York und London.

Fagg, William 1959: *Vergessene Negerkunst*, Prag.

Fagg, William 1979: Introduction. in: Werner Gillon: *Collecting African Art*, S. viii–x, London u. a.

Fechner, G. T. o. J.: *Vorschule der Aesthetik*, o. O.

Feest, Christian 1984: »From North America«, in: William Rubin (Hrsg.), *»Primitivism« in Twentieth Century Art*, New York, Museum of Modern Art, S. 85–95.

Fenton, James 1984: *Children in Exile: Poems 1968–1984*, New York, Random House.

Firth, Raymond 1936/1979: *Art and Life in New Guinea*, London/New York, Studio.

Firth, Raymond 1973: *Symbols, Public and Private*, London.

Fischer, Eberhard und Hans Himmelheber 1976: *Die Kunst der Dan*, Zürich.

Fischer, Eberhard und Lorenz Homberger 1985: *Die Kunst der Guro, Elfenbeinküste*, Zürich.

Fischer, Michael 1986: »Ethnicity and the Post-Modern Arts of Memory«, in: James Clifford und George Marcus (Hrsg.), *Writing Culture*, Berkeley, University of California Press, S. 194–233.

Fisher, Philip 1975: »The Future's Past«, in: *New Literary History* 6 (3), S. 587–606.

Forge, Anthony (Hrsg.) 1973: *Primitive Art and Society*, London, Oxford University Press.

Fraser, Douglas 1966: *The Many Faces of Primitive Art. A Critical Anthology*, Englewood Cliffs, New Jersey, Prentice Hall.

Fraser, Douglas 1972: »The Fish-Legged Figure in Benin and Yoruba Art«, in: Douglas Fraser und Herbert M. Cole (Hrsg.), *African Art and Leadership*, Madison.

Frobenius, Leo 1912–1913: *Und Afrika sprach*, Berlin.

Frobenius, Leo 1933: *Kulturgeschichte Afrikas*, Zürich.

Gabriel, Teshome H. 1982: *Third Cinema in the Third World: The Aesthetics of Liberation*, Ann Arbor Michigan, UMI Research Press.

Geertz, Clifford 1983: »Art as a Cultural System«, in: *Local Knowledge*, New York.

Gelfand, Michael 1962: *Shona Religion*, Kapstadt.

Germann, P. 1911: »Das plastisch-figürliche Kunstgewerbe im Grasland von Kamerun«, in: *Jahrbuch des städtischen Museums für Völkerkunde zu Leipzig*, Bd. IV, Leipzig.

Gide, Andre 1992: »Kongoreise«, in: *Gesammelte Werke*, Bd. 5, *Reisen und Politik I*, Stuttgart.

Glueck, Grace 1984: »Show from France Opens New Center for African Art«, in: *New York Times*, 21. September, S. C1, C28.

Goldthorpe, J. E. 1975: *The Sociology of the Third World: Disparity and Involvement*, Cambridge, Cambridge University Press.

Goldwater, Robert J. 1938 (1986 Enlarged Edition): *Primitivism in Modern Painting*, New York, Random House.

Goldwater, Robert J. 1964: *Senufo Sculpture from West Africa*, New York, The Museum of Modern Art.

Goldwater, Robert J. 1967: *Primitivism in Modern Art* (Revised edition), New York, Vintage Books.

Gomila, Jaques 1976: »Objectif, objectal, objecteur, objecte«, in: Pierre Beaucage, Jacques Gomila und Lionel Valée (Hrsg.), *L'Experience Anthropologique*, Montreal, Presses de L'Université de Montréal.

Görög-Karady, Veronika 1976: *Noirs et Blancs, leur image dans la littérature orale africaine (= Tradition Orale 23)*, Paris.

Graburn, Nelson H. (Hrsg.) 1976: *Ethnic and Tourist Arts: Cultural Expressions from the Forth World*, Berkeley, University of California.

Graebner, Fritz 1911: *Methode der Ethnologie*, Heidelberg.

Gray, Robert 1969: »The Shetani Cult among the Segeju of Tanzania«, in: John Beattie u. J. Middleton (Hrsg.), *Spirit Mediumship and Society in Africa*, London.

Gray, W. o. J.: *Travels in Western Africa in the years 1818, 1819, 1820 and 1821, from the river Gambia through Woolli*, Bondoo, o. O.

Greimas, A. J. und J. Courtés 1979: *Sémiotique: Dictionaire Raisonné de la Théorie du Langage*, Paris, Hachette.

Greimas, A. J. und Francois Rastier 1968: »The Interaction of Semiotic Constraints«, in: *Yale French Studies* No. 41, S. 86–105.

Griaule, Marcel 1938: *Masques Dogons*, Paris.

Grimm, Hans 1975: »Zeittafeln zur Personengeschichte und zur Wirksamkeit von Felix von Luschan«, in: *Abhandlungen und Berichte des Staatlichen Museums für Völkerkunde Dresden* 34, S. 675–699.

Grosse, Ernst 1894: *Die Anfänge der Kunst*, Freiburg im Breisgau/Leipzig, Akademische Verlagsbuchhandlung von J. C. B. Mohr.

Guidieri, Rémo und Francesco Pellizzi 1981: Editorial. in: *Res* 1, S. 3–6.

Gunn, A. 1917: *The Little Black Princess of the Never-never*, London.

Haacke, Hans 1975: *Framing and Being Framed*, Halifax, The Press of the Nova Scotia College of Art and Design.

Haddon, Alfred C. 1895: *Evolution in Art*, London.

Haddon, Alfred C. 1899: *The Decorative Art of British New Guinea*, Dublin.

Hagen, Karl 1900: *Altertümer von Benin im Museum für Völkerkunde zu Hamburg-Teil 1*, Hamburg.

Hagen, Karl 1918: »Altertümer von Benin im Hamburgischen Museum für Völkerkunde-Teil 2«, in: *Mitteilungen aus dem Museum für Völkerkunde Hamburg* 4.

Hainard, Jacques und Roland Kaehr (Hrsg.) 1982: *Collections Passion*, Neuchâtel, Musée d'Ethnographie.

Handler, Richard 1985: »On Having a Culture: Nationalism and the Preservation of Quebec's Patrimoine«, in: *History of Anthropology*, Vol. 3, George W. Stocking (Hrsg.), Objects and Others, Madison, University of Wisconsin Press, S. 192–217.

Haraway, Donna 1985: »Teddy Bear Patriarchy; Taxidermy in the Garden of Eden, New York City, 1908–1936«, in: *Social Text*, Winter, S. 20–63.

Hardy, G. 1927: *L'art nègre, l'art animiste des noirs d'Afrique*, Paris.

Harper, Peggy 1969: »Dance in Nigeria«, in: *Ethnomusicology*, XIII (May).

Harris, P. G. 1930: »Notes on Yauri (Sokoto Province), Nigeria«, in: *Journal of the Roy. Anthr. Inst.* 60.

Harris, W. T. und Harry Sawyerr 1968: *The Springs of Mende Belief and Conduct*, Freetown.

Haupt, Gerhard und Scherer, Bernd M. 1995: »Das Marco-Polo-Syndrom«, in: *neue bildende kunst*, vol. 4/5, 1995.

Haus der Kulturen der Welt (Hrsg.) 1996: *Neue Kunst aus Afrika*. Berlin. Verlag: Edition Braus, Heidelberg.

Hausenstein, Wilhelm 1927: *Klassiker und Barbaren*, München.

Haustein, Lydia 1995: »Der Kunst- und Bildbegriff im Spannungsfeld von Kunstgeschichte und Ethnologie«, in: Hanno Kämpf und Rüdiger Schott (Hrsg.): *Der Mensch als homo pictor?* Bonn, Bouvoir Verlag.

Heger, Franz 1890: »Aus dem Tagebuch Franz Hegers«, in: Alfred Janata, *Turkestan 1890*, Wien 1984, S. 14–15.

Heger, Franz 1899: »Benin und seine Alterthümer«, in: *Mittheilungen der Anthropologischen Gesellschaft in Wien*, Band 29, NF Band 19, S. 2–6.

Heger, Franz 1899a: »Alte Elfenbeinarbeiten aus Afrika in den

Wiener Sammlungen«, in: *Mittheilungen der Anthropologischen Gesellschaft in Wien* 29, S. 101–109.

Heger, Franz 1901: »Die Altertümer von Benin«, in: *Mittheilungen der Geographischen Gesellschaft Wien* 44, S. 9–28.

Heger, Franz 1916: »Drei merkwürdige Metallfiguren von Benin«, in: *Mittheilungen der Anthropologischen Gesellschaft in Wien* 46 (Der dritten Folge 16. Band), S. 132.

Heger, Franz 1921: »Merkwürdige Altertümer aus Benin in Westafrika«, in: *Mitteilungen der Geographischen Gesellschaft Wien* 64, S. 104–119.

Heger, Franz 1921a: »De antika Konstskatterna i Benin«, in: *Ymer – Tidskrift utgiven av Svenska Sällskapet för Antropologi och Geografi*, Arg. 1921, 1, S. 25–46 + Tavl. 1–10.

Henderson, Richard N. 1972: *The King In Every Man*, New Haven, Yale University Press.

Herskovits, Melville (1939): »Bush Negro Art«, in: *Arts*, Vol. 17, (51), S. 25–37, 48–49.

Heydrich, Martin 1914: »Afrikanische Ornamentik«, in: *Internationales Archiv für Ethnographie*, Ergänzungsband zu Bd. XXII, Leyden.

Hiller, Susan (Hrsg.) 1993 (1991): *The Myth of Primitivism. Perspectives on Art*, London, New York.

Hiller, Susan 1979: »Review of ›Sacred Circles: 2000 Years of North American Art‹«, in: *Studio International*, Dec., S. 8–15.

Himmelheber, Hans 1965: »Schmuckhaft überladene Negerplastik«, in: *Paideuma* 11.

Hirn, Yrjö 1900: *The Origins of Art*, London.

Hodgkin, Thomas 1960: *Nigerian Perspectives-An Historical Anthology*, Oxford.

Holas, B. 1949: »Les monstres du Cavally«, in: *Notes Africaine* 41.

Holm, Bill 1974: »The Art of Willie Seaweed: A Kwakiutl Master«, in: Miles Richardson (Hrsg.), *The Human Mirror*, Baton Rouge, S. 59–90.

Holmes, W. H. 1886: »Origin and Development of Form in Ceramic Art«, in: *Annual Report Bureau of Ethnology*, Vol. 4.

Holy, Ladislav 1971: *Zambian Traditional Art*, Lusaka, Zambian Information Services.

Honour, Hugh 1975: *The New Golden Land*, New York, Pantheon.

Huyghe, René 1973: »African and Oceanic Art: How It Looks from the West«, in: *Réalités* (engl. Ausgabe), Nr. 273, S. 66 f.

Igbafe, Philip Aigbona 1967: »British Rule in Benin 1897–1920: Direct or Indirect?«, in: *Journal of the Historical Society of Nigeria* 3/4, S. 701–717.

Igbafe, Philip Aigbona 1979: *Benin under British Administration*, Ibadan.

Ijoma, Okoro 1979: »The Benin Empire in the Nineteenth Century«, in: *Journal of the Historical Society of Sierra Leone* 3, S. 15–26.

Ittmann, Johannes 1957: »Der kultische Geheimbund djengu an der Kameruner Küste«, in: *Anthropos* 52.

Jahn, Jens (Hrsg.) 1983: *Colon. Das schwarze Bild vom weißen Mann*, München.

Jameson, Frederic 1981: *The Political Unconcious: Narrative as a Socially Symbolic Act*, Ithaca, Cornell University Press.

Jamin, Jean 1982: »Objets trouvés des paradis perdus: A propos de la Mission Dakar-Djibouti«, in: Jacques Hainard u. Roland Kaehr (Hrsg.), *Collections passion*, Neuchâtel, Musée d'Ethnographie, S. 69–100.

Jamin, Jean 1985: »Les objets ethnographiques sont-ils des choses perdues?«, in: Jacques Hainard und Roland Kaehr (Hrsg.), *Temps perdu, temps retrouvé: Voir les choses du passé au présent*, Neuchâtel, Musée d'Ethnographie, S. 51–74.

Janata, Alfred 1984: »Franz Heger«, in: Alfred Janata (Hrsg.), *Turkestan 1890*, Wien 1984.

Janson, H. W. 1986: *History of Art*, 3. Auflage, überarbeitet und erweitert von Anthony F. Janson, New York und Englewood Cliffs.

Jauß, Hans Robert 1970: *Literaturgeschichte als Provokation der Literaturwissenschaft*, Frankfurt a. M.

Jell, Georg und Sabine Jell-Bahlsen 1981: *Divine Earth – Divine Water*, Film.

Jell-Bahlsen, Sabine 1985: *Mami Wata. Water Rites of Healing in Nigeria*, Ms.

Jones, A. M. 1954: »African Rhythm«, in: *Africa*, XXIV, 1 (January).

Jones, Adam 1990: *Zur Quellenproblematik der Geschichte Westafrikas 1450–1900*, Stuttgart.

Jones, G. I. 1984: *The Art of Eastern Nigeria*, Cambridge.

Jopling, Carol F. 1971: *Art and Aesthetics in Primitive Societies: A Critical Anthology*, New York, Dutton.

Jules-Rosette, Bennetta 1984: *The Messages of Tourist Art*, New York, Plenum.

Kamer, Henri 1974: »De l'authenticité des sculptures africaines/ The Authenticity of African Sculptures«, in: *Arts d'Afrique Noire*, 12, S. 17–40.

Karsten, Rafael 1926: *Civilization of South American Indians*, New York.

Karutz, Richard 1927: »Vom Wesentlichen in der afrikanischen Kunst«, in: *Ipek*, Leipzig.

Kasfir, Sidney L. 1982: »Anjenu. Sculpture for Idome Water Spirits«, in: *African Arts* 15 (4).

Keil, Charles 1966: *Tiv Dance: A First Assessment*, unveröffentlichtes Ms.

Kenyatta, Jomo 1962: *Facing Mt. Kenya*, New York, Vintage Books.

Kiffner, Fritz 1958: »Die Bibliographie Felix von Luschans«, in: *Zeitschrift für Ethnologie* 83, S. 285–295.

Kiffner, Fritz 1960: »Noch einmal Bibliographie Felix von Luschans«, in: *Zeitschrift für Ethnologie* 85, S. 118–121.

Kiffner, Fritz 1962: »Der Nachlaß Felix von Luschans – Eine vorläufige Mitteilung«, in: *Zeitschrift für Ethnologie* 87, S. 144–146.

Kramer, Fritz 1981: *Verkehrte Welten. Zur imaginären Ethnographie des 19. Jahrhunderts* (Zweite Auflage), Frankfurt a. M.

Krause, Fritz 1966: »Maske und Ahnenfigur«, in: W. E. Mühlmann und E. W. Müller (Hrsg.): *Kulturanthropologie*, Köln u. Berlin, Kiepenheuer und Witsch.

Krieger, Kurt 1957: »Das Schicksal der Benin-Sammlung des Berliner Museums für Völkerkunde«, in: *Baessler-Archiv*, Neue Folge 5, S. 225–232.

Krieger, Kurt 1965–69: *Westafrikanische Plastik*, 3 Bde., Berlin.

Krieger, Kurt 1973: »Abteilung Afrika«, in: *Baessler-Archiv*, Neue Folge 21, S. 101–140.

Kuhn, Herbert 1923: *Die Kunst der Primitiven*, München.

Lafiteau, J. F. 1724: *Moeurs des sauvages amèriquains comparées aux moeurs des premiers temps*, 2 Bde., Paris.

Laing, A. G. 1825: *Travels in the Timannee, Kooranko, and Soolima Countries in Western Africa*, London.

Laubscher, Barend J. F. 1937: *Sex, Custom and Psychopathology. A Study of South African Pagan Natives*, London.

Laude, Jean 1985: »Ethnologie et histoire de l'art«, in: *L'ecrit-Voir* 6, 1985.

Layton, R. 1981: *The Anthropology of Art*, London, Granada.

Leach, Edmund R. 1971: *A Trobriand Medusa?* in: Carol F. Jopling (Hrsg.): *Art and Aesthetics in Primitive Societys: A Critical Anthology*, New York, S. 45–54.

Leiris, Michel 1929: »Alberto Giacometti«, in: *Documents* 1 (7), S. 209–211. Trans. Clifford, James, in: *Sulfur* 15, 1986, S. 38 bis 41.

Leiris, Michel 1946: *L'age d'homme*, Paris, Gallimard.

Leiris, Michel 1978: *Das Auge des Ethnographen*, Frankfurt a. M., Hrsg. von Hans-Jürgen Heinrichs, Syndikat Verlag.

Leslie, Charles (Hrsg.) 1960: *Anthropology of Folk Religion*, New York, Vintage Books.

Leuzinger, Elsy 1978: *Kunst der Naturvölker*, Frankfurt a. M. u. a., Propyläen Kunstgeschichte.

Lévi-Strauss, Claude 1943: »The Art of the Northwest Coast at the American Museum of Natural History«, in: *Gazette des Beaux-Arts*, New York, S. 175–182.

Lévi-Strauss, Claude 1967 (1971): *Strukturale Anthropologie*, Frankfurt a. M.

Lévi-Strauss, Claude 1989: *Traurige Tropen*, Frankfurt a. M., Suhrkamp.

Levinstein, Siegfried 1905: *Kinderzeichnungen bis zum 14. Lebensjahr. Mit Parallelen aus der Urgeschichte, Kulturgeschichte und Völkerkunde*, Leipzig.

Lévy-Brühl, Lucien 1921: *Das Denken der Naturvölker*, Wien, Leipzig.

Lewis, George H. 1978: *Popular Culture and the Sociological Imagination*. Paper presented at the the Ninth World Congress of the International Sociological Association, Uppsala.

Lewis-Williams, J. D. 1990: *Discovering South African Rock Art*, Cape Town.

Lippard, Lucy R. 1992: »Alles neu benennen! Unser Afro-Asien-Hispano-Amerika«, in: *Kunstforum International* 118: *Weltkunst – Globalkultur*, S. 158–173, 471–473.

Lloyd, Jill 1991: *German Expressionism. Primitivism and Modernity*, Santa Cruz.

Locke, Alain 1975: *The New Negro*, New York.

Loewenherz, J. 1861: *Die Aethiopen der altclassischen Kunst*, o. O.

Lommel, Andreas 1962: *Motiv und Variation in der Kunst des zirkumpazifischen Raumes*, München, Staatliches Museum für Völkerkunde.

Luquet, Georges-Henri 1924: »La narration géographique chez l'enfant«, in: *Journal de Psychologie*, Bd. 23, Paris.

Luschan, Felix von 1893: »Über einen zusammengesetzten Bogen aus der Zeit Rhamses *II*«, in: *Zeitschrift für Ethnologie*.

Luschan, Felix von 1898: »Alterthümer von Benin«, in: *Zeitschrift für Ethnologie* 30, S. 146–162 + Taf. IV–VI.

Luschan, Felix von 1899: »Über die alten Handelsbeziehungen von Benin«, in: *Verhandlungen des VII. internationalen Geographischen Kongresses Berlin*, S. 607–612.

Luschan, Felix von 1899a: »Benin-Platte«, in: *Zeitschrift für Ethnologie* 31, S. 633 f.

Luschan, Felix von 1900: »Bruchstück einer Benin-Platte«, in: *Globus* 78, S. 306 f.

Luschan, Felix von 1901: »Die Karl Knorrsche Sammlung von Benin-Alterthümern«, in: *17., 18. und 19. Jahresbericht des Württembergischen Vereins für Handelsgeographie*, Stuttgart.

Luschan, Felix von 1916: »Über Benin-Alterthümer«, in: *Zeitschrift für Ethnologie* 48, S. 307–327.

Luschan, Felix von 1919: *Die Alterthümer von Benin*, Berlin, Leipzig.

Macnair, Peter, Alan Hoover und Kevin Neary 1984: *The Legacy: Tradition and Innovation in Northwest Coast Indian Art*, Vancouver, Douglas and McIntyre.

Macpherson, Crawford B. 1962: *The Political Theory of Possessive Individualism*, Oxford, University Press.

Maes, J. 1928: »Figurines commemoratives et allégoriques du Congo Belge«, in: *Ipek*, Leipzig.

Manning, Patrick 1985: »Primitive Art and Modern Times«, in: *Radical History Review* 33, S. 165–181.

Maquet, Jacques 1986: *The Aesthetic Experience: An Anthropologist Looks at the Visual Arts*, New Haven.

Marquart, Josef 1913: *Die Benin-Sammlung des Reichsmuseums für Völkerkunde in Leiden*, Leiden.

Marrie, Adrian 1985: »Killing Me Softly. Aboriginal Arts in Western Critics«, in: *Art Network* 14, S. 17–21.

Martin, Jean-Hubert (Hrsg.) 1989: *Magiciens de la terre*, Paris, Centre Georges Pompidou.

Mills, G. 1973: »Art and the anthropological lens«, in: Warren L. d'Azevedo (Hrsg.): *The traditional Artist in African Societies*, S. 379–416.

Monroe, Dan 1986: *Northwest Coast Native American Art Reinstallation Planning Grant*, Application for NEH funding on behalf of the Oregon Art Institute, Portland, Oregon.

Mount, Marshall Ward 1974: *African Arts: The Years Since 1920*, Bloomington, Indiana University Press.

Mudimbe, Valentin 1982: *African Art as a Question Mark*, Paper presented at the Conference on Popular Arts and the Media in Africa. La Jolla, California. University of California, San Diego. 17.–19.05.1982.

Muensterberger, Werner 1971a: »Roots of Primitive Art«, in: Charlotte M. Otten (Hrsg.), *Anthropology and Art: Readings in Cross-Cultural Aesthetics*, New York, S. 106–128.

Muensterberger, Werner 1971b: »Some Elements of Artistic Creativity among Primitive People«, in: Carol F. Jopling (Hrsg.), *Art and Aesthetics in Primitive Societies: A Critical Anthology*, New York, S. 3–10.

Mullaney, Steven 1983: »Strange Things, Gross Terms, Curious Customs: The Rehearsal of Cultures in the Late Renaissance«, in: *Representations* 3, S. 40–67.

Mureau, Milet de 1797: *Voyage de La Pérouse autour du monde, 1785–1788*, Paris.

Murkerji, Chandra 1983: *From Graven Images*, New York, Columbia University Press.

Museum Ludwig Köln (Hrsg.) 1990: *Afrikanische Skulptur. Die Erfindung der Figur.*

Newton, Douglas 1978: *Masterpieces of Primitive Art*, New York.

Newton, Douglas 1981: *The Art of Africa, the Pacific Islands, and the Americas*, New York.

Newton, Stella Mary 1980: *Fashion in the Age of the Black Prince: A study of the Years 1340–1360*, Suffolk, England, Boydell Press.

Nketia, Joseph H. 1963: *Drumming in Akan Communities of Ghana*, London, Thomas Nelson.

Nuoffer, Oskar 1925: *Afrikanische Plastik in der Gestaltung von Mutter und Kind*, Dresden.

Nyendael, David van 1705 (1967): o. T., in: *Wilhelm Bosman, A New and Accurate Description of the Coast of Guinea*, London.

Oberhummer, Eugen 1924: »Felix von Luschan«, in: *Petermanns Mitteilungen* 70, S. 36–37.

Ogrizek, Michel 1981–82: »Mami Wata. Les envoûtées de la Sirène«, in: *Cah. ORSTOM*, Sér. Sci. Hum. 18.

Ogrizek, Michel 1982: »Mami Wata. De l'hystérie a la féminité en Afrique Noir«, in: *Confrontations psychiatriques* 21.

Ostheimer, John 1973: Nigerian Politics, New York.

Panofsky, Erwin 1955: *Meaning in the Visual Arts*, Garden City, New York. (dt.: 1978: *Sinn und Deutung in der bildenden Kunst*, Dumont, Köln)

Pâques, Viviana 1964: *L'arbre cosmique dans la pensée populaire et dans la vie quotidienne du Nord-Ouest Africain*, Paris.

Paudrat, Jean-Louis 1972: »The Negative Reception of the Art of the Traditional Societies of Africa«, in: Siegfried Wichmann (Hrsg.): *World, Cultures and Modern Art*, S. 252–254, München.

Paxson, Barbara 1983: »Mammy Water: New World Origins?«, in: *Baessler-Archiv*, N. F. 31.

Peacock, James 1968: *Rites of Modernization*, Chicago, University of Chicago Press.

Pechuel-Loesche, E. 1907: *Volkskunde von Loango*, Stuttgart.

Perrois, L. 1988: »Die Künste im Leben der Afrikaner«, in: Werner Schmalenbach: *Afrikanische Kunst aus der Sammlung Barbier-Mueller*, Genf, München.

Petrie, Sir William M. F. 1920: *Prehistoric Egypt*, London.

Phillips, Tom (Hrsg.) 1996: *Afrika. Die Kunst eines Kontinents*, München/New York, Prestel.

Pietz, William 1985: »The Problem of the Fetish, 1«, in: *Res* 9 (Spring), S. 5–17.

Pomian, Krzysztof 1978: »Entre l'invisible et le visible: La collection«, in: *Libre* 78 (3), S. 3–56.

Price, Richard 1983: *First Time: The Historical Vision of an Afro-American People*, Baltimore, John Hopkins University Press.

Price, Sally 1986: »L'esthetique et le temps: Commentaire sur l'histoire orale de l'art«, in: *L'ethnographie* 82, S. 215–225.

Price, Sally und Richard Price 1980: *Afro-American Arts of the Suriname Rain Forest*, Berkeley, University of California Press.

Prinzhorn, Hans 1923: *Die Bildnerei der Geisteskranken*, Berlin.

Pye, Michael 1987: »Whose Art Is It Anyway?«, in: *Connoisseur*, March, S. 78–85.

Rabassa, José 1985: *Fantasy, Errancy and Symbolism in New World Motifs: an Essay on Sixteenth-Century Spanish Historiography*, Ph. D. diss., University of California, Santa Cruz.

Ratzel, Friedrich 1885: *Völkerkunde*, Leipzig.

Read, Margaret 1960: *Children of their Fathers*, New Haven, Yale University Press.

Redfield, Robert 1941: *Folk Culture of Yucatan*, Chicago, University of Chicago Press.

Redfield, Robert 1956: *An Approach to Civilization*, Chicago, University of Chicago Press.

Redfield, Robert 1959: *Aspects of Primitive Art*, New York.

Reik, Theodor 1923: *Der eigene und der fremde Gott. Zur Psychoanalyse der religiösen Entwicklung*, Wien.

Richter, Dolores 1980: *Art, Economics and Change: The Kulebele of Northern Ivory Coast*, La Jolla, California, Psych/Graphic Publishers.

Riegl, Alois 1923: *Stilfragen* (Zweite Auflage), Berlin.

Rodrigues, Georges 1981: »Evolution et psychologie des collectioneurs d'art Africaine«, in: *Antologia di Bella Arte* 17/18, S. 18–24.

Roederer, G. 1926: »Die vorgeschichtliche Plastik Ägyptens in ihrer Bedeutung für die Bildung des ägyptischen Stils«, in: *Ipek*, Leipzig.

Rosaldo, Renato 1980: *Hongot Headhunting 1883–1974: A study in Society and History*, Stanford, Stanford University Press.

Rouch, Jean 1950: »La Danse«, in: *Le Monde Noir*, Numero Special 8–9, Presence Africaine.

Roy, Claude 1957: *Arts Sauvages*, Paris (englische Übersetzung unter dem Titel: The Art of Savages, Sheldon, New York, 1958).

Rubin, William (Hrsg.) 1984: *Primitivism« in Modern Art: Affinity of the Tribal and the Modern*, New York, Museum of Modern Art.

Rubin, William (Hrsg.) 1984: *Primitivismus in der Kunst des 20. Jahrhunderts*, München/New York, Prestel.

Rusch, Walter 1986: »Der Beitrag Felix von Luschans für die Ethnographie«, in: *Ethnographisch-Archäologische Zeitschrift* 27, S. 439–453.

Sahlins, Marshall 1985: *Islands of History*, Chicago, University of Chicago Press.

Saisselin, Rémy 1984: *The Bourgeois and the Bibelot*, New Brunswick, N. J. Rutgers University Press.

Salmons, Jill 1977: »Mammy Wata«, in: *African Arts* 10 (3).

Scheltema, F. Adama van 1923: *Die altnordische Kunst*, Berlin.

Schleissing 1693: *Neu-entdecktes Sieweria, worinnen die Zobeln gefangen werden*, Zittau.

Schmalenbach, Werner (Hrsg.) 1988: *Afrikanische Kunst. Aus der Sammlung Barbier-Mueller*, Genf, München.

Schmidt, Max 1905: *Indianerstudien in Zentralbrasilien*, Berlin.

Schmitz, Robert 1912: *Les Baholoholo*, Brüssel, A. Dewit, Collection de Monographies Ethnographiques.

Schomburg-Scherff, Sylvia M. 1986: *Grundzüge einer Ethnologie der Ästhetik*, Frankfurt a. M. u. New York, Campus Verlag.

Schuller, Gunther 1968: *Early Jazz*, New York, Oxford University Press.

Schwarz, Frederick 1965: *Nigeria. The Tribes, the Nation, or the Race-The Politics of Independence*, Cambridge.

Schweinfurth, Georg 1875: *Artes Africanae. Illustrations and Descriptions of Productions of the Industrial Arts of Central African Tribes*, Leipzig u. London, Brockhaus.

Semper, Gottfried 1860: *Der Stil in den Technischen und Tektonischen Künsten*, o. O.

Sieber, Roy 1971: »The Aesthetics of Traditional African Art«, in: Carol F. Jopling (Hrsg.), *Art and Aesthetics in Primitive Societies*, New York. S. 127–145.

Sigel, Linda 1971: »A Private Collection at the Art Institute of Chicago«, in: *African Arts*, 5 (1), S. 50–53.

Slagle, Logan 1986: *Tribal Recognition and the Tolowa, Lecture presented at conference on the Nature and Function of Minority Literature*. Berkeley, May 25, University of California.

Soldi, Emile 1881: *Les Arts méconnus*. Paris.

Spieß, C. 1910: »Verborgener Fetischdienst unter den Evheern«, in: *Globus* 98.

Spieth, Jakob 1911: *Die Religion der Eweer in Süd-Togo*, Leipzig.

Springer, Anton 1923–1929: *Handbuch der Kunstgeschichte*, Leipzig.

Steinbright, Jan (Hrsg.) 1986: *Alaskameut '86: An Exhibit of Contemporary Alaska Native Masks*, Fairbanks, Institute of Alaska Native Arts.

Steindorff, Georg 1928: *Die Kunst der Ägypter*, Leipzig.

Steinen, Karl von den 1894: *Unter den Naturvölkern Zentral-Brasiliens*, Berlin.

Steiner, Christopher B. 1994: *African Art in Transit*, Cambridge.

Stephan, Emil 1907: *Südseekunst*, Berlin.

Stewart, Susan 1984: *On Longing: Narratives of the Miniature, the Gigantic, the Souvenir, the Collection*, Baltimore, John Hopkins University Press.

Stocking, George W. (Jr.) (Hrsg.) 1985: *Objects and Others*, Essays on Museum and Material Culture, Madison.

Stoll, Otto 1902: »Zur Frage der Benin-Alterthümer«, in: *Internationales Archiv für Ethnographie* 15, 5/6, S. 161–166.

Sydow, Eckart von 1923: *Die Kunst der Naturvölker und der Vorzeit*, Berlin.

Sydow, Eckart von 1954: *Afrikanische Plastik*, Berlin. (Aus dem Nachlaß herausgegeben von Gerdt Kutscher. Gebr. Mann Verlag.)

Szalay, Miklós 1990: *Der Sinn des Schönen. Ästhetik, Soziologie und Geschichte der afrikanischen Kunst*, München, hrsg. von Gerdt Kutscher, Gebr. Mann Verlag.

Szombati-Fabian, Ilona und Johannes Fabian 1976: »Art, History and Society: Popular Painting in Shaba, Zaire«, in: *Studies in the Anthropology of Visual Communications* 3, S. 1–22.

Talbot, P. Amaury 1926: *The peoples of Southern Nigeria. A sketch of their history, ethnology, and language, with an abstract of the 1921 census*, London.

Talbot, P. Amaury 1932: *Tribes of the Niger Delta*, London.

Thiel, Josef F. 1984: *Christliche Kunst in Afrika*, Berlin.

Thompson, Robert F. 1983: *Flash of the Spirit: African and Afro-American Art and Philosophie*, New York.

Thurnwald, Richard o. J.: *Handbuch der vergleichenden Psychologie*. Hrsg. v. Gustav Kafka.

Till, Wolfgang 1983: »Colon im Puppenspiel«, in: Jens Jahn (Hrsg.), *Colon. Das schwarze Bild vom weißen Mann*, München.

Torday, E. und T. A. Joyce 1910: »Notes ethnographiques sur les peuples communément appelés Bakuba, ainsi que sur les peuplades apparantées, les Bushongo«, in: *Annales du Musées du Congo Belge*, Brüssel.

Turner, Victor und Edith Turner 1978: *Image and Pilgrimage in Christian Culture: Anthropological Perspectives*, New York, Columbia University Press.

Vandercook, John Womack 1926: *Tom-Tom*, New York und London.

Veblen, Thorstein 1934: *Theory of the Leisure Class*: An Economic Study of Institutions. New York. The Modern Library, (Erstveröffentlichung: 1899, New York, Macmillan Co.).

Venturi, L. 1931: *Pitture italiane in America*, Milano.

Verworn, Max 1920: *Die Anfänge der Kunst*, Jena.

Vierkandt, Alfred 1925: »Prinzipienfragen der ethnologischen Kunstforschung«, in: *Zeitschrift für Aesthetik und allgemeine Kunstwissenschaft*, Bd. XIX, Berlin.

Vierkandt, Alfred 1926: »Vom Wesen der Volkskunst«, in: *Jahrbuch für historische Volkskunde*, Bd. II., Berlin.

Vitart-Fardolis, Anne 1986: »L'objet interrogé: Ou comment-faire parler une collection d'ethnographie«, in: *Gradhiva* 1 (Autumn), S. 9–12.

Vogel, Susan (Hrsg.) 1988: *Art/Artifact: African Art in Anthropology Collections*, New York.

Vogel, Susan 1971: *Yoruba and Baoule Art Criticism: A Comparison* (unveröffentlicht).

Vogel, Susan 1985: »Introduction«. in: *African Masterpieces from the Musée de l'Homme*, New York, Harry Abrams, S. 10 f.

Wahlman, Maude 1974: *Contemporary African Art*, Chicago, Field Museum of Natural History.

Weise, Daniela 1984: *Zur Entwicklung der Kultgruppen bei den Ewe im 20. Jahrhundert*, Unveröffentl. MA-Arbeit, Universität München.

Wendl, Tobias 1986: *Le Culte de Mami Wata a travers des entretiens avec une soixantaine de ses adeptes*, unveröffentlichtes Ms.

Westermann, Diedrich 1912: *The Shilluk People; their Language and Folklore*, Berlin.

Westermann, Diedrich 1921: *Die Kpelle. Ein Negerstamm in Liberia*, Göttingen u. Leipzig.

Willett, Frank 1967: *Ife in the History of West African Sculpture*, London.

Willett, Frank 1971: *African Sculpture*, New York, Praeger.

Willett, Frank et al. 1976: »Authenticity in African Art«, in: African Arts 9 (3), S. 6–74 (special section).

Williams, Elizabeth 1985: »Art and Artifact at the Trocadéro«, in: George W. Stocking (Hrsg.), *History of Anthropology*. Vol. 3,

Objects and Others, Madison, University of Wisconsin Press, S. 145–166.

Williams, Raymond 1981: *Culture*, Glasgow, Scotland, Fontana Paperback.

Wilson, Elizabeth o. J.: *Das Ornament*, Dissertation, Universität Leipzig.

Wingert, Paul S. 1962: *Primitive Art: Its Tradition and Styles*, New York, New American Library.

Winterbottom, T. 1903: *An account of the Native Africans in the neighbourhood of Sierra Leone. To which is added an account of the present state of medicine among them*, London.

Wintrob, Ronald M. 1970: *Mammy Water. Folk Beliefs and Psychotic Elaborations in Liberia*, Canad. Psychiat. Ass. Jr. 15.

Witte, Hans 1982: »Fishes of the Earth. Mud-Fish Symbolism in Yoruba Iconography«, in: *Visible Religion* 1.

Woerman, K. 1900–1911: *Geschichte der Kunst aller Zeiten und Völker*, Leipzig.

Wolfe, Alvin 1961: *In the Ngombe Tradition*, Evanston, Northwestern University Press.

Worringer, Wilhelm 1908 (1981): *Abstraktion und Einfühlung*, München.

Wright, Robin K. 1983: »Anonymous Attributions: A Tribute to a Mid-Nineteenth Century Haida Argillite Pipe Carver, the Master of the Long Fingers«, in: Bill Holm (Hrsg.), *The Box of Daylight*, Seattle, Seattle Art Museum and University of Washington Press, S. 139–142.

Wundt, Wilhelm 1919: *Völkerpsychologie*, Bd. 3, *Die Kunst*, Dritte Auflage, Leipzig.

Zilczer, Judith K. 1977: »Primitivism and New York Dada«, in: *Arts Magazine* 51 (Mai), S. 140–142.

Zu den Autoren

Felix von Luschan
(1854–1924), Philosoph, Mediziner und Anthropologe. Archäologische und anthropologische Forschungen in den Ländern Kleinasiens, ethnologische Forschungsreisen nach Südafrika und Neuseeland. Luschan folgte 1885 dem Ruf an das Berliner Museum für Völkerkunde und erhielt 1900 eine Professur für Anthropologie in Berlin. Wegweisend waren seine Arbeiten über die Kunst von Benin (*Die Alterthümer von Benin*, 1919, 3 Bde.).

Victor Segalen
(1878–1919), Arzt, Künstler und Ethnologe, zeichnete die Lebens- und Schaffensumstände Paul Gauguins (1848–1903) auf den Marquesas-Inseln nach. Dokumentiert wird im vorliegenden Text nicht nur ein persönliches Schicksal, sondern auch der Beginn einer neuen Formensprache in der europäischen Malerei. Weiteres Werk: *Die zwei Gesichter des Arthur Rimbaud* (1982).

Theodor Koch-Grünberg
(1872–1924) war einer der ersten deutschen Amerikanisten und frühen ethnologischen Forschungsreisenden. Mitarbeit am Berliner Völkerkundemuseum 1911–1915, ab 1915 wissenschaftlicher Leiter der Sammlungen des Linden-Museums Stuttgart. Von seinen zahlreichen Reisen nach Brasilien und Kolumbien

(1898–1924) brachte Koch-Grünberg Unmengen an Daten über Linguistik, Mythologie und materielle Kultur sowie viele einzigartige Zeichnungen mit.

August Macke
(1887–1914) gehört zu den bedeutendsten Künstlern der klassischen Moderne. Zahlreiche Ausstellungen und Ausstellungsbeteiligungen Macke pflegte enge Kontakte zu der Neuen Künstlervereinigung München und der Gruppe des Blauen Reiters. Sein assoziativer Text *Die Masken*, dem Almanach *Der Blaue Reiter* entnommen, spiegelt den Beginn einer neuen Ära in der europäischen Kunstszene wider – beeinflußt durch die Entdeckung der primitiven Kunst.

Josef Čapek
(1877–1945). Bekannt geworden ist der tschechische Künstler und Schriftsteller Josef Čapek durch seine frühe und scharfe Kritik am deutschen Nationalsozialismus (er starb im April 1945 in Bergen-Belsen). Seine Gedanken zur *Kunst der Naturvölker* (1915) – ein detaillierter Vergleich der verschiedensten Kunststile aller Kontinente – wurden dagegen bisher kaum rezipiert. Der Text liegt hier erstmals in deutscher Übersetzung vor.

Carl Einstein
(1885–1940), Romanschriftsteller (*Bebuquin oder die Dilettanten des Wunders*, 1917) und Kunsthistoriker, gilt als einflußreicher Vertreter des literarischen Expressionismus. Einstein befaßte sich vor allem mit afrikanischer Kunst und Mythologie (*Negerplastik*, 1915) und japanischem Holzschnitt (1922). Zu einem kunsthistorischen und literarischen Meilenstein wurde Einsteins *Kunstgeschichte des 20. Jahrhunderts* (1926).

Guillaume Apollinaire
(1880–1918), Dichter und Kunstkritiker, Namensgeber und wichtiges Sprachrohr der surrealistischen Bewegung. Die Essaysammlung *Les peintres cubistes* (1913) wurde zu einer der einflußreichsten Schriften zur zeitgenössischen Kunst. Weitere

wichtige Werke sind die Lyriksammlungen *Alcools* (1913) und *Calligrammes* (1918).

Franz Boas
(1858–1942), Studium der Physik und Geographie in Heidelberg, Bonn und Kiel. Erlangte 1887 die amerikanische Staatsbürgerschaft. Boas führte umfangreiche Forschungen bei den Völkern der amerikanischen Nordwestküste durch und wurde zu einem der Begründer der amerikanischen Kulturanthropologie. Seine Arbeiten über die Kunst der Kwakiutl markieren den Beginn der institutionalisierten ethnologischen Kunstforschung. Wichtige Werke: *The Mind of Primitive Man* (1911, 1938), *Anthropology and Modern Life* (1928), *Race, Language and Culture* (1940).

Eckart von Sydow
(1885–?), Kunsthistoriker, hielt ab 1930 an der Universität Berlin Vorlesungen über die »Kunst der Naturvölker« und trug damit wesentlich zur Etablierung der kunstethnologischen Forschung an deutschen Universitäten bei. Weitere Werke: *Exotische Kunst – Afrika und Ozeanien* (1921), *Kunst und Religion der Naturvölker* (1926), *Primitive Kunst und Psychoanalyse* (1927).

Michel Leiris
(1901–1990). Das Werk von Leiris, gleichermaßen den Bereichen der Literatur und der Ethnographie zuzuordnen, zeichnet sich durch eine große Affinität zur zeitgenössischen Kunstwelt aus. Die selbstreflexive Methode, mit der Leiris in *Phantom Afrika* die Expedition Dakar-Djibouti (1931–1933) beschreibt, war nicht nur literarische Passion, sondern wurde zum Paradigma eines subjektiven Forschungsstils in der Wissenschaft. Weitere wichtige Veröffentlichungen: *Mannesalter* (1939), *Die Spielregel* (1948–1976).

Julius Lips
(1895–1950), Ethnologe und Jurist. Ab 1925 am Rautenstrauch-Joest-Museum für Völkerkunde in Köln (dessen Direktor er spä-

ter wurde), 1930 Professor an der Universität Köln. Emigrierte 1934, nachdem er aus dem öffentlichen Dienst entlassen und ihm die deutsche Staatsbürgerschaft aberkannt worden war, in die USA; Lehrtätigkeiten in New York und Washington. Als Emigrant schrieb Lips das wohl bislang stärkste Plädoyer gegen europäische Überlegenheitsgesinnung (*The Savage Hits Back*, 1937; deutsche Erstausgabe nach dem Originalmanuskript 1983). Kehrte 1948 nach Deutschland zurück, Professur an der Universität Leipzig. Weitere Werke: *Fallensysteme der Naturvölker* (1927), *Vom Ursprung der Dinge* (1951), *Die Erntevölker* (1949/1953).

Hans Himmelheber
(geb. 1908), Mediziner und Ethnologe, Universität Heidelberg; Forschungen in Westafrika (*Negerkunst*, 1934) und Alaska (*Eskimokünstler*, 1953). Himmelheber führte die ersten im engeren Sinne kunstethnologischen Feldforschungen über afrikanische Künstler durch (Elfenbeinküste, 1933). Seine Arbeiten sind in Deutschland allerdings lange Zeit verkannt worden. Erst über den Umweg der USA wurde Himmelheber in Europa weitläufiger rezipiert.

Chris. Marker
(geb. 1921), Essayist, Filmemacher und Fotograf. Der *Kommentar* bildet, neben Musik und Bildern, einen der drei weitgehend selbständigen Teile des Films *Die Statuen sterben auch* (1953) von Alain Resnais und Chris. Marker. Der Film wurde von den französischen Behörden zehn Jahre lang verboten und konnte auch danach nur in einer gekürzten Version veröffentlicht werden. Weitere Filme von Marker: *Der schöne Mai* (1962), *Am Rande des Rollfeldes* (1962), *Sans Soleil – Unsichtbare Sonne* (1983).

Robert Farris Thompson
(geb. 1932), Professor für Afroamerikanische und Afrikanische Kunstgeschichte, Yale University, New Haven. Umfangreiche Forschungsreisen in Afrika und Amerika, verschiedene Ausstellungen. Die Berührungspunkte von Kunst und Religion bilden

einen thematischen Schwerpunkt in Thompsons Arbeit. Wichtige Publikationen: *Black Gods and Kings* (1971), *Flash of the Spirit* (1984), *Face of the Gods* (1993), *Mbuti Design* (1995).

Claude Lévi-Strauss
(geb. 1908), Philosoph, Schriftsteller und Ethnologe. Die Arbeitsweise Lévi-Strauss' zeugt nicht nur von Interdisziplinarität, sondern weitet die Ethnologie zur Geisteswissenschaft mit hohem literarischem und künstlerischem Anspruch aus. Lévi-Strauss ist einer der wichtigsten Vertreter des Strukturalismus in der Ethnologie. Langjährige Forschungsaufenthalte und Lehrtätigkeiten in Brasilien, den USA und Frankreich. Mitglied der Academie Française. Wichtige Publikationen: *Strukturale Anthropologie I u. II* (1967, 1975), *Das Wilde Denken* (1968), *Mythologica* (1971–1975), *Traurige Tropen* (1978), *Die elementaren Strukturen der Verwandtschaft* (1981), *Brasilianisches Album* (1994).

Bennetta Jules-Rosette
(geb. 1948) ist Professorin für Soziologie an der University of California, San Diego, und Leiterin des African and African-American Studies Research Project. Forschungen in Kongo, Sambia, Côte d'Ivoire, Kenia und Frankreich. Schwerpunkte: zeitgenössische afrikanische Kunst und Literatur, Tourismus, Religion und neue Technologien in Afrika. Wichtige Werke: *African Apostles* (1975), *Symbols of Change: Urban Transition in a Zambian Community* (1981), *Terminal Signs: Computers and Social Change in Africa* (1990), *Black Paris: The African Writers' Landscape* (1998).

Fritz W. Kramer
(geb. 1941), Ethnologe, Lehrtätigkeiten an der Freien Universität Berlin und an der Hochschule für Bildende Kunst in Hamburg. In der Diskussion über vergleichende Kunstethnologie nimmt Kramer eine Schlüsselposition in Deutschland ein. Wichtige Publikationen: *Verkehrte Welten. Zur Imaginären Ethnographie des 19. Jahrhunderts* (1977), *Gesellschaften ohne Staat* (Hrsg. zus. mit Christian Sigrist, 1978).

James Clifford
(geb. 1945), Professor im History of Consciousness Program, University of California, Santa Cruz, ist einer der wichtigsten Vertreter der Postmoderne in der Ethnologie. *The Predicament of Culture* zählt zu den bedeutenden Programmschriften der Ethnologie in den achtziger Jahren. Der Essay über das Sammeln von Kunst und Kultur liegt hier erstmals in deutscher Übersetzung vor. Wichtige Werke: *Writing Culture: The Poetics and Politics of Ethnography* (Hrsg. zus. mit George Marcus, 1986), *Routes. Travel and Translation in the late Twentieth Century* (1997).

Sally Price
(geb. 1943), Ethnologin, Kuratorin, Romanautorin, zahlreiche Lehr- und Forschungstätigkeiten; Professorin am College of William & Mary, Williamsburg. *Primitive Kunst in zivilisierter Gesellschaft* ist eine grundlegende Studie über die Gesetzmäßigkeiten des internationalen Kunstmarktes. Weitere Werke: *Afro-American Arts of the Suriname Rain Forest* (1980, zus. mit Richard Price), *Co-wives and Calabashes* (1984), *Die Instrumente der Fälscher* (1998, zus. mit Richard Price), *Maroon Art: Cultural Vitality in the African Diaspora* (1999, zus. mit Richard Price).

Chéri Samba
(geb. 1956). Die Kunst Chéri Sambas ist in Europa zum Inbegriff afrikanischer Pop-art geworden. Die narrativen Bildtafeln des Künstlers, die mit eigenwilligen Textstrecken an Comic-Strips erinnern, sprühen vor Humor, Ironie, Parteilichkeit und Selbstinszenierung. Samba thematisiert nicht nur, er feiert die Brüche in der eigenen Gesellschaft und tanzt auf der Trennungslinie zwischen Tradition und Moderne.

Stefan Eisenhofer
(geb. 1960). Bekannt geworden ist der Münchner Ethnologe durch seine Arbeiten über die Kunst von Benin (*Höfische Elfenbeinschnitzerei im Reich Benin*, 1993) sowie durch verschiedene Ausstellungsprojekte (*Mensch und Elefant*, 1994; *Kulte, Künstler, Könige in Afrika – Tradition und Moderne in Südnigeria*, 1997).

Zu den Herausgebern

Wolfgang Till (geb. 1944), Direktor des Münchner Stadtmuseums, arbeitete an Themen der vergleichenden Religionsphänomenologie in Äthiopien und Mexiko. Organisierte zusammen mit Jens Jahn die Ausstellung »Colon. Das schwarze Bild vom weißen Mann«.

Margrit Prussat (geb. 1968), Deutsches Museum München, Bildarchiv. Studium der Ethnologie in Göttingen und München. Forschungsschwerpunkt Photogeschichte.

Abbildungsverzeichnis

Quellenverzeichnis

Luschan, Felix von 1898: »Alterthümer von Benin«, in: *Zeitschrift für Ethnologie* 30, S. 146–155.

Segalen, Victor 1982: *Gauguin in seiner letzten Umgebung*, Frankfurt a. M. und Paris (verfaßt 1904), Qumran Verlag, S. 18–26. (Original: *Gauguin dans son dernier décor*, Montpellier 1975, Editions Fata Morgana).

Koch-Grünberg, Theodor 1904: »Vorwort und Einleitung«, in: *Anfänge der Kunst im Urwald*, Berlin, Ernst Wasmuth AG, S. VI–XIV.

Macke, August 1914 (1912): »Die Masken«, in: Wassily Kandinsky und Franz Marc (Hrsg.): *Der Blaue Reiter*, München, R. Piper & Co. Verlag, S. 21–25.

Einstein, Carl 1992: *Negerplastik*, Berlin, Fannei und Walz Verlag, S. 7–18 (Originalausgabe: Leipzig 1915).

Apollinaire, Guillaume 1989: »Exotismus und Ethnographie (1912)«, in: Hajo Düchting (Hrsg.): *Apollinaire zur Kunst. Texte und Kritiken 1905–1918*, Köln, DuMont, S. 174 ff.

Boas, Franz 1955 (1927): »Introduction«, in: *Primitive Art*, New York, Dover Publications Inc., S. 9–16.

Sydow, Eckart von 1932 (1923): »Die ästhetische Funktion im Leben der Primitiven«, in: *Kunst der Naturvölker und der Vorzeit*, Berlin, Propyläen Kunstgeschichte, Bd. 1, S. 11–19.

Leiris, Michel 1985: *Phantom Afrika. Tagebuch einer Expedition von Dakar nach Djibouti 1931–1933*, Frankfurt a. M., Suhrkamp, S. 104–114 (Original: *L'Afrique fantôme. De Dakar à Djibouti 1931–1933*, Paris 1934, Editions Gallimard).

Lips, Julius 1983: »Wie wir sie sahen – wie sie uns sehen«, in: *Der Weiße im Spiegel der Farbigen*, München, Carl Hanser Verlag, S. 39–50, 53–55 (Original: *The savage hits back*, London/New Haven 1937).

Čapek, Josef 1996 (1938): »Afrika«, in: *Umění přírodních národů*, Prag, Dauphin-Verlag, S. 144–166.

Himmelheber, Hans 1960: »Zukunft der Negerplastik«, in: *Negerkunst und Negerkünstler*, Braunschweig, Klinkhardt & Biermann, S. 67 f.

Marker, Chris. 1973: *Die Statuen sterben auch. Vorwort zur Publikation des Drehbuchs 1961 und Kommentar des Films*, Berlin, Hrsg. von: Internationales Forum des jungen Films/Freunde der deutschen Kinemathek (Original: *Les statues meurent aussi. Commentaires*, Paris 1961, Editions du Seuil).

Thompson, Robert Farris 1974: »African Art and Motion«, in: *African Art in Motion*, Los Angeles, Berkeley, London, University of California Press, S. 1 f., 5–10.

Lévi-Strauss, Claude 1977: *Der Weg der Masken (Kapitel I)*, Frankfurt a. M., Suhrkamp, S. 9–18 (Original: *The Ways of Masks*, Genève 1975, Editions d'Art Albert Skira).

Jules-Rosette, Bennetta 1984: »Image Creators and Image Consumers«, in: *The Messages of Tourist Art: An African Semiotic System in Comparative Perspective*, New York, Plenum Press, S. 15–29.

Kramer, Fritz W. 1987: »Die Guineaküste und die Frau aus dem Wasser«, in: *Der rote Fes. Über Besessenheit und Kunst in Afrika*, Frankfurt a. M., Athenäum Verlag, S. 213–232.

Clifford, James 1994 (1988): »On Collecting Art and Culture«, in: *The Predicament of Culture. Twentieth-Century Ethnography, Literature, and Art*, Cambridge, Harvard University Press, S. 215–230, 246–251.

Price, Sally 1992: »Anonymität und Zeitlosigkeit«, in: *Primitive Kunst in zivilisierter Gesellschaft*, Frankfurt a. M. u. a., Campus Verlag, S. 87–104 (Original: *Primitive Art in Civilized Places*, Chicago und London 1989, University of Chicago Press).

Chéri Samba 1991: »Scharf wie ein Messer ...«. Chéri Samba im Gespräch mit Bernard Marcadé, in: Wolfgang Bender (Hrsg.): *Chéri Samba*, München, Trickster Verlag (jetzt: Edition Trickster im Peter Hammer Verlag), S. 36 ff.

Eisenhofer, Stefan 1997: *Blutfetisch, Identitätssymbol oder Weltkunst? – Einhundert Jahre Bewertung und Instrumentalisierung der »Alterthümer« aus dem Reich Benin (Nigeria)*, München.

Personenregister